物联网环境下的管理理论与方法研究丛书

物联网环境下城市环卫管理组织架构变革：以深圳为例

胡　斌　余　良　胡　森/著

科学出版社

北　京

内 容 简 介

本书以深圳市环卫管理实践为例，分三篇来研究物联网环境下城市环卫管理组织架构变革的问题。第一篇为特征篇，介绍我国城市环卫管理模式及其特点，重点分析深圳市环卫管理特点，总结城市管理存在的问题，介绍物联网环境的特征及由此引起的城市环卫管理组织架构所呈现的特征。第二篇为设计篇，为解决现有信息系统条件下城市环卫管理存在的问题，基于物联网技术的支持设计城市环卫管理组织架构，并在该架构下设计城市环卫管理平台、基于该平台的环卫管理新业务流程、前端数据采集方法和重点街道监控网络的结构。第三篇为运作篇，研究该架构下资源池中的各种设计和优化方法，包括环卫管理组织对企业责权利的配置方法、垃圾转运站与填埋场选址方法、城市环卫应急事件人力资源调度管理方法、环卫运作流程阻断风险管理方法、环卫作业考核体系设计。

本书可作为高等学校管理科学与工程、工商管理、系统科学与工程等专业学生的参考书，也可供相关领域学者和社会实践者阅读、参考。

图书在版编目（CIP）数据

物联网环境下城市环卫管理组织架构变革：以深圳为例 / 胡斌，余良，胡森著. —北京：科学出版社，2021.3
（物联网环境下的管理理论与方法研究丛书）
ISBN 978-7-03-067030-4

Ⅰ. ①物… Ⅱ. ①胡… ②余… ③胡… Ⅲ. ①物联网－应用－城市卫生－环境卫生－卫生管理 Ⅳ. ①R126.2

中国版本图书馆 CIP 数据核字（2020）第 235106 号

责任编辑：陶 璇 / 责任校对：贾娜娜
责任印制：张 伟 / 封面设计：无极书装

科学出版社 出版
北京东黄城根北街 16 号
邮政编码：100717
http://www.sciencep.com
北京建宏印刷有限公司 印刷
科学出版社发行 各地新华书店经销
*
2021 年 3 月第 一 版 开本：720×1000 B5
2021 年 3 月第一次印刷 印张：19
字数：378000
定价：210.00 元
（如有印装质量问题，我社负责调换）

作 者 简 介

    胡斌（男，1966 年出生），华中科技大学管理学院教授、现代化管理研究所所长、中国仿真学会离散系统仿真专业委员会副主任委员、中国仿真学会复杂系统建模与仿真专业委员会副主任委员、中国优选法统筹法与经济数学研究会计算机模拟分会副理事长。研究方向为管理系统模拟、计算组织理论。曾主持 1 项国家自然科学基金重点项目"物联网环境下的组织架构建模、行为分析与优化设计：以电商物流为例"（No.71531009），主持 5 项与组织设计、组织行为有关的国家自然科学基金面上项目。2004~2005 年赴加拿大康考迪亚大学机械与工业工程系访问 1 年，学习和研究非数值优化与管理系统模拟的集成方法；2012~2013 年赴美国卡内基·梅隆大学计算机学院访问 1 年，学习和研究社会网络组织结构的建模及其演化行为的仿真分析。在国内外重要期刊上发表文章近一百篇。

    余良（男，1985 年出生），深圳市城市管理和综合执法局与深圳市城市管理监督指挥中心工程师、武汉理工大学经济学院博士研究生。负责深圳市智慧城管系统的建设、管理、运行、维护，搭建城市市容环境卫生物联感知平台。博士研究方向为城市环境卫生管理组织的经济性分析。

    胡森（男，1986 年出生），南京信息工程大学管理工程学院教师。研究方向为管理系统模拟、智能环境下管理理论与方法、行为运作管理。主持国家自然科学基金青年项目 1 项、教育部人文社会科学项目 1 项和江苏省级项目 1 项。在国内外重要期刊上发表了管理系统模拟研究论文十余篇。

物联网环境下的管理理论与方法研究丛书
编委会成员名单

主　任：

胡祥培　　　　教　授　　　大连理工大学经济管理学院

副主任（按姓氏拼音排序）：

胡　斌　　　　教　授　　　华中科技大学管理学院

蒋　炜　　　　教　授　　　上海交通大学安泰经济管理学院

马永开　　　　教　授　　　电子科技大学经济与管理学院

吴俊杰　　　　教　授　　　北京航空航天大学经济管理学院

委　员（按姓氏拼音排序）：

艾兴政　　　　教　授　　　电子科技大学经济与管理学院

李四杰　　　　副教授　　　东南大学经济管理学院

刘冠男　　　　副教授　　　北京航空航天大学经济管理学院

罗　俊　　　　副教授　　　上海交通大学安泰经济与管理学院

潘景铭　　　　教　授　　　电子科技大学经济与管理学院

阮俊虎　　　　教　授　　　西北农林科技大学经济管理学院

孙丽君　　　　教　授　　　大连理工大学经济管理学院

王静远　　　　副教授　　　北京航空航天大学计算机学院

王　林　　　　教　授　　　华中科技大学管理学院

吴庆华　　　　教　授　　　华中科技大学管理学院

国家自然科学基金重点项目群
"物联网环境下的管理理论与方法"

专家指导组名单

盛昭瀚	教　授	南京大学
徐伟宣	研究员	中国科学院科技政策与管理科学研究所
陈晓红	院　士	湖南工商大学
华中生	教　授	浙江大学
赵晓波	教　授	清华大学

组　长：盛昭瀚　　教　授

项目专家组

胡　斌	教　授	华中科技大学
吴俊杰	教　授	北京航空航天大学
胡祥培	教　授	大连理工大学
蒋　炜	教　授	上海交通大学
马永开	教　授	电子科技大学

组　长：胡祥培　　教　授

前　　言

随着我国城镇化建设以及城市智慧化建设发展的推进,传统基于互联网的城市环卫管理模式不能满足人们的智能生活与智能生产的要求,新兴信息技术中的物联网环境与技术为我们寻求新的城市环卫管理模式提供了契机,我们可以利用物联网环境中的实时追溯技术和支持大规模运作管理的平台技术,对城市环卫管理组织架构进行变革,我们以深圳市环卫管理实践为背景来进行研究。

为此,自 2017 年上半年开始,到 2020 年 1 月为止,我们大致按时间先后开展了如下工作:调研了深圳市城市管理监督指挥中心,深圳市罗湖区城市管理和综合执法局、福田区城市管理和综合执法局,深圳市城市管理和综合执法局的环卫处、绿化处、垃圾分类管理事务中心,深圳市下坪固体废弃物填埋场和污水处理厂,深圳市盐田垃圾焚烧发电厂,深圳市图元科技有限公司,深圳市罗湖区垃圾分类标杆示范小区,深圳市宝安湾生活垃圾分类处理有限公司,深圳市宝安区老虎坑垃圾焚烧发电厂;参加了历年国内以物联网和智慧城市建设为主题的博览会、论坛等年会;对历年国内、国外学术文献中以“物联网”为主题的文章、著作、杂志专刊进行了系统梳理。

基于上述工作,我们分析了我国城市环卫管理在信息技术支持下所表现的特点,包括市场化改革、环卫管理中的智慧化趋势、环卫的精细化管理等,着重分析了深圳市基于信息技术的环卫管理模式的特点及其实践,并总结了目前存在的问题。

我们分析了物联网环境特征,包括物联网系统的层次、技术特征,尤其是追溯技术和平台技术特征,分析了这些技术特征引起的城市环卫管理组织架构所呈现的特征。

在分析传统环卫管理组织架构的条件下,我们对物联网环境下的环卫管理进行了工作分析。基于工作分析,我们设计了在物联网系统和技术支持下的环卫管理组织架构。该架构的主要组成部分包括管理平台、新的环卫管理业务流程、物联网前端环卫作业数据采集方法与重点街道的监控网络,我们分别对它们进行了设计。

为了能充分发挥追溯技术功能和大规模统一调度的平台管理功能，物联网系统需要配备一个强大的资源池。该资源池拥有各类设计与优化模型、方法，包括环卫管理组织对企业责权利的配置方法、垃圾转运站与填埋场选址方法、城市环卫应急事件人力资源调度管理方法、环卫运作流程阻断风险管理方法、环卫作业考核方法，我们对这些方法开展了研究，并展示了这些方法的应用过程。

总之，本书关于物联网环境下我国城市管理组织架构的设计、优化与运作管理理论，对各级城市环卫管理组织迎接物联网时代的来临、搞好物联网环境下的组织管理与决策工作，具有广泛的理论意义和现实意义。

本书得到国家自然科学基金重点项目群"物联网环境下的管理理论与方法"中的"物联网环境下的组织架构建模、行为分析与优化设计：以电商物流为例"（No.71531009）的资助。第 1 章由博士后余雪松、博士研究生张俊英、硕士研究生邹霄撰写，第 2 章由硕士研究生杜宇骁撰写，第 3 章由博士研究生段妍婷和硕士研究生王智超撰写，第 4 章由硕士研究生王智超和杜宇骁撰写，第 5 章由博士研究生段妍婷撰写，第 6 章由博士研究生封益航撰写，第 7 章由博士研究生胡森撰写，第 8 章由硕士研究生方圆、博士研究生薛鹤强、硕士研究生李尚撰写，第 9 章由硕士研究生周唯佳、许子来撰写，第 10 章由博士研究生王丽莉撰写，第 11 章由博士研究生薛鹤强撰写。胡斌和余良负责策划、统稿，以及部分章节的撰写。在此，我们对所有提供帮助的组织和人士、对所有参与写作的老师和研究生致以衷心的感谢。

由于我们的水平有限，疏漏和不足之处在所难免。为了我国物联网环境下城市环卫管理及其研究事业的发展，恳请广大读者不吝赐教。

作 者

2020 年 4 月于华中科技大学

目　　录

第一篇 特 征 篇

本篇包括两章，第 1 章介绍我国城市环卫管理模式及特点，分析深圳市环卫管理模式及现状，探讨我国城市环卫管理存在的问题；第 2 章为基于物联网技术来解决存在的问题，介绍物联网环境的特征，分析在物联网技术支持下城市环卫管理组织架构的特征。

第1章 城市环卫管理模式现状与问题分析

1.1 中国城市的环卫管理模式及特点

中华人民共和国成立以来尤其是改革开放以来，中国城市化得到了长足的发展，城市人口占总人口比例不断上升，中国城市环卫事业也得到了长足进步，呈现出以下基本特点：一是中国城市环境卫生（简称环卫）面貌发生了翻天覆地的变化，改变了过去城市"脏、乱、差"的形象，呈现出整洁有序的新面貌；二是城市环卫管理体制由传统的粗放式管理模式向基于专业和科学导向的现代化管理模式不断演进；三是城市环卫管理专业化、精细化、智能化、机械化程度不断提升；四是城市环卫从业人员的专业素养不断提升，城市居民的环卫意识不断增强。中国城市环卫管理部门归地方政府直接管理，而不同城市的总体发展水平、群众文明程度、布局规划、自然环境等因素存在很大差异，导致不同城市的城市环卫管理模式存在较大区别。总体而言，改革开放以来，中国不同城市环卫管理模式主要有以下特点：一是加快城市环卫管理体制改革，逐步建立市场化的环卫管理制度，不断探索政府和社会资本合作模式（public-private partnership，PPP）等市场化经营举措；二是将最新的科学技术应用于城市环卫管理，建立"智慧环卫"等新型环卫管理模式；三是不断细化城市环卫管理办法，建立环卫精细化管理模式；四是完善法制、权益保障、财务管理、档案管理等配套制度。本节将从以上四个方面，结合具体案例来分析中国不同城市的环卫管理模式及特点。

1.1.1　中国城市环卫管理体制的市场化改革

在改革开放之前，中国的城市环卫采用计划经济体制下政府统包统揽的管理制度，政府是城市环卫管理的唯一责任主体，是一种以行政为导向、管干一体的模式。随着改革开放以来中国城市化规模急剧扩张，单靠政府的力量已经远远不足以解决城市环卫问题，且单一的政府机构膨胀、管理成本提高、公平与效率失衡、管理腐败等问题也逐步凸显出来。既不利于调动社会各方面的积极性，又不利于人员的合理流动和竞争机制的运行，极容易造成城市环卫管理混乱、不到位等现象，并使得城市环卫管理投资收益不成正比。因此，在反思政府全权承担城市环卫管理职能的弊端后，各城市开始推崇利用市场力量来进行城市环卫管理[1]。

同中国改革开放的进程相适应，我国城市环卫的市场化改革历程也经历了从沿海到内地、从大城市到中小城市、从先行示范到全面推广的演变过程。1984年，深圳市成立了国内首家中资环卫企业——深圳市日新清洁服务有限公司及国内首家中外合资环卫企业——深圳志诚清洁卫生服务公司，深圳环卫"双子星"就此点燃了我国城市环卫的市场化改革大潮的"星星之火"。1997年，上海市公开发布了《关于进行"环卫作业走向市场"改革试点的若干意见》，上海市环卫企业陆续进入市场。2002年，北京市将原本的环卫事业单位改制成国有独资的环卫集团，从而宣告首都的环卫服务行业开始向"社会化、市场化、产业化"迈进。2017年，西藏自治区日喀则市桑珠孜区城区环境保洁市场化运营招标项目开标，这一事件标志着中国内地所有省区市全部走上环卫市场化改革道路。

在中国环卫市场化改革浪潮中涌现出了一批综合实力强、服务质量高的环卫骨干企业。例如，成立于2006年的北京环境卫生工程集团有限公司（简称北京环卫集团）业已成为固废处理领域规模与技术水平领先的国内知名环卫企业，业务范围涵盖环卫处理、环卫装备制造和矿产资源开发，辐射整个京津冀地区、全国乃至海外市场，积极参与国内外城市的环卫项目的竞标工作，以优质的服务获得环卫市场的认可。此外，北京环卫集团积极拓展融资渠道，在国内外发行债券并得到国内外投资者的积极认购。截至2018年，北京环卫集团已拥有6万员工（含专业技术人员近2000人），年经营收入超过120亿元，拥有各种环卫车辆1000余台、各种环卫设备10000多套，承担了北京市近50%的垃圾处理业务，年处理城市垃圾超过1000万吨，成为国内城市环卫市场化改革的排头兵。

梳理中国城市环卫管理发展的历史进程，城市环卫管理体制的市场化改革主要经历了三个阶段。

（1）政府购买环卫服务，即政府将城市环卫业务外包给社会资本，向后者提供报酬，由后者来提供环卫服务。政府购买环卫服务适应了市场经济发展的趋势，有助于引入竞争机制，提升环卫服务效率，改善环卫服务效益，降低环卫管理成本。例如，浙江省宁波市将政府购买环卫服务的权力下放到各区，各区将部分或全部道路的清扫通过竞标方式，交由不同中标环卫保洁公司进行作业。改制后的原事业单位人员和保洁人员过渡到中标环卫保洁公司继续工作，清洁机械设备也租赁给中标环卫保洁公司[2]。湖南省长沙市由政府采购中心组织招标和评标工作，委托第三方招标公司发布招标信息和实施具体招标工作，然后选择最合适的环卫服务商，最后由各街道办事处与最终确定的中标环卫服务商签订环卫服务外包合同[3]。

（2）应用 PPP 模式，即社会资本与政府就城市环卫服务建立长期合作关系，由社会资本承担城市环卫管理责任，根据绩效得到相应的酬劳，政企双方共同承担风险、实现利益共享，从而有利于控制环卫管理成本、提升环卫服务质量、降低风险[4]。2017 年，财政部等四部门联合出台文件，明确提出在污水处理和垃圾处理等领域应全面采用 PPP 模式。例如，江苏省扬州市开展了基于 PPP 模式的若干环卫运营项目，并根据环卫项目投资阶段、融资阶段、建设阶段和运维阶段的不同特点进行相应的成本控制管理，有效降低了环卫运营成本[5]。

（3）"后市场化"阶段。在城市环卫市场化改革过程中，普遍存在合同签约机制不完善、环卫市场机制不完善、环卫市场缺乏政府有效的监管、环卫管理部门公共责任丧失、环卫工人的利益严重受损等问题。因此迫切需要实现城市环卫管理的"后市场化"，即结合政府和市场的优势，重塑关系治理的有效性。例如，广州市政府重新定位环卫服务，调整政府与市场的关系，以激励促竞争来弥补政府缺陷，以监督促规范来弥补市场缺陷，不断提升政府的公共治理能力，引入市场竞争机制的管理方法来逐步培育城市环卫市场化运作模式[6,7]。

随着改革开放以来中国城市环卫市场化改革的不断推进，政府在城市环卫管理中的职能也有了明显变化，即由计划经济体制下的"清、扫、运"，逐步转变为中国特色社会主义市场经济体制下的"宣、教、管"。政府环卫管理的视野从传统的对环卫工作系统内部的管理，扩大到对整个市场甚至全行业的管理。管理的方式从之前的"办事"，转变为着眼于"管事"。将不属于政府职能的工作，以其事务性、技术性要求，加快转移到中介机构。例如，山东省济南市及下属各区撤销了原有的环卫管理局，建立环卫管护中心，并依托环卫管护中心建立保洁公司并外包环卫服务[8,9]。

今后中国城市环卫市场化改革应坚持以下三点。

（1）明确环卫市场化改革的整体导向和基本原则，以法治、科学、公开的方式来规范和维护环卫市场秩序，为城市环卫市场的健康、稳定、持续发展注入强大的制度力量。今后政府的城市环卫问题应回归到"为人民提供高质量的环卫服务，让人民对环卫服务满意"的根本问题上，立足习近平新时代中国特色社会主义建设的新要求、新特点，从建设城市环卫基础设施出发，以建设城市生产、生活、生态三大系统的完善与衔接为目标，以"一切为了人民，一切依靠人民"为根本出发点和落脚点，面向全社会购买和提供专业化与精细化的环卫服务。政府要通过公开透明的方式，基于严格和科学的质量标准与价格评价体系，根据城市的实际特点和需要谨慎选取专业化的环卫企业，实现城市环卫的全域管理、全域负责。只有在公正廉洁的前提下确保一体化、规模化的城市环卫市场，才能引入高质量、专业化的环卫企业，为城市居民提供高质量的环卫服务。

（2）加快构建完善的城市环卫市场体系，充分发挥市场在城市环卫资源配置中的决定性作用。在城市环卫市场体系建设过程中应积极转变环卫管理部门、社区和民众的环卫观念，培养付费环卫服务的理念。政府应坚持以付费机制改革为动力来培育新兴的环卫市场，引导环卫服务提供商等环卫市场主体聚焦城市垃圾分类体系建设，建设城市固废物流网，发展循环产业。此外，通过加强付费机制改革，倒逼城市环卫管理部门加快体制改革，淘汰计划经济时代遗留的城市环卫管理办法和思想。应加快建设全国统一的城市环卫质量标准体系，建立科学合理的城市环卫服务第三方评估机制，为实现市场化的城市环卫服务的精准评价乃至环卫服务提供商选择工作提供客观可靠的依据。此外，还应加快推进城市环卫基础设施的资产证券化改革，加大对环卫企业的金融支持力度，加强环卫市场主体与金融机构的合作，不断扩大融资渠道，鼓励国有资本和民营资本进入环卫市场，发展城市环卫市场的混合所有制，以壮大环卫产业的整体实力，为城市环卫发展提供充足的资金支持。

（3）深化城市环卫管理的供给侧结构性改革，推动固废处理产业化发展，培育和壮大城市环卫企业。今后的城市环卫管理要积极适应中央要求2020年以后全面推广垃圾强制收费的新政策，深化城市环卫管理的供给侧结构性改革，将人民群众对城市环卫公共服务的满意度作为衡量环卫公共服务水平的最重要标准，充分满足人民群众对城市环卫的多样化需求。作为城市绿色经济的基本业态，固废处理产业应该得到政府的积极扶持，不断推动该产业的持续健康发展。今后政府应根据城市和区域发展规划，在城市内乃至城市所在城市圈内建立具有一致标准的环卫市场，并构建一体化垂直运营的城市环卫平台系统，培育综合实力强、资质齐全的骨干环卫企业开展全产业链运营。各城市应加快制定绿色环卫产业的相关政策与措施，努力实现固废处理产业化，在充分尊重市场规律的前提下积极培育骨干环卫企业，并以骨干环卫企业带动整个环卫行业的发展，积极培育新的产业经济增长点。

1.1.2　中国"智慧环卫"的发展及其特点

随着互联网技术的发展和物联网、云计算、5G 等技术的大规模商业应用，城市环卫工作逐步走向智能化与信息化[10]。在总结国内外城市环卫相关技术开发及实践成果的基础上，2017 年中国环卫行业提出了"智慧环卫"的概念，即借助最新的科学技术制定智能化的城市环卫工作方案，不断提升环卫服务的质量和效率。具体而言，"智慧环卫"依托物联网技术、移动通信技术和人工智能系统，对城市环卫全流程中所涉及的全部人员、物质及运输过程进行智能化的实时管理，实现环卫资源优化配置，优化环卫业务流程，提升环卫服务质量，降低环卫运营成本，提升环卫工人的工作效率，并实现环卫工作与居民日常生活相协调，践行了"绿色""和谐""以人为本"的理念。目前，"智慧环卫"在城市垃圾处理领域的应用程度较高，通过"智慧环卫"系统对城市环卫体系进行合理的规划、设计，实践垃圾的快速清理和回收利用方案，实现人员与运输工具的科学合理调配，避开城市上下班高峰期和交通堵塞，有助于合理配置环卫人力与物力资源，降低城市环卫工作的运营成本，减轻环卫工人的工作压力，并避免影响城市交通与人民生活[11]。

借助"智慧环卫"系统，城市环卫管理人员可以即时、全面、深入地监控和分析整个城市的环卫工作情况，即时了解和处理各种环卫应急事件，提升环卫应急事件反应能力，智能调度各种环卫作业资源，实现城市环卫管理人员与基层环卫工人的即时沟通互动，实现对城市环卫应急事件的多层次协同处理。此外，基于"智慧环卫"理念的城市环卫管理信息系统可通过大数据技术实现对环卫一线部门及其工人绩效情况的实时掌握，及时和科学地评价环卫各部门及相应人员的工作绩效，形成城市环卫工作的长效管理考核机制，使城市环卫管理工作变得更加科学、公正和人性化。

截至 2020 年上半年，作为一种全新的技术体系及管理模式，中国"智慧环卫"系统建设仍处于初步探索阶段，尚未形成全国统一的标准规范，也没有建立覆盖城市环卫管理全流程的一体化平台。综合目前各城市发展"智慧环卫"的共同点，正在建设中的我国城市"智慧环卫"系统目前主要包括以下基本功能。

（1）分类回收管控。分类回收管控系统覆盖人民群众使用的移动客户端软件和城市环卫管理人员使用的 Web 端可回收物回收平台。人民群众可以通过移动客户端发布可回收物的售卖信息；Web 端可回收物回收平台则根据相应的匹配条件进行快速筛选，为可回收物找到有意向购买的企业或者个人，实现可回收物的线上即时交易，大大提升了可回收物的回收效率，降低了回收成本。

（2）道路清扫保洁管控。"智慧环卫"系统在环卫车辆上安装智能管控设备，并与城市环卫管理部门的道路清扫保洁管控前端系统实现实时连接，可对环卫车辆及环卫工人的实时位置、作业频次、运动轨迹、上下班时间、作业面积、工作状态、作业规范、工作量、违规情况及清扫质量等信息进行即时智能监控，在发生环卫应急事件时及时进行车辆和人员的调度管理，实时掌控所有环卫车辆和工人的运行数据，并通过云计算平台实现环卫作业数据的挖掘、统计与分析，从而及时掌握城市环卫作业的运行状况与存在的问题，为城市环卫管理部门对环卫工作的评估与改进提供客观的决策支撑。

（3）餐厨垃圾收运及处理管控。"智慧环卫"系统运用智能监控技术对城市餐厨垃圾收集、运输及处理的全过程进行全方位管控，并对餐厨垃圾的来源分布、运输情况、处理效率等数据进行科学的挖掘与分析，从而为餐厨垃圾管理方法及流程的改进提供智能支持。

（4）大数据可视化分析。通过基于云计算和计算机可视化技术的大数据可视化分析平台，"智慧环卫"系统可为城市环卫管理工作提供强大的大数据可视化分析功能。将城市环卫作业过程中产生的各种数据及相关外部环境数据（如城市交通数据）进行自动抽取、智能分类和深入挖掘，并以清晰直观的可视化方式展现出来，便于城市环卫管理人员全方位掌握环卫作业情况并为其决策提供科学支持。此外，相对于传统的环卫管理信息系统，"智慧环卫"系统支持跨终端、动态抓取、多维立体的用户交互模式，提升了用户体验。例如，北京市正在建设中的"智慧环卫"系统融合多种计算机与信息技术，以及统计学与计算机仿真学等多门学科，依托云计算管理平台，初步实现了环卫管理的信息化和智能化，并将其融入北京市智慧城市体系中，改善了北京市的环卫面貌。江苏省连云港市的"智慧环卫"系统以物联网与地理信息系统（geographic information system，GIS）等技术为依托，结合城市环卫业务的特点，集专业化、智能化与可视化为一体，覆盖了城市垃圾处理工作从垃圾产生、收集、分类、运输到资源化处置及无害化排放的全过程，提升了垃圾处理效率。天津市基本实现了运用全球定位系统（global positioning system，GPS）技术来管控环卫车辆，例如，通过安装在环卫车辆上的智能定位设备，城市环卫指挥中心可以实时掌握环卫车辆的位置、运行轨迹和违规情况等信息，并按照环卫作业需求及各种突发状况，随时指导环卫车辆完成相应的作业任务，从而达到提升环卫车辆作业效率、有效解决突发问题等目的。上海市"智慧环卫"系统在各垃圾转运站安装了智能监控设备，对环卫车辆倾倒的垃圾进行摄像和智能分析，进而判断该车所运载的垃圾分类是否达标。如果垃圾分类不达标，则智能监控设备将情况即时反馈给环卫管理部门，再由环卫管理部门通知该车垃圾源头小区所在街道办事处，督促基层社区加强对辖区内垃圾分类工作的管理[12-14]。

综合分析目前中国"智慧环卫"的发展特点，以及当代城市发展对环卫事业的需求，我们认为今后中国"智慧环卫"的发展应坚持以下方向。

（1）逐步完善"智慧环卫"体系，整合资源，建设一体化平台。城市"智慧环卫"不仅涉及环卫工人和环卫车辆，还涉及城市交通情况、环境状况、环卫设备、垃圾处理等不同类型的数据，由不同的城市管理系统各自采集。随着城市环卫市场化的发展，许多城市的环卫工作、环卫车辆及设备都交由不同的环卫企业承包，有些环卫企业又把相关数据的采集工作外包给信息技术企业，导致城市环卫数据分割现象严重。如果城市环卫相关企业为了自身利益选择将自己掌握的环卫数据封闭起来而不是与其他市场主体共享，那么这些环卫数据资源就无法得到充分利用，不符合"智慧环卫"的内在要求。因此基于"智慧环卫"的城市环卫一体化管理平台应该是成功整合本城市内所有环卫相关数据的大数据平台，并在此基础上进行深入的数据挖掘与分析，才能为城市环卫管理部门提供科学的决策支持，为环卫产业乃至整个社会的发展创造数字价值。因此，政府应根据中国城市环卫事业发展的特点与方向来制定环卫数据权属与共享的相关政策，在切实保护拥有环卫数据的市场主体利益的基础上鼓励相关主体之间加强协作与数据共享，打通城市环卫大数据链。此外，中央还应加强统筹规划，将分散的各城市环卫管理系统融合起来，实现全国环卫数据共享和资源统一调度，以提升城市环卫资源的调度效率，推动各城市环卫产业互通有无、加强合作、共同进步。

（2）结合城市经济发展状况，合理建设和发展"智慧环卫"管控体系。"智慧环卫"是一种资金和技术密集型的环卫管理模式，需要投入大量资金和技术力量。广大中西部地区中小城市往往缺乏建设"智慧环卫"所需的资金和技术研发能力。城市"智慧环卫"建设必须充分考虑所在城市的经济和科研发展水平，实行差异化发展战略。一方面，对于经济发达、科研能力强的沿海城市，应加大对"智慧环卫"的资金投入和技术开发投入力度，积极培养"智慧环卫"研发团队，开发和普及智能化环卫设备，不断提升环卫工作的智能化、自动化程度，同时加强对环卫行业从业人员的培训，使其能够正确使用"智慧环卫"系统，逐步提升环卫工作绩效；另一方面，对于经济发展相对落后的中西部地区的城市，应在毫不放松地培训环卫行业从业人员掌握"智慧环卫"相关知识和技能的同时，根据自身经济实力适当引进"智慧环卫"相关技术，初步建立具有基本功能的智能化环卫管理平台，并培养和引进具有相关专业知识和技术能力的人才，为"智慧环卫"的进一步发展奠定基础。

（3）充分利用现有资源，降低"智慧环卫"建设成本。"智慧环卫"需要投入大量资源进行基础设施建设，如将各种智能监控设备安装在环卫工人、环卫车辆和垃圾处理工厂等，对于经济实力不强的中小城市环卫管理部门而言财政压力较大。因此"智慧环卫"建设应充分利用智慧城市建设中已投入使用的公共智能设备和相应的信息管理系统（如"天网"系统），在原有系统的基础上根据城市环卫建设的特点及实际需求进行升级和优化，构建新的智能化环卫平台。这样可以充分利用现有的公共资源，降低环卫建设成本，避免重复投入，也有助于加快"智慧环卫"建设进度，协调和实现城市发展的整体效益最大化。

1.1.3　中国城市环卫的精细化管理

城市环卫的精细化管理是以降低环卫工作成本、提升环卫工作效率为目标的新的管理模式，是对城市环卫任务进行分解、细化和执行的过程。要实现城市环卫的精细化管理，最重要的是要有标准化的工作流程、科学化的工作体系、严格化的规章制度、多元化的监管制度、创新化的管理意识，能够做到对管理对象进行高效、精确、便捷、迅速、合理的管控，严格落实管理责任到城市环卫作业的每一个环节。随着中国城市化的迅速发展，城市环卫也从原有的规范化、粗放化管理逐渐向精细化管理过渡[15]。例如，北京市环卫工作采用"9S"精细化管理模式，杭州市环卫工作采用精细化管理的"杭州模式"等。

城市环卫管理涉及道路保洁、公厕管理、垃圾清运、保洁员管理等各方面，今后在推动城市环卫精细化管理的过程中应该努力做到以下几点。

（1）管理目标的精细化。各城市应制定自身的城市精细化管理标准，大到一座公厕、小到一袋垃圾都应该制定详细的规定。环卫保洁工作不仅要做到以往的"五无十净"，还要针对主次干道、城市快速路、背街小巷及开放式居民小区制定不同的路面废弃物控制指标。保证保洁区域内完全没有卫生死角，垃圾箱不存在满溢和积尘积垢等不正常现象，明确规定环卫管理部门在接到群众有关环卫投诉后做出响应和完成整改的时限等要求。

（2）管理体制的精细化。城市环卫精细化管理体制应由信息化的管理系统、常态化的考评机制、市场化的运作模式、正向的绩效管理系统、环卫保洁责任制等组成，各管理模块在环卫管理过程中精准发力，让有限的城市环卫资源发挥最优效用，满足城市环卫事业可持续发展需要。同时，还应提升区、镇、社区（村）管理人员、保洁员对环卫事业的积极性，消除管理人员的怠倦感，进一步保证政府部门各项规章制度的有效落实，保证城市环卫系统的稳定运行。各系统在日常管理中相辅相成，共同促进城市保洁效率的提高。

（3）管理考核的精细化。精细化管理的精髓就是对工作流程的各环节进行控制和考核，因此环卫精细化管理考核应针对保洁员管理、卫生保洁、公厕管理等内容进行细化，实行量化考评、分层次考评，包括保洁员、各社区（村居）责任范围；城市各类卫生设施设置是否充足，垃圾箱、垃圾池、垃圾转运站有无损坏，外表和周围是否整洁；定点垃圾清运是否及时，运输途中有无泄漏；是否全面落实分片包段责任制，门店经营业户是否落实"三包"责任制，基层环卫所每周检查次数，是否有检查、整改记录等。做到环卫工作有标准、有考核，全面提高环卫精细化管理水平[16]。

1.1.4　中国城市环卫管理的配套制度建设

随着城市环卫事业的不断发展，与城市环卫管理密切相关的法治建设、人力资源管理、财务管理、社会保障、档案管理等配套制度建设也变得重要起来。城市环卫管理的配套制度建设是城市环卫管理体制改革的重要组成部分，是城市环卫事业发展的重要保障。只有加强城市环卫管理的配套制度建设，才能充分调动各方面的积极因素，防范和化解风险，提升环卫管理工作效率，有力保障城市环卫工作的可持续发展。例如，广州市建立环卫工人薪酬动态增长机制，苏州市建立环卫作业市场的多层次监管考核制度等。

今后加强城市环卫管理的配套制度建设应坚持以下基本方向。

（1）加强与城市环卫管理相配套的法治建设。地方政府应在充分尊重全国性的环卫法律法规的基础上，结合自身环卫建设的具体目标，制定有关城市环卫管理的地方性政策和法规，对于城市环卫工作的各方面做细致的规定，向广大环卫工作者加强法制宣传，并依法加强对环卫工作的监督，使城市环卫管理实现有法可依、有法必依、违法必究[17]。

（2）充分保障环卫工人合法权益。各级政府要针对环卫行业及环卫工人的实际情况制定合理的环卫行业薪酬制度，加大财政转移支付力度，不断提升环卫工人的薪酬待遇，严厉禁止和惩治拖欠环卫工人报酬的违法现象，改善环卫工人的收入满意情况。加强环卫工人的知识与技能培训，积极开展安全、普法、防诈骗和"智慧环卫"教育，提升环卫工人的专业素养与安全意识。此外，还应在线上和线下加强针对环卫行业的正能量舆情宣导，努力创造尊敬环卫工人的舆论氛围，提升环卫工人的社会认同感。

（3）完善城市环卫财务管理制度。应彻底改变城市环卫财务管理中残余的计划经济观念，加强对环卫管理部门财务人员的专业培训，引入现代会计制度，明确环卫财务管理目标，规范环卫财务管理的相关流程，拓展资金筹集渠道，提升资金使用效益，增强财务透明度，制定符合现代企业规划的资金分配方案[18]。

（4）完善城市环卫档案管理。城市环卫管理部门应加强城市环卫档案信息化建设，加强对环卫档案管理人员的培训，根据城市环卫管理实际情况开发环卫档案信息化系统，将传统的环卫信息和通过智能设备搜集到的环卫数字化信息有效整合、转化并最终存入电子档案，实现环卫档案信息的数字化处理与存储[19]。

1.2　深圳市环卫管理模式及现状

1.2.1　深圳市环卫作业市场化模式

改革开放以来，我国各级政府和卫生管理部门逐渐认识到市场的积极作用，开始逐步推进环卫领域的市场化改革。深圳市是我国第一个经济特区，截至 2018 年末，全市下辖 9 个区和 1 个新区，总面积 1997.47 千米 ^{2}，建成区面积 927.96 千米 ^{2}，常住人口 1302.66 万人，城镇人口 1302.66 万人。深圳市给人的直观印象是城市洁净度高、街巷景观度高、市民文明度高、媒体关注度高。1984 年，深圳市在全国率先推动道路清扫保洁市场化。2003 年，深圳市正式推进环卫体制改革，确立了市场化、制度化的改革目标，并结合各地区发展情况，于 2004 年底成功完成了环卫工作的统一管理，随后又出台了一系列政策，推进环卫服务的市场化和产业化改革。2012 年，除部分老旧社区仍处于整改状态外，深圳市已全面完成了环卫体制改革进程，全市的道路清扫、垃圾清运等服务全部外包，环卫也大为改善，改革初步成功[20]。2018 年，随着政府侧信息化整体需求的基本定型，深圳市已完成全市环卫作业市场化改革，与深圳市签订环卫作业合同的市场化作业企业已达 80 多家，配备了约 5 万名环卫人员和 3000 余台车辆，全面实现清扫保洁、垃圾分类、生活垃圾收运、垃圾转运等环卫业务外包化。近年来，深圳市提出"打造成为全国最干净、最优美的城市"目标，深入推行环卫作业市场化、专业化管理，城市清洁水平明显提升。目前，全市市政道路清扫保洁作业市场化率达 100%，垃圾清运市场化率超过 75%，垃圾处理市场化率超过 52%。

深圳市建立了相对完善的市场经济体制，近年来大力推进政府购买公共服务改革，实行政（事）企分开、管干分离，明确规定环卫作业服务必须通过政府采购并由政府确定专业企业负责。一是限定服务企业准入门槛。由市场主导形成服务市场主体，全市已有多元化清洁服务公司 500 多家，从业人员数万人。实行行政许可制度，未取得深圳市城市管理和综合执法局核发的《城市生活垃圾清扫、收集、运输服务许可证》的企业，不得参与环卫作业招投标。同时，由深圳市环卫清洁行业协会对清洁服务企业分甲、乙、丙、丁四种等级进行资格等级评定。二是采取公开招标的方式，评选工作由相关政府采购中心负责，对最恰当的服务商进行选取，在确定之后，即可由街道办事处进行相关外包合同的签订。就这一工作而言，政府对竞标企业的等级进行了设置，要达到乙级及以上。结合相应标准开展招标活动，有必要结合卫生级别对标准进行测算，随后结合面积来收费。政府往往结合实力等综合指标来评估相应的外包商。为了规范外包流程、提高外包效率，深圳市先后出台了一系列与外包相关的法律法规，主要有《深圳市生活垃圾处理设施运营规范》《深圳市环卫服务行业不良行为记录管理办法（试行）》等。三是确定合理的外包合同期限。为培育环卫市场、保证企业的投资回报期限，规定人工清扫保洁、城中村清扫保洁外包合同期限为 3 年，垃圾转运站运营（含垃圾清运）和市政道路机械化清扫外包合同期限为 5 年。

在深圳市环卫作业市场化模式中，从市级、区级、街道级再到企业级有不同的职能划分。市级主要从宏观上制定业务监管范围和标准、考核范围和标准等；区级主要执行市级规定的监管、考核标准和内容，对区管下级单位进行日常监管和考核，执行市级对本区的指挥调度指令；街道级根据各上级的工作指示，对辖管的各街道单位的环卫工作进行日常监管，与环卫外包企业直接接洽，对环卫外包企业进行工作考核。

深圳市通过对环卫作业进行市场化改革，将过去环卫管理部门的环卫作业实现从"既当运动员又当裁判"的模式到单纯的监督管理模式的方向转变，这样一来不但可以避免出现内部监督管理不力、滋生腐败等问题，也可以更好地实现市场化竞争，让更多优秀的企业能够进入环卫作业的领域，更好地服务于市场化改革，为城市的环境改善贡献一分力量。另外，传统的环卫作业模式缺乏内部竞争机制，出现了政府全包全揽、缺乏内部创新以及工作积极性的问题。通过环卫作业市场化改革能够显著提升作业的服务效率与效益，通过行业的竞争也可以督促相关企业更加关注作业的质量以及技术标准，通过加强内部制度建设以及管理协调等方式，为企业赢得口碑，提升服务质量整体水平，为进一步确保环卫保洁的服务质量创造条件[21]。

1.2.2　深圳市环卫管理智能化建设

随着物联网、通信、云计算、大数据等技术的快速发展和普及，各项新技术已经融入环卫行业，环卫市场也呈现出智能化、信息化、精细化、一体化发展趋势。"智慧环卫"依托物联网技术，实现了对环卫工人和环卫车辆、设备的实时监控，通过对数据挖掘和分析，系统可以自动分配任务，不仅能提高环卫应急事件应急能力，还能大大提高企业管理效率、有效降低管理成本、提升作业效果。深圳市作为国家经济特区、创新中心，在城市发展与管理上体现出大胆敢为的先行精神。为积极响应《国务院办公厅关于转发国家发展改革委 住房城乡建设部生活垃圾分类制度实施方案的通知》（国办发〔2017〕26号）、《国务院办公厅关于印发"无废城市"建设试点工作方案的通知》（国办发〔2018〕128号）要求，大力推进城市环卫管理智能化建设。

深圳市"智慧环卫"系统是推进大数据共享开放工作的重要抓手，以智慧城管工作启动为契机，启动了深圳市环卫综合管理平台的建设项目。该项目以具有科学环卫治理理念的智慧型服务为主导，将探索构建基于信息化的新型环卫发展模式，以提高深圳市环卫的承载力，驱动环卫相关经济发展模式的调整，全方位提升市民对美丽深圳生活的认识与感知。同时，针对深圳市环卫管理部门日常工作和业务的特点，实现环卫相关数据的自动化、规范化、标准化管理，使得环卫领域的各主体及其相关活动、行为在数字空间能够合理、高效、有序地进行，让繁杂的城市环卫管理变得条理化、精细化。对于各类常规及环卫应急事件，环卫管理部门可以更快捷、有效地进行处理，使得城市环卫各项管理变得更加科学、合理、规范。深圳市推进城市环卫管理智能化建设的主要目的是打通环卫行业的三大环节，即执行、管理、监督，来提升环卫作业质量、降低环卫运营成本、减少安全事故的发生。现有的"智慧环卫"解决方案通常是在环卫信息化系统上发展起来的，通过整合互联网、移动互联网、物联网、信息通信、云计算、大数据、机器智能等技术，改变往常依赖人力的监管模式，打通环卫行业三大环节，形成对环卫运营、管理全流程的数字化、信息化覆盖。

深圳市环卫精细化管理系统以深圳市环卫行业精细化管理体系为基础，将全市环卫的作业内容、管养作业对象、面积、等级，以及管养作业外包服务企业、作业人员、设备以及合同履约信息纳入统一基础数据管理平台；利用GIS、北斗/GPS、物联网等先进技术手段实现对环卫作业过程的量化、实时监控；利用移动互联网技术实现对作业效果的检查考核和履约评价；同时结合数字化城管、美丽深圳将市区级、公众、媒体等对环卫的监督管理纳入对外包企业的考核和监管；最终形成深圳市环卫行业诚信数据库，实现环卫行业外包企业的优胜劣汰，从而建立科学、公平、公正、健康的环卫行业体系。该系统于2015年由深圳市城市管理和综合执法局规划筹建，由深圳市环境卫生管理处推广应用，并在各区具体环卫管理工作中完善应用。目前该系统为行业统一的数据管理和监管平台，并建立了福田区、南山区、盐田区、宝安区、龙岗区、龙华区、光明区、大鹏新区、罗湖区九个区级业务考核平台，实现了"1+9"市-区两级系统体系。该系统已初步建立全市环卫作业基础数据库，截至2019年6月，已入库清扫保洁标段190个、垃圾收运标段47个、清扫清运公厕管养一体化标段85个，在履约环卫外包作业企业73家，环卫作业人员49042人，各类作业车辆2940台。

深圳市环卫精细化管理系统通过环卫数据整合、业务汇集，实现全市环卫"一库、一图、一表"，提升各区环卫的数据汇集与分析能力，实现各区环卫作业的集中管控和调度考核管理。深圳市环卫精细化管理系统架构如图 1.1 所示。

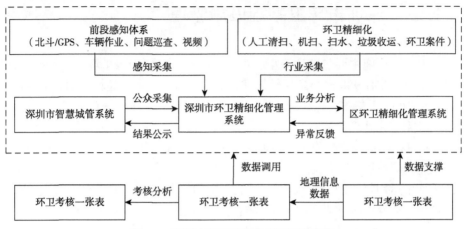

图 1.1　深圳市环卫精细化管理系统架构

深圳市环卫精细化管理系统主要对环卫绿化清扫作业过程的量化进行实时监控，全市 10 区已实现环卫作业服务信息录入，对照合同要求进行履约监管。其中，福田区、宝安区、龙岗区、光明区、盐田区五个区结合本区智慧城管平台和环卫业务管理需求在该系统基础上开发建设了区级环卫精细化管理系统，实现了该管理系统的优化和升级，完善了清扫保洁作业网格设施和机械化清扫洒水作业路线绘制、作业排班、清扫保洁人员车辆作业过程监管，取得成效比较明显；系统落实“五定”监管：定岗位、定时间、定任务、定质量、定规范；实现作业人、车等要素实时定位和系统化自动化考核评价。

深圳市大力推进城市环卫智能化建设，在管理上依托智能化系统，尤其是智能化系统有各种预警机制，从而有效地提醒管理人员做好预先管理，让管理工作做到事前，避免不良问题发生后导致的经济损失或者其他社会影响。例如，在人员管理上，通过对人员资源的全面掌握，基于对环卫工作状况的实际需求，让各种资源合理调配。同时在车辆等工作开展中，会因预警机制而提前防范，避免作业中的异常故障与危险。智能监管系统可以有效对环卫工作漏洞做及时察觉和报告，同时有利于提高人为监管调配的及时性，使得管理人员可以掌握各项基础设置的变化状况，做好设施的规划整合运用[10]。目前深圳市环卫精细化管理已取得显著的效果，环卫人员实际出勤人数、出勤率显著提升，机械化作业里程显著增加，机扫洒水作业覆盖率显著提升，环卫工人用工时长激活，环卫工人工资大幅上涨，同时该系统的长期运行也为环卫行业标准和管理模式提供量化数据。

1.2.3　深圳市环卫基础设施管理

环卫基础设施主要包括垃圾箱、垃圾转运站、公厕、垃圾填埋场等。截至 2019 年底，深圳市拥有 900 多个垃圾转运站，负责全市十区生活垃圾压缩、中转任务；市政公厕 1000 座左右，正在开展提标升级。截至 2017 年，深圳市已投入运营的生活垃圾无害化处理设施有 9 座，其中，垃圾卫生填埋场 3 座，垃圾焚烧发电厂 6 座，另有在建垃圾焚烧发电厂 3 座；已投入运营的餐厨垃圾处理设施有 4 座，另有在建餐厨垃圾处理设施 1 座。

深圳市运用物联网、大数据等先进技术手段对环卫基础设施进行信息化、智能化管理，摒弃传统纯人工管理的偶然性、主观性，实现全面的科学化管理。

1）垃圾填埋场环境监控

截至 2019 年，深圳市正在运营的垃圾填埋场共 3 座，分别为下坪固体废弃物填埋场（2000 吨/日）、宝安区老虎坑垃圾卫生填埋场（1200 吨/日）、龙岗区坪西垃圾卫生填埋场（400 吨/日），设施总设计处理能力为 3600 吨/日。但是，根据深圳市城市管理和综合执法局统计数据，2016 年深圳市生活垃圾实际填埋处理量为 8872 吨/日，为设计处理能力的 2 倍以上。深圳市垃圾填埋场情况见表 1.1。

表1.1　深圳市垃圾填埋场概况

序号	设施名称	设计处理能力/（吨/日）	设施地址
1	下坪固体废弃物填埋场	2000	罗湖区清水河
2	宝安区老虎坑垃圾卫生填埋场	1200	宝安区松岗
3	龙岗区坪西垃圾卫生填埋场	400	龙岗区坪地红花岭

深圳市运用物联网技术在大多垃圾填埋场所中都放置了在线监测系统，其中包含填埋气体监测、渗滤液和排水监测，以及地下水质监测。在加装相关传感器的背景下，可以实时动态地对密封型清洁站点实际运行过程中产生的各项信息数据（如噪声、扬尘、污染问题）进行监控。在实时动态监控环卫现场环境的背景下，可以及时找出并解决发生的问题。这样将环境监控从被动转换为主动、由静态转换为动态，从而有效降低恶性问题的发生概率[22]。

2）垃圾箱状态实时监控

深圳市通过对城市垃圾箱进行 GPS 定位，在地图上标注其所在位置，及时在地图上对垃圾箱所在位置进行更新，并对垃圾箱的实际分布情况进行检查，及时将垃圾箱维修维护情况登记造册，防止丢失或损坏，降低环卫企业的成本。与此同时，也可以和射频识别（radio frequency identification，RFID）卡相互连接起来，为各垃圾箱设置身份证。此外，深圳市还对部分关键路段和重要区域的垃圾箱装设垃圾满溢传感器。该传感器运用窄带物联网技术，可以对各垃圾箱所在位置、垃圾承装情况形成清晰的认识，并设置满载报警标准，当垃圾箱中装载的垃圾达到一定数量之后，就自动地向中央控制平台发送信号，及时派遣垃圾运输车辆收集垃圾箱中的垃圾。这样可以实现垃圾及时清运，保障环境清洁，提高公众满意度。

3）公厕智能化管理

公厕作为一项基础的环卫设施，对于市容市貌的影响非常大。对公厕管理得当有助于提升城市魅力值、提高公众满意度。深圳市对全市大部分公厕进行智能化升级改造，将公厕系统接入全市环卫管理云平台，对公厕的人流量、空气质量、水电等进行全面监管，同时逐步接入 1600 多个社会公厕基础信息，让公厕运营管理者快速地掌握所有智能公厕建设完成之后的健康状态，并在公厕大厅统一配置液晶显示屏，方便管理人员及公众实时观测。这种智能化公厕管理模式能够改变往常依赖人力的管理模式，实现公厕管理全流程的数字化、信息化覆盖。

4）垃圾焚烧处理设施管理

根据深圳市城市管理和综合执法局统计数据，截至 2017 年底，深圳市已建成投产的垃圾焚烧处理设施 6 座，其中，市属设施 2 座（包括盐田区垃圾焚烧厂（450吨/日）、南山区垃圾焚烧厂一期（800 吨/日）），区属设施 4 座（包括宝安区老虎坑垃圾焚烧厂（一期 1200 吨/日、二期 3000 吨/日）、平湖垃圾焚烧厂（一期675 吨/日、二期 1000 吨/日））。在建的垃圾焚烧处理设施 3 座，其中，市属设施 2 座（包括东部环保电厂（5000 吨/日）、南山区垃圾焚烧厂二期（1500 吨/日）），区属设施 1 座（宝安区老虎坑垃圾焚烧厂三期（3800 吨/日）），建成后深圳市将有 9 座垃圾焚烧处理设施，形成近 30 条焚烧生产线。深圳市垃圾焚烧处理设施的整体情况如表 1.2 所示。

表1.2　深圳市垃圾焚烧处理设施概况

序号	处理设施名称	处理能力/（吨/日）	属地	建成情况	运营单位	设施地址
1	盐田区垃圾焚烧厂	450	市属	已运营	深圳市能源环保有限公司	盐田区坳青麟坑
2	南山区垃圾焚烧厂一期	800	市属	已运营	深圳市能源环保有限公司	南山区港湾大道
3	南山区垃圾焚烧厂二期	1500	市属	在建	深圳市能源环保有限公司	南山区港湾大道
4	东部环保电厂	5000	市属	在建	深圳市能源环保有限公司	龙岗区坪地上坑塘
5	宝安区老虎坑垃圾焚烧厂	1200（一期） 3000（二期）	区属	已运营	深圳市能源环保有限公司	宝安区老虎坑

序号	处理设施名称	处理能力/（吨/日）	属地	建成情况	运营单位	设施地址
6	平湖垃圾焚烧厂	675（一期）	区属	已运营	中联环保再生能源有限公司	龙岗区平湖辅城坳
		1000（二期）			深圳市大贸股份有限公司	
7	宝安区老虎坑垃圾焚烧厂三期	3800	区属	在建	深圳市能源环保有限公司	宝安区老虎坑

从运营主体角度分析，深圳市垃圾焚烧处理设施主要由深圳市能源环保有限公司、中联环保再生能源有限公司和深圳市大贸股份有限公司三家企业运营。其中，南山区垃圾焚烧厂、盐田区垃圾焚烧厂、宝安区老虎坑垃圾焚烧厂及在建的东部环保电厂均由深圳市能源环保有限公司投资运营，平湖垃圾焚烧厂一期和二期分别由中联环保再生能源有限公司和深圳市大贸股份有限公司投资运营。运营主体相对集中，但处理设施数量多、分布广、垃圾处理规模大，政府监管任务重、难度大。

从处理技术角度分析，南山区垃圾焚烧厂、盐田区垃圾焚烧厂、宝安区老虎坑垃圾焚烧厂主要采用倾斜多级往复式炉排炉，烟气处理 2016 年经提标改造后采用"选择性非催化还原（selective non-catalytic reduction，SNCR）脱硝+石灰半干法脱酸+活性炭喷射+干法脱酸+布袋除尘+选择性催化还原（selective catalytic reduction，SCR）脱硝"处理工艺，实现污染物排放达到并部分优于欧盟工业排放指令 2010 75/EU；平湖垃圾焚烧厂采用"SNCR 脱硝+干法脱酸+活性炭喷射+布袋除尘"处理工艺，2018 年底完成提标改造。各垃圾焚烧厂飞灰主要采用固化后填埋处理；炉渣主要采用填埋处理或送至附近制砖厂制砖；渗滤液有自行处理达标排放、回喷焚烧炉、委托其他单位拉运处理三种处理方式。现有垃圾焚烧处理设施的处理工艺相对成熟，但工业化程度高、技术性强、运营标准高，对主管部门监管责任和监管能力要求高。

5）餐厨垃圾处理设施管理

截至 2017 年，深圳市已建成并投入运营的餐厨垃圾处理设施共 4 座，其中，市属设施 1 座（为深圳市城市生物质垃圾处置工程（简称生物质工程），主要处理龙华区餐厨垃圾，处理能力为 500 吨/日，包含餐厨垃圾 200 吨/日和污泥 300 吨/日），区属设施 3 座（包括罗湖区（200 吨日）、南山区（200 吨/日）、龙岗区（230 吨/日），现有总处理能力 630 吨/日）。此外，深圳市还有 1 座餐厨垃圾处理设施在建（为盐田区集中式处理项目），建成后深圳市将有近 20 条餐厨垃圾生产线。深圳市餐厨垃圾处理设施概况见表 1.3。

表1.3　深圳市餐厨垃圾处理设施概况

区域	特许经营企业	处理能力/(吨/日)	属地	主要处理工艺	基本情况
生物质工程	深圳市利赛环保科技有限公司	500（200 吨/日餐厨垃圾+300 吨/日污泥）	市属	厌氧发酵	已运营
龙岗区	深圳市朗坤环境集团股份有限公司	230	区属	厌氧发酵	已运营
罗湖区	东江环保股份有限公司	200	区属	厌氧发酵	已运营
南山区	深圳市腾浪再生资源发展有限公司	200	区属	高温生物降解/饲料化	已运营
盐田区	深圳瑞赛尔环保股份有限公司	—	区属	高温生物降解/饲料化	在建

从运营主体角度分析，2012 年起，深圳以 10 个区为单位招标、招募出 7 家特许经营企业开展餐厨垃圾一体化收运处理工作，并由特许经营企业负责建设餐厨垃圾处理设施。运营企业较多，运营主体呈现多元化，管理水平参差不齐，其中不乏上市环保公司，也有一般民营企业，统一实施监管需要投入更多的人力、物力。

从处理技术角度分析，目前深圳市已建成运营或者即将建设的餐厨垃圾处理设施的主要处理工艺虽可分为厌氧发酵和高温生物降解/饲料化两大类，但缺乏统一的标准，各处理设施存在差异。生物质工程、罗湖区、龙岗区餐厨垃圾处理设施都采用厌氧发酵工艺，其中，生物质工程是将市政污泥与餐厨垃圾混合处理，废弃油脂外运至第三方处理，沼渣送至填埋场进行填埋；龙岗区废弃油脂自行处理生产生物柴油，沼渣部分外运至第三方单位制肥。南山区、盐田区餐厨垃圾处理设施采用高温生物降解/饲料化技术，其中，南山区生产高温蛋白饲料粉，还曾尝试采用餐厨垃圾养殖黑水虻，利用黑水虻幼虫作为水产或禽类养殖的饲料，同时其沼渣出口；盐田区将餐厨垃圾与绿化垃圾混合处理生产垃圾衍生燃料。

由上分析可知，目前深圳市餐厨垃圾处理市场化情况复杂，运营企业较多，企业运营水平参差不齐，处理工艺缺乏统一的标准，处理技术呈现多元化，处理设施多，多分布在偏远城区、较分散，监管难度大，在监管人员相对有限的情况下，需有效地提高监管效率。

1.2.4　深圳市环卫管理监管模式

环卫管理是城市核心竞争力的重要体现，落实监管是环卫管理的核心。在《国务院批转住房城乡建设部等部门关于进一步加强城市生活垃圾处理工作意见的通知》（国发〔2011〕9 号）中就明确指出："切实加强各级住房城乡建设（市容环卫）和环境保护部门生活垃圾处理监管队伍建设。研究建立城市生活垃圾处理工作督察巡视制度，加强对地方政府生活垃圾处理工作以及设施建设和运营的监管。建立城市生活垃圾处理节能减排量化指标，落实节能减排目标责任。"从中可见环卫监管工作对于环卫管理的重要意义。

在监管机构方面，深圳市环卫监管工作实行市、区两级政府监管模式，深圳市城市管理和综合执法局下属市环卫管理处是全市环卫工作监督管理部门，负责监督、协调、指导各区环卫设施的建设和管理；组织实施生活垃圾处理特许经营，依法核发餐厨垃圾经营性收集、运输、处理服务行政许可证，监管全市大型生活垃圾处理设施的运营；指导各区开展城市生活垃圾运输车辆的准运管理；负责深圳经济特区内生活垃圾处理费征收及使用的监管，监督、指导特区外生活垃圾处理费征收及使用管理工作。同时为了加大对垃圾处理设施的监管力度、提升生活垃圾处理水平，2017年成立深圳市生活垃圾处理监管中心，主要负责全市生活垃圾焚烧和餐厨垃圾处理监管工作，直接负责市属垃圾焚烧和餐厨垃圾处理设施的建设和运营监督管理，指导和检查各区城市管理和综合执法局对区属垃圾焚烧和餐厨垃圾处理设施的建设和运营管理。各区城市管理和综合执法局下设垃圾处理总站、垃圾处理监管中心、环卫管理科或生活垃圾管理相关单位，具体负责各区垃圾处理监管工作。此外，深圳市环卫作业市场化实行市、区、街道、社区四级环卫管理体制，1993年将原由深圳市环境卫生管理处管理的清扫保洁业务移交给区级，1999年又将垃圾运输作业下放。区、街道的管理功能和职责定位明确，区城市管理和综合执法局负责组织管理市政道路的环卫作业；各街道成立街道市政服务中心或社区工作站，负责组织管理社区道路、城中村道路的环卫作业，形成了全面覆盖的管理网络。宏观管理上，"竞赛"是主抓手，每年深圳市政府都开展"鹏城市容环卫杯"活动，各区、街道也相应开展环卫竞赛活动。

在监管政策方面，深圳市除了遵守国家及行业相关政策法规和标准，还制定了一系列政策法规和标准。2007年，为规范生活垃圾焚烧处理厂运营监管、提高服务质量，深圳市制定了《深圳市生活垃圾焚烧处理厂运营监管办法（试行）》。该办法适用于从事生活垃圾焚烧处理厂的运营企业及其运营监管部门，对运营企业和运营监管部门的责任与义务做了较详细的说明。2009年1月1日起，施行《深圳市城市管理和综合执法局从事城市生活垃圾经营性清扫收集、运输、处理服务审批行政许可实施办法》，规定了从事城市生活垃圾（含餐厨垃圾）经营性处理服务的企业应当具备一定的技术人员、硬件设施、设备等条件。2012年，为加强餐厨垃圾管理、保障饮食安全、提高城市环卫水平，深圳市制定了《深圳市餐厨垃圾管理办法》。该办法适用于深圳市餐厨垃圾的收集运输、处理及监督管理活动，还规定了居民日常生活中产生的厨余垃圾在处置时应当与其他垃圾分开处理，将这些厨余垃圾逐步纳入办法中规定的餐厨垃圾范围进行集中处理。2012年，深圳市印发了《深圳市生活垃圾处理设施运营规范》，对垃圾焚烧厂、垃圾填埋场、餐厨垃圾处理设施运营的一般要求、技术要点、污染物排放控制进行了明确的规范。2016 年 5 月，为加强餐厨垃圾管理、规范餐厨垃圾收运处理行为、提高处理设施运营监管水平，深圳市印发了《深圳市餐厨垃圾收运处理监管办法（试行）》。该办法在餐厨垃圾收运处理量、处理废水废气废渣等污染物排放指标、资源化产品销售去向等方面做了明确规定。2017 年，紧跟国家和行业标准，深圳市对《深圳市生活垃圾处理设施运营规范》进行了修订，进一步收严污染物排放限值、细化运营规范、增强管理可操作性，在符合国家和行业标准的基础上，满足了深圳市生活垃圾处理设施建设和改造提升要求，要求垃圾焚烧厂烟气排放指标全部达到或优于欧盟标准，为深圳市生活垃圾处理设施高标准运营提供了技术依据。此外，深圳市还出台了《深圳市城市生活垃圾处理费征收和使用管理办法》《深圳市城市垃圾分类收集运输处理实施方案》等技术文件。

传统环卫工作主要依赖人为印象的模糊化管理，缺乏行之有效的标准与精细化管理。而智能化监管可以实现对工作表现的实时汇总报告，量化考核，有效改善监督考核实际效果。量化考核不仅可以避免由不公正不公开导致的工作人员消极怠工问题，而且可以引导工作人员进行标准操作，避免马虎大意，防止因人为作弊引发的劣币驱逐良币现象。深圳市开发了环卫业务精细化管理系统，针对不同的应用场景和业务需求，将传感器加装到相应的人员、设备、车辆上，用以监测和捕捉各种数据，这些数据通过 4G 网络、窄带物联网或其他通信技术传输到精细化管理系统进行处理（分类、挖掘、标记、分析等），然后将数据应用到具体的环卫场景中，并按照自由定制的可视化模式展示给环卫运营管理人员，实现对人、车、事、物的全面监管。

1）对环卫工作人员监管

深圳市为环卫工作人员统一配置了智能腕表，腕表可以实时定位并且支持语音通话，对工作人员进行巡检，可以将产生的各项信息数据融入三维地理信息模型中，对各岗位上工作人员所在的位置形成清晰的认识，切实解决以往环卫工作进行过程中存在的人员调度不及时及考勤管理水平不高等问题。在环卫管理系统中应用物联网技术，促使以往的"人管人""走动型"管理模式向着信息化管理模式发展[23]。根据企业作业优化方向可进一步细化作业片区，从而优化工作人员部署方案，落实人工清扫保洁区域全覆盖，解决以往人工监管检查过程中出现的部分区域见不到环卫工作人员的问题。管理人员在平台规定的范围内开展各项工作，在作业过程中，工作人员如果从规定的区域中走出，平台就会报警，提醒巡查人员及时对此问题进行分析，并对工作人员的到岗情况进行分析。如果没有特殊原因，就对工作人员给予警告。如果情节较为严重，巡查人员应及时将此问题上报给领导，以免工作人员在实际工作的过程中不认真完成工作，促使环卫工作人员的工作效率及工作水平得到大幅度提升，更为环卫管理工作的顺利开展奠定坚实的基础。此外，以每个工作人员作业片区岗位、排班作业时段为基础，利用智能终端记录工作人员到岗时间、离岗时间、在岗时长、工作里程和运动轨迹，实现每个工作人员上下岗位签到、作业量化评价，从而对整个片区、标段工作人员出勤情况进行统一评价。

2）对环卫车辆监管

深圳市在各种类型的环卫车辆（包括清洁车、洒水车、垃圾收运车）上加装传感设备，实时动态地对车辆的运行速度、油耗及水量进行监测，并将采集的信息数据通过网络传输到中央控制平台中。如果车辆在实际运行的过程中出现异常，就会及时报警，提醒管理人员及时对此问题进行分析，并采取适当的举措解决问题。"智慧环卫"监管模式下，各类环卫车辆的位置、工作状态及调度情况都会直接展示于系统后台中。管理人员只需通过视频监控，就能实时观察该区域主要街道的状况，对工作人员以及车辆的使用状态进行监管。借助平台，利用大数据分析、GPS定位、车载监控等技术，管理人员可以直接了解车辆具体数据，包括实时GIS位置、地址、速度、方向、行驶路线、点火状况等信息，同步实时预警车辆违规行为；可以直接对车辆清扫、洒水、除雪作业后路面状况进行远程监控及实时状况抓拍，查看作业后道路状况，对清扫质量问题进行快速响应、处理；可以按照不同车辆类型、作业模式、监控指标、管理对象，按照时间、路段进行作业统计，直接形成多维度管理报表，为管理人员提供各种车辆作业数据分析报表，方便考核各指标（洒水车覆盖率、垃圾清理及时率等）。通过智能监管，对环卫车辆的车况、作业频次、工作质量等方面的管理将更加便捷高效；标准化考核手段提升了工作人员的工作积极性；合理的路线规划降低了油耗、节省了保洁经费，同时解决了以往清扫不及时、调度时间长等问题，让城市环境更为优越，市民满意度也在不断提升。

3）全民参与监管，环卫问题扁平化处置

深圳市通过整合数字城管采集员、区/街道/社区三级检查人员及公众参与发现环卫问题，统一上报到系统，系统通过问题位置智能识别问题归属的责任单位，问题自动派遣至相关责任主体，设置问题处理时限，按时处置不予扣分，超时问题或者周期内重复发生问题扣分扣款，实现问题的及时发现、及时派遣、及时处置和及时反馈，实现环卫问题的全流程扁平化闭环处置。此外，公众有民主监督的权利，环卫工作的监管也不例外。为了在环卫工作监管方面发挥全民监管的作用，深圳市政府搭建微信公众号、手机应用程序等平台，方便民众将发现的环卫工作问题反馈到有关信息平台上，从而方便管理人员监督实际工作开展情况，进一步做好人员培训管理，优化管理流程，促使制度管理专业化。深圳市环卫监管模式整体框架见图1.2。

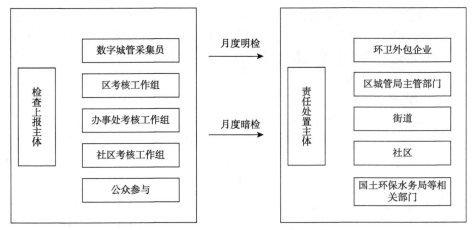

图 1.2　深圳市环卫监管模式整体框架

1.2.5　深圳市"智慧环卫"管理新模式——以罗湖区为例

罗湖区作为深圳市的老城区，管辖东门、翠竹等商业区域，保洁面积 1015 万米 ^{2}，垃圾月均产量约 2000 吨，如何有效监管作业质量、垃圾如何处理是迫切需要解决的问题。罗湖区 2018 年底开始建设"智慧环卫"，借助科技手段打造管理新模式，依托物联传感技术、数据分析技术等应用，实现对垃圾清扫、垃圾转运、垃圾处置等全过程管理，实现数据管理、数据说话、数据分析等智慧化应用，提升全区垃圾全过程、全溯源的精细化管理模式，整体建设模式具有先进的示范效应[24]。

1）打造全区物联环卫管理体系

罗湖区对全区 167 台机扫洒水车辆均配置卫星定位、实时车载视频监控和作业过程工作人员异常自动抓拍功能，实现机扫洒水车辆路面作业覆盖率智能核算、作业晚点不足主动预警。全区 1813 名一线环卫工作人员配置智能工牌，通过系统定岗定责到具体路段，实现工作人员到岗清扫保洁自动签到、SOS（国际通用的求救报警信号称呼）身体异常报警、作业不足及时预警，保障清扫保洁精细化调度。全区 13141 个垃圾收运桶配置 RFID 标签，233 台垃圾收运车辆配置卫星定位、实时车载视频监控、图片抓拍和 RFID 读写识别功能，54 个转运站配置 RFID 远距离读写器，120 个压缩箱配置移动称重终端，同时压缩箱配置电子标签和卫星定位终端，通过位置和身份识别融合计算，精确记录全区垃圾从 1541 个垃圾收集源头到 54 个转运站再到末端处理厂的动态收运过程，实现全程可溯源量化监管。

2）全区互联，一体化监管

罗湖区利用互联网、移动互联网打通垃圾清扫到垃圾处置的每一个业务环节，并对全区的 440 条市政道路、32 个城中村、51 个农贸市场、106 个天桥涵洞、1716 个垃圾收集点、54 个转运站、302 个社会公厕、43 个市政公厕的环卫情况进行一体化监管。将清扫保洁进一步划分为 315 个人工作业网格，量化每条市政道路、扫洒水趟次及作业长度，确定每天人工及机械作业工作量。确定作业需求，实现对人、车的全方位监管。通过环卫管理的智能化建设，对人员上下班时间、作业里程、作业速度，以及车辆行驶线路、行驶速度，机扫车前后左右扫把和洒水车高低压喷头是否开启等作业过程进行实时全方位的监管，对人员迟到、中途离岗、静止超时、作业里程不足以及机扫洒水作业超速、空驶、趟次数不足等异常情况进行实时预警，实现作业过程智能监管和异常情况实时调度。及时处置环卫问题，网格员、信息采集员（简称采集员）、综合整治员和市民上报环卫问题后，环卫问题会直接派遣到工作网格片区班组长和一线环卫工人，并同步告知街道、社区主管部门，提高问题处置效率，对问题处理不及时、超时、不彻底的情况进行实时提醒，实现环卫问题第一时间派遣、第一时间处置。此外，罗湖区在垃圾桶上安装唯一身份标签，在桶装车上安装标签读写设备，桶装车在运输途中经小区收集点，对车辆上垃圾桶进行扫描，并将数据通过网络上传到精细化管理系统。结合各小区的空间地理范围匹配出车辆停车点位所属的物业、小区，最终得到垃圾桶的装车位置，溯源到小区产生的垃圾量，以此实现垃圾溯源管理。

3）全区数据汇集，科学治理

基于大数据技术，罗湖区每日可采集各类环卫数据 4150240 条，其中主要数据如下：压缩箱称重器日采集 2592000 条、压缩箱 GPS 定位日采集 33600 条、智能工牌日采集 870240 条、车辆设备日采集 352000 条，作业视频 6.09GB。所有的采集数据都将汇集到大数据中心，通过数据的沉淀和积累，罗湖区可以及时发现环卫黑点，并针对环卫黑点加以监管，同时可以根据数据分析垃圾日产生量和流向，量化小区垃圾产生情况，实现垃圾溯源监管等，为环卫设施规划建设、环卫管理制度标准制定、环卫治理水平提升提供了更精细、更全面、更科学的数据支撑。另外，罗湖区以信息化管理技术为基础，落实环卫主体责任机制，制定《罗湖区 2019 年市容环境综合考核实施方案》。该方案按季度分四个项目对全区的 10 个街道办事处进行市容环境综合考核，考核内容包括环卫考核、环卫指数测评、市容秩序考核、企业不良行为以及合同履约监管情况考核等日常管理工作所涉及的内容。

自采取"智慧环卫"管理模式以来，罗湖区的环卫指数排名取得明显提升，2019 年 7 月在各区排名中跃至第二名，是全市唯一 11 类考察场所现场考察得分率均超 80%的区域，辖区莲塘街道、东湖街道在 2019 年 7 月均首次跻身全市街道前 5 名。2019 年统计数据显示，罗湖区日均处理垃圾 2200 吨；日均车次 200 次；出勤合格率达到 100%；每人日均在岗时长由 6.28 小时增加到 7.68 小时，增加了 1.40 小时；作业里程由 6.1 千米增加到 10.7 千米，增加了 4.6 千米；日均机扫覆盖趟数由 2 趟增加到 6 趟，增加了 4 趟；日均洒水冲洗趟数由 0.34 趟增加到 1.33 趟，增加了 0.99 趟；机扫洒水作业覆盖率均达到 100%。从这些数据不难看出，相比传统模式，罗湖区采取的"智慧环卫"管理模式取得了显著的成效，并且未来还有进一步提升空间。

1.3　城市环卫管理问题分析

　　深圳市环卫业务的执行方是社会化环卫公司。对环卫业务的管理是在政府领导下，由各级行政主管部门负责，依靠专职管理队伍，借助广大市民监督，依法对道路、公共场所、垃圾、各单位和家庭等方面的卫生状况进行管理。因此，深圳市环卫管理组织架构包含三个方面，即政务部门、环卫企业、社会参与。为了借助智慧城市建设、物联网技术的推广来建立深圳市环卫管理组织体系，本节从政务部门、环卫企业、社会参与三个方面对当前深圳市环卫管理存在的问题进行分析。

1.3.1　政务部门存在的问题

　　在我国，环卫是一项由政府为市民提供的城市公共服务，涉及环卫管理规划的制定和实施、资金管理、环卫作业单位的管理、卫生设施管理、卫生监督管理等多个方面，需要政府各相关部门协调联动、相互配合、相互支持，共同为城市环卫管理保驾护航。深圳市环卫管理实行市、区、街道三级管理体制。市级管理机构主要对全市整体环卫进行宏观管理，对各区的环卫管理工作进行指导、监督、考核等。各区城市管理和综合执法局、街道办事处具体负责各自辖区内的环卫管理工作。当前深圳市环卫采用物联网相关技术实行精细化管理，使得深圳市环卫管理水平、管理能力和管理成效得到了极大的提升，但是与高水平、高质量的环卫管理还有一定差距，仍旧存在各种问题，包括环卫管理机制不够完善、监管制度不够完善、部门间协调联动不积极及监管制度执行力度不足。

1）环卫管理机制不够完善

对于环卫管理工作，一套合理有效的管理机制能够对其产生良好的指导与控制效果，也为即将到来的数字化管理或"智慧环卫"管理系统引入提供更完整、清晰的逻辑和业务流程。环卫管理机制包括职责划分机制、垃圾处理机制、激励机制、应急预警机制。

环卫管理首先要划分责任区域，明确责任单位和责任人，做到分工明确、权责统一。横向来看，深圳市城管、住建、商务、房产、街道等各系统的环卫齐抓共管机制没有建立，各部门对作业效果要求不一，作业模式及作业时间也不同，往往各自为战；纵向来看，深圳市市、区、街道和社区的层级管理体制未得到有效落实，往往是市、区两级管理多，街道和社区的作用未充分发挥，使保洁效果不尽如人意。同时，环卫管理和城管执法沟通协调不够，环卫管理部门期望加强环卫执法来保障环卫工作，执法部门则期望环卫管理部门加强保洁来减轻执法工作量，未形成双向联动管理。此外，生活垃圾、餐厨垃圾、建筑垃圾、医疗垃圾等固体废物分别由不同的政府部门监管。这种多头管理的机制协调难度大，不同管理部门各自为政，缺乏整体性、系统性的指令，制约了作业整体效果的提高。

环卫管理还应结合城市实际情况建立完善的垃圾处理机制。目前，国内垃圾处理主要有填埋、焚烧、堆肥法三种处理方式。

在传统的垃圾管理中，填埋是最主要的方式之一。旧的填埋处理的工作内容仅是单纯地进行填埋工作，没有考虑填埋之后的再处理，使填埋之后产生的气体与液体对填埋区域造成不可磨灭的影响。在当前的填埋处理中引入卫生填埋法。此方式简单、易操作、成本较低、对环境的影响不大，成为主要的垃圾处理方式。

焚烧法主要是将垃圾进行焚烧处理，其优势在于占地面积少、处理时间较短等，并且焚烧之后可以利用产生的热能进行发电工作，充分发挥垃圾的作用。但是由于设备水平不足及投资金额较高，当前焚烧法无法得到广泛应用。

堆肥法是以微生物作为主要的处理手段，建立适合微生物生存的环境，促进微生物的繁殖，最终达到分解垃圾的目的。此方式适合处理易腐烂并且具有较高有机物含量的物质，可以有效地将垃圾中的有机部分转变成肥料，降低对当前环境的危害，是一种资源利用率较高的垃圾处理方式。但堆肥法周期长、占地面积大；可用作堆肥的有机物仅占垃圾的 60%左右，40%的其他物质仍然需要填埋；垃圾分拣难度大，而且技术工艺复杂，技术先进性有待提高；堆肥产品的销路难以解决。

深圳市当前主要采取焚烧和填埋的垃圾处理方式。随着城市规模的不断扩张，生活垃圾的产量快速增加，加上一些设施的运行时间较长，造成了环境安全风险提高和环境污染控制较难等问题。因此，深圳市需要结合自身的问题进一步完善垃圾处理机制，规避城市的安全风险。

在深圳市环卫管理过程中，很多环卫企业表现出服务动力不足、不惧处罚的现象，这就需要政府进一步探究其中的原因，完善激励机制，打破原有的行业规则和恶性循环。

城市环卫服务的供给涉及多个交叉学科、注重成果运用，政府不仅需要加大科研经费方面的投入，引进和培养更多跨学科应用型人才，还需要在制度层面上建立更多鼓励创新的机制，营造更加浓厚的创新氛围，激励更多优秀的管理者、企业和人才投身到环卫事业中。同时，要建立企业进入和退出环卫市场的机制，加大对环卫事业有突出贡献企业的引进力度和奖励，及时处理考核不合格或者存在严重违约情况的企业，及时清退经营困难、连续亏损的企业。

应急预警机制反映一个城市应对环卫应急事件的能力。政府环卫主管部门或环卫监管单位要掌控环卫企业的经营管理动态，通过定期排查、突击检查等多种方式进行管理，从而确保实现早发现、早预警、早解决。在区域内要保留应急环卫工作队伍，确保能够在任何时候应对各种应急环境，包括重大急救、大雪清理等。

2）监管制度不够完善

目前深圳市的环卫作业走市场化方式，政府采取公开招标的方式，由符合相应资质的企业承担城市环卫作业任务。市场化方式有助于政府节约成本、提高城市环卫管理的效率，但是市场化方式没有建立完善的市场准入规范和市场监管制度，再加上可能存在的一些附属关系，造成了政府对于环卫企业的监管形式大于实质。政府的政策目标也不明确，在制定公共服务市场化政策时，未能根据公共服务属性来设定严格的执行和绩效标准，导致政策目标传达的模糊和难以操作，从而给政策执行者和承包商提供了投机取巧的机会。政府的合同管理能力决定了对承包商的控制能力及相应的管理工具的有效性，政府在公共服务市场化中不能过于依赖承包商而降低政府合同管理能力。总之，在市场化环卫管理方面，环卫企业的准入机制、监管机制、合同考核机制都有待建立和完善。

另外，作业标准欠缺也是环卫监管中存在的重要问题。环卫管理标准是环卫管理的指挥棒，也是环卫监管的尺子，还能够为环卫管理确定目标。相关部门要根据实际情况制定相应的环卫作业标准，科学地细化、量化环卫各项工作，促进环卫作业标准化，规范道路人工清扫保洁、道路机械化作业、道路垃圾箱管护、公厕管理、生活垃圾收运及无害化处理等环卫作业流程和考核、监管流程，确保整个工作要按照所设立的标准有序开展，监督的依据主要为作业标准。通过这种方式，对工作人员进行有效约束，促使其高效投入环卫管理工作。目前深圳市还未形成统一的作业标准，尽管建立了精细化管理系统来辅助各区的具体清扫保洁工作，实现了作业的自动考核，但是由于精细化管理系统的数据复杂庞大，缺乏数据的整合分析能力，特别是不同单位的数据统计标准不一致，造成管理任务十分繁重、数据更新不及时、数据统计不全面，因而管理部门无法快速高效地了解全市及各区的具体作业情况。

3）部门间协调联动不积极

环卫工作通常涉及城管、园林、建设、工商等多个政府部门，以及属地街道办事处、社区，各部门之间的合作、配合与支持是做好环卫工作的关键，但城市环卫管理经常出现各部门出工不出力、推诿扯皮现象，难以形成高效统一的环卫管理机制，难以达到理想的环卫监管效果。比如，城市管理中的各区域环卫管理部门的环卫整治活动成效往往需要宣传部门积极支持与配合，只有宣传部门加大环卫的宣传力度，环卫管理部门的管理成效才更加显著，才能增强市民的环卫意识。城市管理中各辖区各自负责，这势必会造成在区域交叉地带（俗称"插花地"）出现无人管辖的局面。在城市建筑工地上的渣土车在工地内部属于建设部门监管，在道路运输过程中出现的撒漏等问题又属于城管部门监管，同时若该道路属某个辖区，又归属该辖区街道办事处管理，若其在倾倒处理过程中产生了环境污染，又涉及环保部门，这就需要多个部门联合监督执法，如果协调配合不及时就可能造成垃圾污染问题。

4）监管制度执行力度不足

城市环卫管理成效不仅取决于相关的制度和政策，还取决于对制度的执行力度。目前，深圳市人口不断增长，城市环卫工作量逐渐增加，工作地点逐渐增多，尽管使用信息化手段，但是无法实现全面、实时、高效的监督，仍旧容易出现旷工、偷懒及垃圾"跑冒滴漏"现象。

深圳市的环卫监管制度执行力度不足主要体现在三个方面：第一，监管工作不到位。目前，深圳市使用信息化手段实现了垃圾收运过程监管责任到车，并建立了生活垃圾转运站系统，实现转运垃圾车辆的跟踪定位及车辆进出和垃圾箱身份识别及视频监控等功能。但是在垃圾处理过程中的每一个环节都有一套特定的准则，在落实监管工作中仍然存在较大的漏洞，如没有对垃圾运输的全过程进行监管、缺乏对违规取证的有效手段、无法及时获取任务的完成情况。第二，监督工作不细致，对城市环境造成影响，为周围居民造成不便。例如，部分垃圾气味较重，在运输途中并没有采取一定的处理措施。第三，监管的信息化支撑不足。比如，垃圾废物处理中心的管理信息化平台建于2007年，由于缺乏长期的售后支撑和系统改造，设施运行太过简单，无法满足当前对环卫处理的新要求；该平台没有实现统一监管，无法全面地掌握全市垃圾处置动态，更加无法实现全市数据共享；该平台并不具备数据分析和可视化能力，对管理效率的提升造成了极大阻碍。

1.3.2　环卫企业存在的问题

目前深圳市不断推进市场化环卫作业服务，由专门的环卫企业负责具体辖区的垃圾处理工作。全市在清扫保洁业务方面拥有 80 余家市场化环卫企业、5 万余名作业人员、3000 余台车辆，为 235 个标段提供作业服务。在环卫作业市场化改革的进程中，环卫管理部门实现了从"既当运动员又当裁判"的模式向着单纯的监督管理模式转变。这样不但可以避免出现内部监督管理不力、滋生腐败等问题，也可以更好地实现市场化竞争，让更多优秀的企业能够进入环卫作业领域，大大提高环卫服务的供给效率，一定程度上丰富了环卫服务产品供给、降低了政府主导环卫服务成本，但市场化企业或组织在提供环卫服务的过程中仍存在一些问题，如资源分配不足、低价中标的现象屡见不鲜、低价低质的恶性循环等。下面将从三个方面进行分析。

1）环卫资源分配与实际需求不匹配

环卫作业管理的一个重要方面就是科学合理地划分环卫作业片区、规划环卫站点、分配设施设备和人力。但是在实际环卫作业中，这方面还存在许多问题，具体体现在：一是城市规划不合理。前期建设过程中，由于缺乏对环卫基础设施的考虑，建成后没有多余空间用于垃圾收集、运输和存储，没有公厕，缺少过滤除尘设施、污水处理设施、空气净化设施、固废处理设施、噪声防治设施和一些专用设备，而环卫设施的建设又存在"邻避效应"，导致新建设施选址非常困难，面临的社会阻力极大。二是已建成的相关设施与现代城市对环卫设施的要求相差甚远，并且在某种程度上存在区域分布不合理等现象，如垃圾转运站、处理厂分布不均，徒增运输和收集成本，且可能造成垃圾违法和随意倾倒，直接降低了城市文明建设水平。三是城市建设发展速度很快，人口分布一直处于快速的动态变化状态，保洁员配置、清运人员配置、各种设施/车辆数量、转运站/垃圾处理厂处理能力评估等都应随着区域人口、垃圾产生量的变化而动态调整，但实际上垃圾收集、转运、处理以及相关设施设备都长期保持不变。

2）环卫服务供给竞争不足

长久以来环卫行业对政府过度依赖，当前深圳市环卫行业尚未形成完善的市场准入机制和经营规范，在市场化改革过程中，众多非专业企业进入环卫领域，特别是一些"小散乱"企业，其装备投入不足，无法保证环卫作业质量。另外，环卫市场呈现碎片化，各市场主体各管一段、各管一区，形成"多龙治水"的局面，没有运营主体对环卫的整体质量负责，导致高质量的环卫服务有效供给不足。从环卫服务供给结构来看，现有的环卫企业服务供给远不能满足环卫服务需求，主要表现在：一是环卫服务从业人员素质能力不高，受专业培训较少，环卫作业质量无法提升；二是由于区域条块分割，环卫设施分散、设备协同联动能力差，环卫资源得不到充分有效的统筹利用；三是环卫服务整体装备技术能力不强，道路机械化率有待进一步提高，满足不了背街小巷高质量环卫保洁需求；四是环卫服务创新不足，生活垃圾分类效果不佳，分类模式有待进一步实践探索。此外，政府垃圾付费制度的不合理造成环卫服务领域的市场失灵，环卫企业依赖"垃圾量"生存，不仅没有进行垃圾分类及资源化减量的积极性和内生动力，甚至为了追求利益最大化，阻碍垃圾分类及减量化工作的开展。

3）环卫工人考核机制设置不合理

目前大多数环卫企业对环卫工人的考核标准和机制都缺乏一定程度的合理性。一方面，一些企业过于放松对环卫工人的管理。比如，有的环卫企业能够从政府得到大量的资金支持，企业本身并不重视政府的惩罚机制，对环卫工人的管理比较松懈，由于监管不严，环卫工人可能不会及时处理垃圾；环卫工人在工作时间不尽心尽力，看似在清扫、实则在磨洋工的现象也时有发生。另一方面，一些企业设置的惩罚机制过于严苛。比如，在清扫城市道路时，每个环卫工人都会负责一定的区域，而道路的清扫要花费一定的时间，环卫检查人员对在一定时间内没有清扫完毕或者没有及时处理新增垃圾的环卫工人开出罚单，克扣环卫工人的工资，部分单位甚至专门制定一年或一个月的罚款额。城市环卫管理中环卫工人的人员结构偏向老龄化，企业为了获取最大的利益，给环卫工人较低的工资、较差的社会福利，再加上频频罚款，环卫工人的工资无法得到保障。因此，相关单位在制定环卫工人的考核制度和奖惩制度时，应考虑环卫工人的实际情况，保证制定的奖惩制度合理、有效，对环卫工人起到真正的激励效果，才能促使城市环卫管理水平的有效提升。

1.3.3　社会参与存在的问题

良好的卫生环境是人们健康生存的基础，也是大家健康幸福生活的基本保证，因此在城市环卫管理工作中每个人都应该是参与者、行动者。如果市民都保持一种事不关己的态度，一味依靠政府环卫管理部门的力量，那么城市市容环卫管理工作很难正常开展，许多问题也得不到有效解决。政府通过电视、报纸、互联网等媒介积极宣传，加强市民对环卫管理和监督的认识，提高市民的参与度。比如，深圳市城市管理和综合执法局在 2019 年 9 月 5 日印发了《深圳市城市管理事项举报奖励办法》，该办法规定任何单位和个人可以通过"美丽深圳"微信公众号对影响城市市容的事项进行举报，经核实后可获得 2~15 元的红包奖励。尽管如此，由于固有思想的束缚，市民的环卫监督力度仍旧不足。

1）市民主动环卫意识不够

市民的环卫意识直接关系到城市整体的文明形象和市民的生活质量。尽管深圳市民的主动环卫意识在我国各大中城市处于较高的水平，但是与党的十九大提出的构建共建、共治、共享的现代化社会治理体系还有较大距离。造成这种问题的原因主要有：一是市民缺乏充足的城市环卫管理知识。部分市民缺乏城市环卫管理知识，导致其对城市管理认识度不够，不能有效配合管理工作，使管理成效无法得到体现，影响了整体公众参与水平。比如，一些市民缺乏对垃圾分类的认知，在实际进行垃圾分类时会遇到困难，这种情况也会削弱市民的主动环卫意识。二是市民配合程度较差。虽然大多数市民希望能够生活在干净卫生的城市环境中，但是仍有部分市民认识不到自身与整个城市环卫工作的联系，受自身认知的限制，在实际行为上表现出明显的随意性，如乱扔垃圾，即使区域设定有明确的垃圾投放地点，部分市民仍然无法做到定点投放；部分商贩随意张贴小广告，给环卫工人的清理工作带来很大的困难；部分工程建设人员存在建筑垃圾不合理堆放的情况，给城市环卫管理工作带来很大的困难。

2）市民参与环卫监督不够

市民除提高自身环保意识、发挥自我监督管理作用外，还应积极参与社会环卫监督管理过程，善于运用市长热线、城市留言板等投诉监督渠道，积极向相关部门反映城市中的不文明现象和环卫问题，充分发挥市民的监督作用。由于政府和环卫企业管理能力有限，无法管理监督城市中每个角落，市民主动发挥监督作用是对政府环卫事业的重要补充。虽然全国各城市已开通了多个渠道供市民反映各类问题，但当前市民反映的大都是与自己有切身利益关系的事项，公共环卫类问题占比有待进一步提高。究其原因，主要体现在三个方面：一是市民主动监督意识不够。很多市民认为环卫管理是政府的事情，即使遇到自己不满意的环卫现象，也会认为与自己无关，怕惹麻烦或者认为总会有他人来处理。二是政府宣传引导不够。政府相关部门应该进行必要的宣传和教育，通过网络、电视和报纸等媒介引导市民积极参与，阐明城市环卫建设与市民自身的内在联系，使市民能够在深刻认识的基础上主动投入城市环卫工作。三是政府管理信息公开制度不完善。公众对政府部门的信任感来自相关部门信息公开机制的应用。在城市环卫管理中，政府不重视其信息公开工作，并且抱有随意的工作态度，对管理工作全权包揽，并完全掌握信息是否公开的话语权。这种政府管制措施会降低公众对政府的信任度，并打击公众对城市环卫管理的热情。

参 考 文 献

[1] 华爱平. 城市公共管理中的市场化研究[D]. 上海：华东政法大学，2014.

[2] 刘拥军. 政府购买环卫服务问题研究[D]. 宁波：宁波大学，2018.

[3] 廖侃. 长沙 F 区环卫业务外包服务商的选择研究[D]. 衡阳：南华大学，2016.

[4] 权春燕. 试论 PPP 模式如何推进环卫行业发展[J]. 金融经济，2017（5）：171-173.

[5] 周军. 基于 PPP 模式下的 Y 市环卫运营项目成本管理研究[D]. 扬州：扬州大学，2019.

[6] 李思佳. 我国城市环境卫生服务合同外包的现状、问题及对策[D]. 武汉：湖北大学，2014.

[7] 孙正伟，庞新跃. 我国环卫一体化与市场化探究[J]. 城市管理与科技，2017，19（5）：53-55.

[8] 李忠伟. 西安市容管理市场化改革研究[D]. 西安：长安大学，2014.

[9] 张帆. 济南市环境卫生管理改革研究[D]. 济南：山东财经大学，2015.

[10] 葛涵涛，王立群，曹玥，等. 智慧环卫发展现状与问题分析[J]. 信息通信技术与政策，2019（10）：73-76.

[11] 田琦，肖志雄，黄麟雅，等. "互联网+"背景下智慧环卫管控体系发展现状与优化[J]. 企业科技与发展，2019（5）：35-38，40.

[12] 陈日晖. 北京市智慧环卫平台建设思路探讨[J]. 环境卫生工程，2018，26（3）：91-93.

[13] 王丽. 连云港市连云区智慧环卫监管模式探索与实践[J]. 环境卫生工程，2017，25（1）：94-96.

[14] 李智. 探讨数字化管理在环境卫生管理中的运用[J]. 节能，2018，37（8）：80-82.

[15] 罗枫. 快速城市化背景下市容环境管理机制研究：以深圳市坪山区为例[D]. 武汉：华中师范大学，2019.

[16] 王占益. 城市精细化管理模式的有益探索：以山东省烟台市为例[J]. 上海城市管理，2015（3）：83-85.

[17] 甘森坤. 城市市容环卫管理立法完善研究[D]. 扬州：扬州大学，2014.

[18] 肖喻方. 事业单位转企背景下 H 环卫公司资金管理优化研究[D]. 南宁：广西大学，2018.

[19] 陈琼. 谈环卫管理处档案管理信息化建设[J]. 科技创新导报，2010（1）：202.

[20] 陈晶晶. 地方政府公共服务外包的问题及对策探析：以环卫服务外包为例[D]. 南京：南京工业大学，2016.

[21] 卢琰玑. 关于环卫作业市场化改革的深入思考[J]. 中国市场，2019（19）：108-109.

[22] 贺志超. 物联网技术在环卫运营管理中的应用[J]. 绿色环保建材，2019（9）：32-33.

[23] 赵晓兴. 谈我国智能环卫发展现状与未来趋势[J]. 品牌，2018（2）：182，184.

[24] 深圳市图元科技有限公司. "物联"+"互联"打造罗湖区智慧环卫新模式[J]. 中国建设信息化，2019，19：48-51.

第 2 章　物联网环境下城市环卫管理特征

2.1　物联网环境特征

近年来国家高度重视物联网技术发展，国务院和各部委持续推进物联网相关工作，从顶层设计、组织机制、智库支撑等多个方面持续完善政策环境。经过几年的摸索与培育，物联网技术已经开始在国内覆盖普及。那么，如何借助物联网技术和系统来根本地解决当今城市环卫管理中存在的问题呢？本节主要介绍物联网系统平台的层次架构、技术特征、环卫业务与管理直接有关的关键技术，并分析物联网环境下城市环卫管理的特点。

2.1.1　物联网系统平台的层次架构

物联网系统平台是通过一系列信息传感设备，按照一定的通信协议，将人员、进程（管理人、数据和事物一起工作的方式）、数据（丰富的信息）与事物（无生命的对象和设备）结合在一起，进行信息交换和通信，以实现智能化识别、定位、跟踪、监控和管理的一种网络系统平台。因此，物联网系统平台的核心是万物互联，物联网系统平台的四个支柱是人员、进程、数据与事物。物联网系统平台主要分为三个层次，如图 2.1 所示。

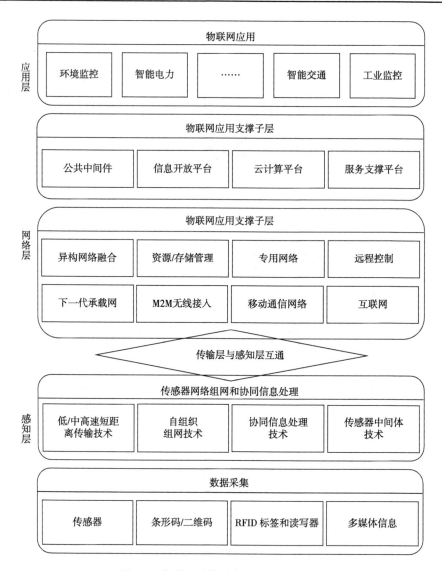

图 2.1　物联网系统平台的基本层次架构

下面介绍物联网系统平台各层的基本功能，以及物联网系统平台是如何通过各层级的联系与配合来实现实时情景计算和动态按需服务等功能的。

1）感知层

感知层包含大量物联网设备，主要包括低/中高速短距离传输技术、自组织组网技术、协同信息处理技术、传感器中间体技术、传感器、条形码/二维码、RFID标签和读写器、多媒体信息等智能设备。这些物联网设备是对感知信息进行汇集、处理、存储、调用、传输的工具和媒介，是物联网对物体属性信息进行直接感触的载体，也是对"物"按照平台指令进行智能化操作处理的主要部分。感知层是为终端用户提供服务的，这些物联网设备通过安装一些跨平台软件（如 MeTAOS）来提供跨平台的动态服务，使用户能够在不同的平台进行操作。物联网系统平台可被视为连接全球的网络系统平台，所有人可在该网络中远程连接和控制事物。随着越来越多的设备配备 RFID 标签或传感器，连接和跨平台操作变得更容易。在感知层中，带有 RFID 标签或传感器的无线智能系统可以自动检测和交换不同设备之间的信息，显著提高了物联网系统平台感知和识别事物或环境的能力。作为物联网的底层结构，这些技术可以实现物联网泛在化的末端智能感知，以及实时化的精准智能操作。因此，感知层是物联网系统平台和物理世界进行交互的界面，感知层技术在政府部门管理中的应用可以直接促使与"物"相关的操作流程、运作方式的创新改革，会自下而上地对环卫管理供应链组织结构产生影响。

2）网络层

网络层是指无线通信网络，包括异构网络融合、资源/存储管理、专用网络、远程控制、下一代承载网、机器对机器（machine to machine，M2M）无线接入、移动通信网络和互联网等，用来连接边缘服务器的互联网的核心。物联网设备的数量与日俱增，产生大量数据，而网络层将所有设备连接在一起，并允许设备之间共享信息，还能够聚合来自现有信息技术基础设施（如运输系统、电网系统、医疗系统）的信息。一方面，在物联网系统平台中，不同服务通常部署在异构网络中，所有相关事物都必须引入服务网络。此过程可能涉及根据用户或应用程序要求进行服务质量（quality of service，QoS）管理和控制；另一方面，动态的网络必须自动发现和映射网络中的设备，自动分配角色，以便部署、管理和安排设备的行为，并能够根据需要随时切换到任何其他角色，这些功能使设备能够协作执行任务。网络层是物联网中的信息传输介质，在物联网技术体系中具有重要的地位，但是在管理学实践中很少发现网络层技术对环卫管理供应链组织产生的作用和影响。

3）应用层

应用层包括对网络层传输的信息进行筛选、计算、分析、处理的支撑平台和显示终端以及相应的控制设备，如环境监控设施、智能电力设施、智能交通设施、工业监控设施、公共中间件、信息开放平台、云计算平台、服务支撑平台等。物联网系统平台是整合各信息系统、制造系统及相关资源的资源池，可以按一定的规范标准具备多源异构数据的接入、存储、处理、交换、共享等功能，从而实现政府环卫管理部门或环卫管理供应链的各环节信息的高效共享和资源的协同利用；物联网系统平台也是对各类资源进行跨领域、跨系统、跨边界优化配置的指挥中心，通过对碎片式的模块资源进行统一调度和智能管理，满足动态资源和动态需求间的无缝匹配，为公共部门和民众提供大规模定制化的应用服务。可以说，应用层是物联网系统平台顶层设计的核心部分，是系统内部信息汇集的中心节点，可以促使与信息相关的商业模式的改革演化，进而自上而下地影响环卫管理供应链的组织结构。设计良好的应用层将能够识别常见的应用程序，并提供应用程序接口（application program interface，API）和协议来支持所需的服务、应用程序和用户需求。应用层还处理所有面向服务的问题，包括信息交换和存储、数据管理、搜索引擎和通信。

2.1.2　物联网系统平台的技术特征

物联网系统平台可以将各种信息传感设备与互联网结合起来而形成一个巨大网络，实现在任何时间、任何地点的人、机、物的互联互通，物联网系统平台的关键技术结构如图 2.2 所示。

当前各项技术发展并不均衡，RFID 标签、条形码与二维码等技术已经非常成熟，传感器网络相关技术尚有很大发展空间[1]。由此可见物联网系统平台技术涉及多个领域，这些技术在不同的行业往往具有不同的应用需求和技术形态[2]。本节将介绍物联网系统平台的技术特征。

1）感知性

感知性是对数字化人工制品所处环境的变化进行感知并做出回应的情境感知能力。传感器感知到的信息可以是内部信息或外部信息，传感技术可以实时监控这些变量并反馈到系统。

前端摄像和感应设备与物联网系统平台的联通可以实现环卫工作的监控，平台通过其部署在城市街道的城市网格节点的摄像头等数字化设备，可以随时对不同街道、广场等进行拍摄，客观、真实地反映城市环卫情况。同时，使用感应芯片可以随时对垃圾收集设备、溶盐池等进行容量和浓度监控等[3]。

2）追溯性

追溯性是指能实时地对物联网中的物体进行识别和定位的能力。物联网系统平台具备各类智能功能，如检测、传感、跟踪、沟通，可以实时追踪物体的状态，如果出现异常状态能及时预警和采取紧急措施。

车辆调度管理是环卫管理工作的重要组成部分，其以车辆 GPS 为依托，通过每辆环卫机扫水洗车辆安装的定位设备，平台可以掌握这些车辆的位置信息、运行状态和历史轨迹。按照工作任务的需求，随时向这些车辆下达指令，达到提高扫路洗路效率、确保重点道路扫洗质量等目标[3]。

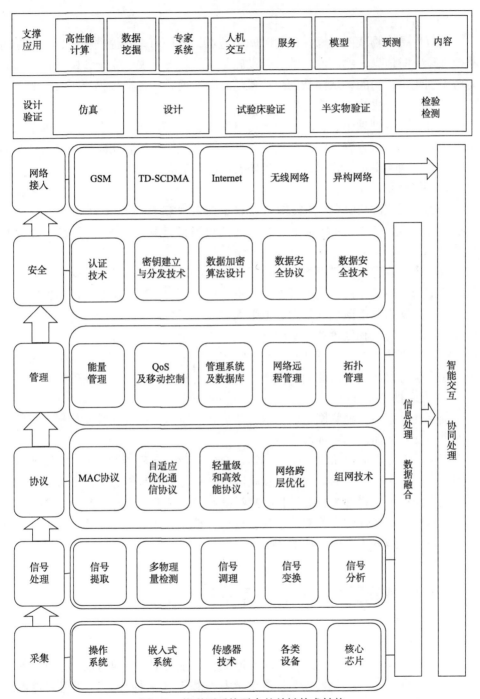

图 2.2　物联网系统平台的关键技术结构

GSM 指全球移动通信系统（global system for mobile communications）；TD-SCDMA 指时分同步码分多址（time division-synchronous code division multiple access）；MAC 协议指多路访问控制协议（multiple access control protocol）

3）实时性

实时性是指物联网能够在任何时间、地点，从任何设备提供服务，能够随时随地处理实时信息。物联网中的基础设施是开放、可扩展、安全和标准化的，它能对识别码进行访问，从而帮助决策者随时随地地访问各类传感器所收集的各类信息，及时响应决策者的各类操作。

在城市环卫管理中，物联网技术可以实时监控车辆作业状态，实现基本数据和分布状况的实时查看与汇总统计。一旦车辆在工作时段和路段没有启动作业功能，平台自动跳出预警弹框，提示工作人员监督整改[4]。

4）平台性

平台性是指物联网将各类传感器收集的各种信息进行整合，由中心控制系统对信息进行实时的处理和反馈，达到更有效地对生产和生活进行管理的目的。

政府环卫管理部门借助物联网可以将管理部门、环卫企业、社会力量等各方组织集成为一体化系统，进行环卫业务的实时管理[5]。物联网通过传感器收集数据，这些数据来源于清扫一线的环卫工人、环卫巡视者、环卫企业管理人员等，可以将清扫、清运和处置各环节业务集成到同一个平台上，建设具有垃圾分类与再生资源回收功能的交投点和相互衔接的物流体系，推动垃圾收运系统与再生资源回收系统有效衔接。由此为政府环卫管理部门提供一种新的管理工具。

5）交互性

交互性是指各类物联网组件与组件产生新的能力，以及在某些场景下组件能与人进行交互从而达到某种目的。

环卫工人可以通过手表、手环等实现户外作业上下班考勤打卡，系统监测其迟到、早退、旷工等行为。此外，物联网系统平台中的智能穿戴设备可以监测环卫工人生命指数，管理中心通过智能穿戴设备与其联络，支持一键 SOS 报警等。

在这些技术特性中，追溯技术和管理平台是影响环卫业务与管理模型的基本技术，下面详细分析这两类技术特征。

2.1.3　物联网系统平台追溯技术

1）追溯技术的概念

物联网追溯功能的主要载体是各种类型的追溯技术。物联网追溯技术具备自动感知和实时反馈两大动态感知能力。基于这两种能力，新兴的追溯技术囊括智能包装、RFID 和无线传感器网络（wireless sensor networks，WSN）等多项内容。

　　智能包装可以支持产品在生产、运输、储藏和销售等方面管理决策，还可以延长产品的寿命，确保产品的安全性，提高产品质量和信息水平。智能包装由可以评估产品质量情况的传感器和向顾客传递产品质量信息的指标（如时间、温度、气体泄漏指标）组成。这类追溯技术的优点在于具有自动感知能力，便宜、质量小、可靠性高，易于集成，但是缺点是无法记录产品的来源信息。

　　RFID 技术和 WSN 技术被认为是物联网追溯技术的核心。RFID 技术本质上是一种物流信息追溯系统，是依托无线通信技术发展起来的一项新兴技术。这种技术最初是为识别近距离产品而开发的，具有 2 毫米~2 米的读取范围。RFID 由标签（应答器）和读写器（收发器或询问器）两个主要组件组成，其中标签可以附加到产品、物品、托盘、箱子上以存储数据，标签与连接到计算机系统的读写器交互，读写器使用无线电波从标签读取数据，然后将数据转换成数字形式，再将数据添加到计算机系统中。这样 RFID 标签就可以和 RFID 读写器进行信息通信和交互协调。

　　RFID 标签根据能量来源及利用情况可以分为有源 RFID 标签、无源 RFID 标签和半有源 RFID 标签三种类型。无源 RFID 标签和半有源 RFID 标签通过从读取器发送的无线电波中获取能量，而半有源 RFID 标签和有源 RFID 标签都通过电池获取能量。半有源 RFID 标签电池只用于芯片的电路运行，由读取器发出的信号激活，否则处于休眠状态，而有源 RFID 标签电池为微芯片供电并用于传输数据。因此，半有源 RFID 标签和有源 RFID 标签支持传感器，通常用于生鲜食品的追溯。

　　相比于智能包装，RFID 具有自动记录被标记物供应来源情况的功能，可以提供被标记物的来源信息，同时具备操作独立、实时数据捕获、易于监控、抗腐蚀等非核心优点。然而 RFID 最大的缺陷是不具备自动感知能力，只具备自动识别能力，无法实时感知产品的状态并进行及时反馈和监视。同时，由于没有实时沟通的网络通信，RFID 也不具备协同交互能力。此外，价格高昂且难以回收也是其难以大规模使用的原因之一。

　　基于 RFID 无法感知的缺陷，业界提出了解决实时感应、实时交互沟通、传输数据的新型技术方案——WSN 技术。WSN 技术的本质是一种由多个传感器节点组成的网络。网络中的各种传感器可用于检测和监察食品的质量安全，如温度、湿度和振动等，并可以不断地与基站（中心节点）进行实时通信交互，而基站再将从传感器处收集的数据传送到中央站，这样就形成了一个收集并传输产品客观物理环境状态的传感数据网络。WSN 技术已广泛应用于食品冷链物流、农业、环境监控、重工业等领域。其中，WSN 技术能够以合理的成本和良好的性能实时提供食品供应来源和易腐食品的信息，因此在冷链领域具有广阔的应用前景。

　　传感器具有有限的处理能力和内存，但它们的优势之一是能够通过多跳网络

（一种动态的可以不断扩展的网络架构，通过让网络中的每个节点都能收发信号，实现无线设备之间的传输）和不同类型的网络拓扑相互交换数据。这确保了传感器之间的通信，以防传感器无法与基站联系，从而确保了工作过程中的低误码率。这是 WSN 和 RFID 的主要区别，即 WSN 具备 RFID 设备没有的交互协作和实时通信能力。当然，WSN 也有着固有的短板，即不具备自动识别产品状态的功能。

2）基于追溯技术的追溯网络

随着工作难度和复杂性不断提升，政务管理部门面临的不确定性越来越高。在公共服务领域经常发生服务供应阻断等风险，这就增大了整个环卫服务供应网络的不确定性，由此带来的责任成本和损失成本都会剧烈增加。

目前应对环卫服务供应方面不确定性的主要手段就是对整个环卫管理供应链的组织建立追溯系统。追溯性和追溯系统的定义可以很宽泛，也可以很严格。但在所有情况下，它们都指的是确保沿着政务管理供应链"移动"的事物能够被追溯历史、追踪痕迹的能力。而在物联网环境下，追溯性尤其是指利用 RFID 技术、WSN 技术等物联网核心技术实现对服务来源、历史、质量状态等信息的跟踪记录。

物联网追溯技术将服务供应者作为追溯对象，以识别、预防供应网络中意外事件，并且提供责任划分依据。这种由供应网络和相应的追溯技术、管理制度、操作流程等形成的具有追溯能力的服务供应者监测支持网络称为政务管理供应链的组织追溯网络。

例如，为提高垃圾清运质量、加强对垃圾清运人员的管理考核，环卫管理人员将物联网技术运用于垃圾桶清运管理中，建立垃圾桶 RFID 标签识别系统，对所辖区域内的所有街道、小区、村庄、企事业单位垃圾桶进行分片编号，将电子芯片置入每个垃圾桶。建立"户口"档案，为所有垃圾清运车安装扫描仪，统一录入计算机，垃圾清运车上的红外感应器和车载无线扫描仪同步实现对装有电子芯片的垃圾桶的感应扫描，每天所辖区域内垃圾的清运情况在信息化调度指挥中心的超大发光二极管（light-emitting diode，LED）屏上一览无余。借助信息化管理平台对所辖区域内所有垃圾桶清运情况进行 24 小时智能化识别、定位、跟踪、监控、管理和调度。这种追溯机制为环卫管理人员提供垃圾清扫、运输和处理的关键节点信息查询与及时追踪功能，进而达到环卫管理部门与相关企业利用追溯系统对环卫管理工作全过程进行实时监管和信息查询的目的。由此，环卫管理部门形成"一条龙"智能化管理链条，大大提高了垃圾清运质量和服务水平。

3）基于追溯技术的追溯网络结构及特征分析

为分析追溯技术在政务管理供应链中的应用，特别是在环卫管理供应链中的应用，我们利用可视化思维导图来更深层次地理解物联网追溯网络的结构分类及特征。

从组成形式上看，物联网追溯技术种类各异，但是根据其组成内容和功能可以知道其关键的特征点是感知能力和实时能力。因此可以按照感知能力和实时能力对物联网追溯网络进行结构划分。

首先可以将物联网追溯技术分为静态追溯技术和动态追溯技术两大类。这是根据技术收集数据的特点和实时能力进行划分的。实时动态在这里定义为实时提供不断更新的数据信息，因此可以确定，纸张记录、字母数字组合码、条形码和智能包装均属于静态追溯技术；而 RFID 技术和 WSN 技术是动态追溯技术。

并非所有的静态追溯技术都具有感知能力，因此在现有技术中加入了无感知能力和感知能力两大类。同样，并非所有的动态追溯技术都能提供持续的实时通信，因此定义了网关类追溯技术。当文件和信息在政务管理供应链中移动时，追溯系统动态标记并记录数据，且在通过一个网关时将其上传，该网关可以是供应过程中的产品切换点或其他关键控制点。因此，网关类追溯技术并不是通过通信不断地提供实时数据的，而是在整个供应过程中实时收集数据，但只在预定的某些供应商节点上传数据。网关越多，收集的实时信息就越多。但是，真正的实时类技术同时提供实时通信和整个物联网的实时数据收集，并通过路由器将收集的数据发送到中央计算机系统。

根据技术的分类和环卫管理智能化的发展，我们可以将追溯网络进行结构划分，划分结果具体如图 2.3 所示。

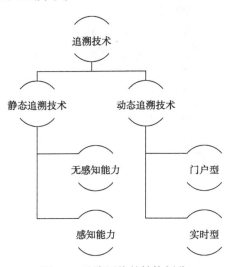

图 2.3　追溯网络的结构划分

此外，还需要重点说明的是，网关类追溯技术实际上是一种鉴于 RFID 技术和 WSN 技术的互补性而对两种技术集成的追溯技术，下面具体以这种集成技术为例进行说明。

RFID 技术和 WSN 技术的结合可以扩展应用范围，为现有的应用提供附加值。该集成框架的若干设想已经成功实现，并在相关文献中进行了报道。例如，基于 RFID 技术的无源无线可位移传感器的开发，柔性 RFID 标签上电容式湿度传感器的发展，以及不同类型的 WSN-RFID 集成架构（即 RFID 标签与传感器的集成、RFID 读写器与传感器的集成、混合集成）等。其中，第一种架构最简单，这种体系结构为 RFID 标签增加了传感功能，从而为它们提供了获取传感器数据并将数据传输到 RFID 读写器的能力；第二种架构可靠性比较低，RFID 读写器虽然增加了感知能力，但传感器的传感范围和功率资源有限，致使其成本很高但效用有限；第三种架构设想 RFID 标签和传感器共存于同一网络中，集成了传感器的 RFID 标签和读写器在可处理传感器数据的智能站下独立运行，其成本将更高，且各节点间的合作协议很复杂，比较难以实现。

2.1.4　物联网系统平台相关技术

1）平台基础技术及其应用

物联网系统平台的基础技术主要包括面向服务的体系结构（service-oriented architecture，SOA）技术、网络服务（web service）技术、企业应用集成（enterprise application integration，EAI）技术和中间件技术[6]。

SOA 技术是一个组件模型，它通过接口和协议将应用程序的不同功能单元（服务）联系起来。网络服务技术就是通过 Web 描述、发布、定位和调用的模块化应用技术，兼容所有操作系统，一旦网络服务被部署，其他应用程序或者网络服务就能够发现并调用这个服务。EAI 技术是将各种异构应用集成起来的一种方法，它通过建立底层结构来联系横贯整个企业的异构系统、应用、数据源等，将进程、软件、标准和硬件集成在企业系统中，也可以在更多企业系统之间实现无缝集成，使它们形成一个整体。中间件技术是软件构件化的一种表现形式，它建立在操作系统上，为各类应用提供服务，它屏蔽软硬件平台的异构性，使得所构造的分布式系统具有可伸缩性，为最终用户提供一定程度的分布式透明性，为用户提供简洁、方便的工具平台，使企业的计算系统开发、部署与管理变得轻松和便捷。

从上述技术特点可知，物联网基于这些技术，可以建立大规模、跨边界、超链接、高集成性的一体化系统平台。而物联网系统平台的核心任务在于打通各类信息系统、制造系统、资源系统间的隔阂，构造跨行业、多部门的超级链接，实现多源异构信息流的融合沟通和协同利用。政府环卫管理部门借助物联网系统平台，可以实现深层的、广域的万物互联和智能计算，实现企业贯通全供应链、全联盟的大规模一体化管理。

物联网系统平台将有效提高政府部门信息资源整合能力，实现信息的高效传递与共享；优化相关业务流程，实现业务流程的智能化、可视化管理。对各信息系统及相关信息系统中的信息资源，按一定的规范标准完成多源异构数据的接入、存储、处理、交换、共享等功能，从而实现部门管理各环节信息的高效共享，为政府和民众提供应用服务。

连接扁平化组织各单元的是两条纽带：一条是由有形的物联网及物联网应用信息系统组成的硬纽带，它是确保物联网信息准确、高效流转的环境基础；另一条是由无形的达成共识的愿景、使命、具体目标构成的软纽带，这是政府公共管理部门运营物联网系统平台的保证。

相较于传统低效的职能化管理模式，物联网系统平台可以通过现有信息技术手段对政府进行扁平化战略改造，建立快捷、灵活、高效并富有弹性的扁平化组织，形成以团队为组织单位、以业务流程为导向的运营模式，并加强组织单元间的沟通协同，使组织对环境能做出快速反应和决策，以提高政府部门的办事效率。

以物联网技术带来的智慧城市平台为例，物联网为公共管理部门在智慧城市、管网监测、智慧交通等领域的管理提供了丰富的城市管理手段，增强了管理能力。在智慧城市管理方面，规模化部署的物联网设备大幅提升城市运行监测能力。例如，北京市实现了对水、电、燃气消耗等 12 个方面 316 项城市运营日常信息的监测和数据分析，提升城市管理精细化水平。在基础设施管理方面，物联网感知采集城市部件的运行状态，为城市规划和管理提供全面准确的信息支持。例如，太原市全面整合给水、排水、煤气、通信、路灯等地下管线资源，利用传感器监测管线的物理量、化学量，减少城市安全事故。在交通管理方面，公共管理部门可以通过物联网实现对运营车辆全程定位跟踪，有力支撑路况实时播报、拥堵预测预警和交通指挥调度。例如，北京市 65%的公交车、近 7 万辆出租车、多辆客运车及危险化学品运输车全部安装了卫星定位设备，实现了各类交通运营车辆的智能管理。智慧城市的总体框架如图 2.4 所示。

随着物联网技术的进步，物联网系统平台已经成为各国智慧城市发展的核心基础要素，在城市管理、环卫、能源、智能交通等领域获得广泛应用，"前端设备智能化+后端服务平台化+大数据分析"成为通用模式。当下智慧城市建设重视物联网系统平台在城市重要基础设施管理方面的应用，希望增强交通、能源等重点领域服务能力，促进城市绿色低碳发展。通过智慧城市物联网汇集海量感知数据，并依托城市综合管理运营平台和大数据分析，公共管理部门可以实现对城市运行状态的精确把握和智能管理。国际智慧城市建设的重点方向之一是构建多种应用互联互通、海量数据汇集共享的智慧城市综合性管理平台，打破传统物联网应用规模小、分散化的模式。例如，西班牙巴塞罗那智慧城市平台将环境和能源、交

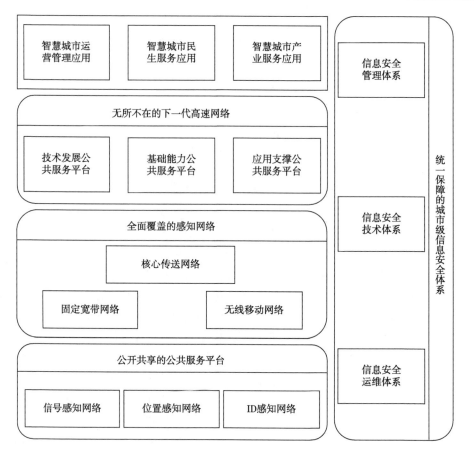

图 2.4　智慧城市的总体框架

ID 指身份标识

通、水资源、生活质量等领域的传感数据进行整合并分析处理；西班牙桑坦德"城市脉搏"项目致力于建立智慧城市平台，汇聚遍布全城的传感器和"人体传感器"数据，各类应用通过 API 调用平台的大数据处理能力，并通过移动应用程序提供城市管理和生活服务。

2）平台的架构技术

（1）基于 J2EE 架构的跨平台技术路线。

J2EE 架构是当前主流的架构之一，目前大多数政府环卫管理部门采用 J2EE 架构的结构设计与解决方案。J2EE 架构提供中间层集成框架，用来满足高可用性、可靠性及扩展性的应用需求。通过提供统一的开发平台，J2EE 架构降低了开发多层应用的费用和复杂性，同时对现有应用程序集成提供强有力的支持，有良好的向导支持打包和部署应用，添加目录支持，增强了安全机制并提高了性能。物联网环境下的环卫管理系统平台的初步设计推荐采用 J2EE 架构，它具备状态管理服务、持续性服务、支持异构环境与可伸缩性等特性。

J2EE 架构使用多层分布式应用模型，应用逻辑按功能划分为组件，各组件根据其所在层分布在不同的机器上。多层化应用能够为不同的服务提供独立的层。基于层次化组件模式的 J2EE 架构把业务逻辑和底层网络技术分离开来，具有可伸缩性、扩展性、易开发性和易维护性，已经成为分布式网络计算的事实标准，完全满足城市餐厨垃圾智能监管信息系统项目的招标要求。

（2）基于 SOA 的技术路线。

SOA 将应用程序的不同功能单元（服务）通过这些服务之间定义的接口和协议联系起来，如图 2.5 所示。接口是采用中立的方式进行定义的，它独立于实现服务的硬件平台、操作系统和编程语言。这使得各种系统中的服务可以一种统一和通用的方式进行交互。

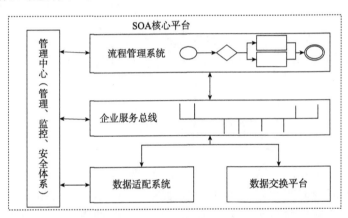

图 2.5　SOA 体系架构

这种具有中立接口定义（没有强制绑定到特定实现）的特征称为服务间的松耦合。松耦合系统的优点为灵活，当整个应用程序的每个服务的内部结构和实现逐渐地发生改变时，它能够继续存在。松耦合系统可以适应不断变化的环境，如经常改变的政策、业务级别、业务重点、合作伙伴关系、行业地位及其他与业务有关的因素。能够灵活地适应环境变化的业务称为按需业务。在按需业务中，一旦需要，就可以对完成或执行任务的方式进行必要的更改。

从架构层面看，SOA 本身是面向政府环卫管理部门级服务的系统架构，是进行系统开发的新的体系架构。在基于 SOA 的系统中，具体应用程序的功能是由一些松耦合并且具有统一接口定义方式的组件组合构建的。因此，基于 SOA 的系统也一定是从政府环卫管理部门级应用的具体需求开始构建的。SOA 和其他政府环卫管理部门架构的不同之处在于 SOA 具有灵活性。

基于 SOA 的系统中的所有程序功能都被封装在一些功能模块中，开发者利用这些封装好的功能模块组装构建需要的程序或者系统，而这些功能模块就是 SOA 中的不同服务。在系统的架构设计方案中，为提高应用架构的可重用性，基于组件的灵活构建及发展的考虑，需遵循服务粒度的可控性、松耦合性、位置透明性。

（3）基于微服务架构的技术路线。

随着软件系统规模不断扩大，传统的单体应用带来了系统复杂、运维困难、无法扩展等问题，微服务架构解决了上述问题。一个微服务架构完成某个特定的功能，每个微服务架构都是一个微型应用，包括商业逻辑和各种接口。微服务架构项目的实现过程包括建模、组装、部署、管理，如图 2.6 所示。

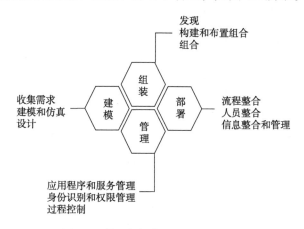

图 2.6　微服务架构项目的实现过程

微服务架构的实施以具体业务目标和信息技术资源为指导，在建立公共组件服务（基础平台服务）的基础上，以业务驱动服务、服务驱动技术为原则。微服务架构的实施可以为采购人提高软件的重复使用率、提高软件系统的可扩展性、实现软件系统的可持续优化、降低信息技术资源投资和信息技术建设风险。

（4）基于全程建模的技术路线。

大型信息系统通常十分复杂，很难直接对它进行设计分析，人们经常借助模型来设计分析系统。模型是现实世界中某些事物的一种抽象表示。抽象的含义是抽取事物的本质特性，忽略事物的其他次要因素。因此，模型既反映事物的原型，又不等于该原型。模型是理解、分析、开发或改造事物原型的一种常用手段。

在信息系统中，模型是开发过程中的一个不可缺少的工具。信息系统包括数据处理、事务管理和决策支持。实质上，信息系统由一系列有序模型构成。这些有序模型通常为功能模型、信息模型、数据模型、控制模型和决策模型，有序是指这些模型分别是在系统的不同开发阶段、不同开发层次上建立的。

　　业务模型是软件设计的核心。任何底层的问题都会反馈到业务模型上来，而业务模型和需求非常接近，因此测试用例的设计难度比较低。测试工作最难的就是权衡测试工作量和软件质量的关系，把测试工作量集中在业务模型上，能够取得不错的效果（这并不是说其他模型不需要测试，单元测试的主要思路是测试一切可以测试的东西）。但是这种测试也需要付出额外的代价，最典型的是测试环境的建立，业务模型测试不像单元测试那样容易，需要周全的测试数据和测试计划。这项工作应该放到业务模型的类设计中，成为进度的一部分。如果业务模型的关联性很大，还要从整体上考虑。

　　建模的一个优点是可以执行一个模型来验证其正确性和进行后续的研究；另一个优点是可以最终将模型转到开发语言，省去翻译转换工作。在环卫管理系统平台建设过程中，我们采用业界认可的统一建模语言（unified modeling language，UML）进行软件从业务到设计的全程建模，通过建模保证整个项目的可视化。

　　（5）基于大粒度构件复用的技术路线。

　　大粒度构件是应用系统开发的一个目标，也是软件组织管理的重要手段。

　　一方面，大型应用系统必然是由若干子系统构成的，很难想象不划分子系统的大型应用系统的开发、测试和最终运行、管理模式。一个业务组件应包括某一业务领域的完整业务功能，业务组件通过接口实现同外界系统的数据交换。

　　另一方面，软件复用思想也是应用系统的组件化划分的重要应用和理论依据。通过良好的模块划分把系统分解成稳定、灵活、可重用的系统和业务组件，可以在很大程度上提高软件复用程度和随需而变的适应能力。

　　依照软件开发的经验，业务分析人员要合理划分业务应用组件的粒度——以包含完整的某一业务分类功能为宜。过小的业务组件粒度将会割裂关联业务的内敛性，导致复杂的组件接口，并降低系统的运行效率、提高系统的运行维护成本；而过大的业务组件粒度会提高组件的复杂度，导致开发过程中的耦合和干涉现象，随之降低系统的可维护性能。同时，随着软件应用技术的不断发展，业界出现了基于构件复用技术的 SOA、企业服务总线等应用理念和相关产品。基于大粒度业务应用组件的软件开发技术可以对后续的技术发展提供良好的支持结构。

　　对于大型、分布式应用系统，考虑对业务应用的组件化支持至关重要。组件化有利于软件开发过程，通过合理的组件化划分和组件接口定义，可以很好地降低软件复杂度，保证软件并行开发过程的有效实施，在总体上提高软件的开发效率、降低软件的开发成本。组件化有利于系统运行维护，组件化应用在最大限度上封装了业务逻辑和配置参数，实现了模块间的松耦合装配。这种良好的体系结构降低了系统的复杂度，为系统的运行和维护工作提供了良好的结构支持。组件化有利于软件复用，良好的组件封装方式保证了应用逻辑的移植性能和灵活安装部署能力，为软件复用提供了很好的技术手段和保障。组件化有利于系统的扩展性和向后兼容性，组件化的封装可以很方便地与 SOA、企业服务总线等应用理念和产品进行接轨和兼容，具有良好的发展性能。

（6）SEDA 异步通信技术路线。

目前，面对并发环境，主流互联网服务器编程模型有两种：多线程模型和事件驱动模型。多线程模型和事件驱动模型虽然各有其优势，但都有其不可避免的缺陷，并不适合在高并发环境下进行成熟系统的开发。针对上述主流并发架构的缺陷，为汲取多线程模型与事件驱动模型的优点，最大限度地规避两者的缺点，以实现较好的高并发服务器架构，多阶段的事件驱动体系结构（staged event driven architecture，SEDA）应运而生。

SEDA 是一种阶段性事件驱动的服务器应用程序架构，整合了多线程模型和事件驱动模型的优势，可以高效地管理和控制服务器资源，良好地适应高并发环境。SEDA 被设计成一个可伸缩的高可用服务器架构。SEDA 的核心思想是把一个请求处理过程分成若干阶段（stage），不同资源消耗的 stage 使用不同数量的线程来处理，stage 间使用事件驱动的异步通信模式。更进一步，在每个 stage 中可以动态配置自己的线程数，在超载时降级运行（如输出纯文字页面）或拒绝服务。

SEDA 的基本处理单元称为 stage，stage 由事件队列、线程池、事件处理器和性能控制器构成。SEDA 能对有穷状态机进行分析，而后将相关状态聚集在同一 stage 中，stage 间采用队列的方式进行通信。每个 stage 都完全独立，均拥有自己的线程池和到达该 stage 所必须处理的事件。所有 stage 均通过自身事件队列连接在一起，构成完整的请求处理网络。线程池和性能控制器可以根据平台处理请求的繁忙程度来动态调整线程池自身的大小，以达到系统资源的最优分配。通过事件队列、事件处理器、线程池和性能控制器这四部分的协作配合，每个 stage 都可以很好地运行，并且可以控制资源的使用。stage 处理完毕后，若没有后续工作，即可以回收线程池中的线程，来供给其他 stage 使用。stage 结构如图 2.7 所示。

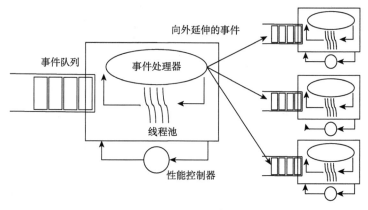

图 2.7　stage 结构

（7）移动服务技术路线。

移动服务技术通过各类移动终端为工作人员提供移动数据采集服务，实现在线实时数据采集、录入、回传、分析等各类移动服务。移动服务技术架构如图 2.8 所示。

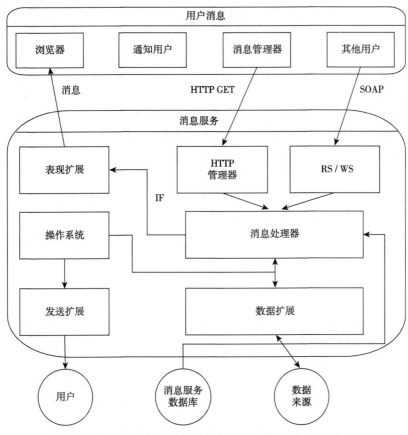

图 2.8　移动服务技术架构

HTTP（hyper text transfer protocol）表示超文本传输协议，HTTP GET 表示超文本传输协议中请求指定的页面信息并返回实体主体的方法；SOAP（simple object access protocol）表示简单对象访问协议，是一种基于 XML 的协议，它使应用程序通过 HTTP 来交换信息；RS/WS 表示在网络服务中，基于 SOAP 的两种数据传输机制；IF（information factor）表示所传输消息中的信息要素

（8）GIS 技术路线。

GIS 是在计算机硬、软件系统的支持下，对整个或部分地球表层（包括大气层）空间中的有关地理分布数据进行采集、储存、管理、运算、分析、显示和描述的技术系统。

2.2　物联网技术下城市环卫管理组织架构特征

　　本节将详细分析物联网追溯技术和平台技术给环卫管理组织架构带来的变化。基于物联网环境下的追溯技术和平台技术，环卫管理组织呈现出链式结构（点-线延伸结构）和网络结构（点-网辐射结构）这两种形态，前者以点-线延伸发展为特征，后者以点-网辐射发展为特征。

　　1）点-线延伸结构

　　点-线延伸结构是物联网环境下社会组织架构发展的早期形态。物联网追溯技术使得组织内部通过采集"物"的状态信息（资产、设施、装备、物流、作业进程、环境安全等），进行实时数据分析，实现社会组织作业和运行过程的实时决策与管理。对组织外部而言，物联网追溯技术强化了组织自动化的外溢程度。物联网系统平台通过追溯技术，促使核心组织加强与其有上下游业务关系的外部组织的联系，形成供应链的组织形态，实现组织运作过程的集中控制。而物联网基础设施在供应链上下游的应用和渗透反过来又加强了核心组织对其有上下游业务关系的外部组织运行的全面把控能力。

　　点-线延伸结构的变革在制造业较为突出。首先，制造商进行技术变革，以智能制造设备替代传统制造设备，实现制造设备的更新换代。然后，制造技术的升级（传统制造转向智能制造）和市场需求的改变（大规模生产转向大规模定制）进一步协同引发制造商内部由下而上的技术革新，使智能制造的集成信息平台逐步开发并臻于完善。这种智能制造的集成信息平台进而会对传统的供应链物流进行重组。不同于跨企业的行业整合平台，该平台还没有全面的信息垄断能力，而是通过较高成本的订单垄断或者追溯链条垄断向供应链上下游缓慢渗透，之后通过自动仓储、运输追溯、集成研发、智能制造等诸多核心业务，逐步实现对全供应链的物流控制。

　　在城市环卫管理领域，以深圳市环卫精细化管理系统推广为例，早期该系统的应用处于试点阶段，形成如图 2.9 所示的点-线延伸结构。

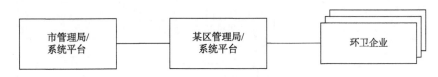

图 2.9　早期环卫管理的点-线延伸结构

总结来说，点-线延伸结构的形成是先由底层向顶层、再由核心向上下游的链条式演化过程。在这种演化下，供应链组织可能会出现区块对角网络结构形态，即以模块化为特征的链条状形态，在各模块和链条下实现以智能物流物料管理为核心的智能生产、调度、研发和制造。在实际行业中，重资产型行业（如高科技制造行业、智慧城市建设下的城市管理）最有可能呈现出点-线延伸结构的组织变革模式。

2）点-网辐射结构

点-网辐射结构是物联网环境下社会组织架构发展的后期形态。在点-线延伸发展充分后，中心节点组织通过物联网系统平台的多源异构数据管理、智能计算等功能，完成对异质性信息系统或者各类物联网软硬件智能设备的整合吸纳，吸引大量多元信息主体的接入，建立覆盖全供应链的信息交互体系。再通过对内信息共享的方式，打通体系内的各系统，在体系的层面进行资源的统一调度和集中管理，协调系统之间的复杂交互，促进异质性社会组织成员的协同合作，最终实现供应链或联盟组织的跨领域互动和管理。

相比于传统互联网平台，物联网系统平台可以吸纳更为多样繁复的主体成员，提供更为透明精确的商业信息，创造更为动态智能的合作流程。多种参与元素在平台作用下迅速聚集并相互作用，形成快速膨胀扩张的物联网生态，催生出全新的组织结构与管理模式。

点-网辐射结构的变革在集群组织中较为常见，如产业集群、联盟组织、组织体系等，其中的核心企业首先进行技术变革，发展物联网系统平台技术，通过信息垄断实现对集群组织中绝大多数边缘企业的信息流控制。虽然该种模式从垄断信息入手，但通常会要求边缘企业首先提升智能装备，之后通过智能装备由下而上逐步地实现信息平台和信息系统的对接。

在深圳市环卫管理的成熟期，依托物联网系统平台技术和追溯技术的进步，系统的应用将会覆盖整个城市，深圳市城市管理和综合执法局有能力实现整个城市的大规模环卫业务的管理和控制，如图 2.10 所示。

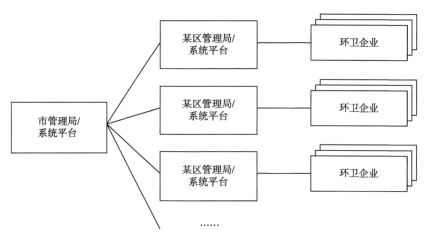

图 2.10　成熟期环卫管理的点-网辐射结构

总结来说，点-网辐射结构的形成就是先由核心向边缘、再由底层向顶层的网络式演化过程。这种演化下，供应链组织或联盟组织通常会涌现出无标度网络结构形态，即核心企业高度互联，边缘企业之间没有直接交互，但是几乎全部与核心企业相连接，经平台发生各种信息流的交互。在实际行业中，轻资产型互联网行业，以及城市环卫体制改革后的政府购买环卫服务的组织管理模式，最有可能呈现出点-网辐射结构的组织变革模式。

从上面的分析可见，无论点-线延伸还是点-网辐射，社会组织结构的变革都是先从某个核心组织开始。该组织的结构变革主要基于物联网感知层的追溯技术和应用层的平台技术。当追溯技术和平台技术水平发展到一定程度后，为提高整体效率和效益，会倒逼核心组织沿着作业业务流程的线路，将与该组织在业务上有作业往来的上下游组织吸纳为一体化体系进行管理，形成点-线延伸的组织结构；而随着物联网系统平台技术和追溯技术的进一步发展，核心组织有条件将更多与自己业务有关的可选企业组织，甚至核心业务之外的辅助性支撑组织（如金融、咨询、软件）纳入一体化的管理体系，从而进入点-网辐射结构的发展阶段。

在追溯技术和平台技术的支持下，环卫管理组织可以利用大数据等技术来对物联网收集的信息进行挖掘，对环卫业务中的人、物、事可能出现的问题进行智能监管和分析。管理人员可以通过物联网系统平台及其技术，将环卫服务领域各作业系统进行整合，在服务运营中形成监控+数据采集→分析→处理→统计→预测→规划的闭式循环生态链。环卫管理人员可以通过物联网技术对环卫服务所涉及的人、物、事进行管理，来打造全时段、全方位、前后台无缝对接、精准高效的智慧环卫物联网云管理平台[7]。

参 考 文 献

[1] 刘强，崔莉，陈海明. 物联网关键技术与应用[J]. 计算机科学，2010，37（6）：1-4，10.

[2] 孙其博，刘杰，黎羴，等. 物联网：概念、架构与关键技术研究综述[J]. 北京邮电大学学报，2010，33（3）：1-9.

[3] 李智. 探讨数字化管理在环境卫生管理中的运用[J]. 节能，2018，37（8）：80-82.

[4] 王丽. 连云港市连云区智慧环卫监管模式探索与实践[J]. 环境卫生工程，2017，25（1）：94-96.

[5] Fatorachian H，Kazemi H. A critical investigation of industry 4.0 in manufacturing：theoretical operationalisation framework[J]. Production Planning & Control，2018，29（8）：633-644.

[6] 王喜富，苏树平，秦予阳. 物联网与现代物流[M]. 北京：电子工业出版社，2013.

[7] 葛涵涛，王立群，曹玥，等. 智慧环卫发展现状与问题分析[J]. 信息通信技术与政策，2019（10）：73-76.

第二篇　设　计　篇

本篇包括四章，分析传统环卫管理组织结构的特点，从物联网技术支持的视角对环卫管理业务进行工作分析，设计基于物联网系统平台的环卫管理组织总体架构及运营机制，对物联网系统平台进行总体设计，对基于该平台的环卫管理业务流程、环卫作业前端实时数据采集与监控网络进行设计。

第 3 章　物联网环境下城市环卫管理组织架构设计

3.1　传统环卫管理组织架构

本节首先对传统环境下城市环卫管理组织的责任主体体系结构及成员特征进行分析，然后设计基于物联网系统平台的城市环卫管理组织架构。

国内比较流行和成熟的环卫管理体制是市、区、街道三级管理体制。市、区、街道的科层式分层结构能够简化组织层级，以便于最高层的管理决策传递到运作在最前线的基层业务人员[1]。三级管理体制的组织结构如图 3.1 所示。其中，企业属于环卫作业执行单位，归属于街道管理。

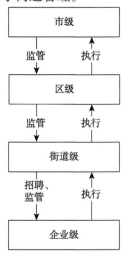

图 3.1　三级管理体制的组织结构

三级管理体制可以细分和明确各级环卫管理组织的职责和权限。城市环卫管理按照辖区管理责任制，市级和区级环卫管理部门负责环卫工作的宏观指挥调度工作，各街道办事处具体负责辖区的环卫管理工作，而具体的环卫业务由街道级环卫管理部门负责。伴随着环卫管理的市场化运行，政府专注于环卫工作的监管和考核，而环卫企业与政府签订合同，成为实际的环卫业务执行者[1]。三级管理体制的组织成员角色如图3.2所示。

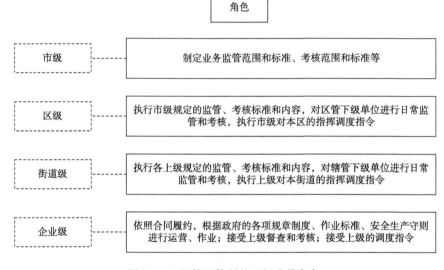

图 3.2　三级管理体制的组织成员角色

3.1.1　市级

市城市管理和综合执法局设立环卫管理处，市级环卫管理部门的主要职责是进行全市环卫宏观管理，包括制定环卫规划、政策法规、标准规范，对各区环卫管理工作进行指导、协调、监督、检查、考核等。

市级环卫管理部门作为市政府的职能单位，为市政府的总体战略目标服务。依据市政府的战略目标及着眼于环卫管理现状，市级环卫管理部门为全市的环卫工作制定相应的目标规划，组织编制园林绿化、环卫、城市照明、市容管理、数字化城管、城市管理综合执法方面的专业规划和中长期发展规划，经批准后组织实施。

依据环卫管理规划，市级环卫管理部门需要制定全市整体的环卫作业标准，以此作为考核各区和街道环卫工作的标准，传达给各区和街道的环卫管理部门，作为其环卫作业标准的参考。市级环卫管理部门需拟订城市维护费和专项经费的年度计划及资金划拨计划，并对使用情况实施监督。同时，市级环卫管理部门需要贯彻执行国家、省、市有关园林绿化、环卫、城市照明、市容管理、数字化城管、城市管理综合执法方面的法律、法规和政策，据此起草相关地方性法规、规章草案和政策，经批准后组织实施。市级环卫管理部门需要将环卫相关的政策法规和总体管理条例有效传达给下级环卫管理部门和公众，作为管理环卫工作的政策规定者，明确地规范下级环卫管理部门和市民、企业的行为。

市级环卫管理部门肩负着市内环卫相关的具体事务，包括：负责环卫、城市照明、市政公园及道路绿化养护的行业管理；负责组织编制户外广告设施设置专项规划，综合协调和监督指导户外广告设施设置管理工作；负责环卫、城市照明、户外广告设施、市政公园及道路绿化养护行业的安全监督管理工作，并承担监管责任；负责所属城市照明设施的管理工作，组织实施所属城市公园和道路绿化的建设和管理；负责统筹指导全市数字化城管工作，承担市级数字化城管平台的建设和运行管理；组织业务培训及考核，负责城市管理综合执法领域人才队伍建设工作。

在下级的具体环卫事务中，市级环卫管理部门还承担着指挥和协调工作，当发生资源分配不合理情况和紧急环卫事件时，调拨各区资源并指挥各区环卫工作；组织开展全市性专项执法工作，牵头协调跨区、重大、复杂案件的查处。

此外，市级环卫管理部门肩负着下级环卫管理的监督考核工作。依据总体的环卫作业标准及针对各区具体的环卫现状，市级环卫管理部门对各区的环卫工作制定月度和年度检查标准，设计并按期执行相应的考核工作。评判各区的环卫工作后，市级环卫管理部门依据环卫管理条例，需要对各区执行相应的惩罚和奖励措施，并对其下一步的环卫工作提出相应的指导意见。

年度检查和考核过后，市级环卫管理部门需要总结一年的环卫工作成果和不足，为下一年的工作制定改进措施，依据总结情况调整环卫工作的目标规划、标准规范和政策法规。

3.1.2　区级

各区城市管理和综合执法局内设或外设正科级环卫管理机构（科、中心、总站）等。区级环卫管理部门的主要职责是执行市级环卫管理部门规定的监管、考核标准和内容，对区管下级单位进行日常监管和考核，执行市级对本区的指挥调度指令[2]。

区级环卫管理部门上承市级环卫管理部门，下接街道级环卫管理部门，依据市级环卫管理部门制定的环卫作业标准和规范，结合自身的环卫管理现状，为街道级环卫管理部门制定相应具体的环卫作业标准。区级环卫管理部门将环卫作业标准和规范传递到各街道级环卫管理部门，督促其认真执行环卫作业标准。

区级环卫管理部门同时承担着上级的指挥调度和对下级环卫事务的指挥协调工作。资源分配不合理情况和紧急环卫事件等发生时，区级环卫管理部门接受上级的调度指挥，调拨下级的相关人员和资源，指挥其环卫工作，处理紧急事务。

此外，区级环卫管理部门肩负着下级环卫管理的监督考核工作。依据制定的环卫作业标准和结合各街道具体的环卫管理状况，区级环卫管理部门对各街道的环卫工作制定月度和年度检查标准。区级环卫管理部门需设计并按期执行相应的考核工作，依此评判各街道的环卫工作。区级环卫管理部门依据环卫管理条例，根据各区的实际表现，对各街道执行相应的惩罚和奖励措施，并提出相应的指导意见以改进其工作。

年度检查和考核过后，区级环卫管理部门需要总结一年的环卫工作成果和不足，为下一年的工作制定改进措施，并调整其标准规范。区级环卫管理部门将自身的工作总结和建议汇报给上级，为其管理决策提供参考。

3.1.3 街道级

各街道办事处设立城管科或市政服务中心。街道级环卫管理部门的主要职责是执行上级规定的监管、考核标准和内容，对辖管下级单位进行日常监管和考核，执行上级对本街道的指挥调度指令。

街道级环卫管理部门需要配合区级环卫管理部门的监管和考核，贯彻和落实上级制定的环卫作业标准和规范，接受上级的指导意见来改进环卫工作。

街道级环卫管理部门是环卫作业服务市场化的执行者，通过公开招标方式，委托环卫企业开展辖区市政道路清扫保洁、垃圾分类、垃圾收运、垃圾处理、公厕管理等环卫业务工作。各区级和街道级环卫管理部门可依据财政规划预算和环卫目标规划、管理标准，自行决定招标方式和标准。街道级环卫管理部门依据招标方法，在市场上公开招标，审核和考察环卫企业。在确定招标企业后，与中标企业签订合同，确定其职责范围。

街道级环卫管理部门根据上级的环卫作业标准和规范，制定本辖区内环卫作业标准以及日常和月度环卫业务考核标准和惩罚机制，促使环卫企业依据考核标准完成环卫业务。接受各方的举报和监督，执行对环卫的全方位监管。本辖区内发生环卫事件时，需要接受区级环卫管理部门的调度指挥，指挥环卫企业的具体业务。

街道级环卫管理部门需制订定期的检查工作计划，按期检查和考核环卫工作，在环卫企业不符合考核标准时，予以警告并按照惩罚机制执行处罚，同时为环卫企业提供目标规划和改进方向的参考指导意见。还需制定年度考核标准，考核环卫企业的工作绩效。在年度末按照考核标准全方位考核环卫企业,得出考核结果。

年度检查和考核过后,街道级环卫管理部门需要总结一年的环卫工作成果和不足,为下一年的工作制定改进措施,并调整其标准规范。同时街道级环卫管理部门需要评估对环卫企业的考核结果,决定下一年度重新招标或者继续履行合同。街道级环卫管理部门将自身的工作总结和建议汇报给上级,为其管理决策提供参考。

3.1.4　企业级

环卫企业参与区级和街道级环卫管理部门的公开招标,成功获得招标后担负区或街道的环卫业务工作。环卫业务范围包括道路清扫保洁、垃圾分类、垃圾收运、垃圾转运、垃圾处理、公厕管理等。环卫企业的主要职责是依照合同履约,根据政府的各项规章制度、作业标准、安全生产守则进行运营、作业;接受上级督查和考核;执行上级调度指令。

具体来说,环卫企业需根据分配的任务范围和作业标准、守则,制定具体的作业标准和设计详细的业务流程,并配置相应配套的人员岗位和机器设备,以完成环卫任务。安排环卫人员和机器设备定期执行环卫工作,完成相应的作业标准。当发生环卫事件时,环卫企业接受上级环卫管理部门的调控和指挥,完成环卫事务。

同时,环卫企业需要配合上级环卫管理部门的考核工作,如果环卫管理部门的考核不通过,需要接受相应的惩罚并制定相应的改进措施。改进相应的工作流程后,环卫企业需要再次配合环卫管理部门的考核工作,通过考核后环卫企业才能继续履行招标合同。环卫工作的考核和改进工作应作为环卫管理的一部分,永久执行。此外,环卫企业需要参加上级环卫管理部门制定的年度工作检查考核工作,配合并提供检查依据,接受考核。通过年度考核后,环卫企业可获得下一年度的合同履约或者招标资格。

年度检查和考核过后,环卫企业需要总结一年的环卫工作成果和不足,为下一年度的工作制定目标和改进措施,并调整其标准规范。环卫企业将自身的工作总结和建议汇报给上级,为其管理决策提供参考。

3.2　物联网环境下环卫管理的工作分析

根据前面对市、区、街道三级管理组织结构中岗位职责的分工,本节从城市环卫管理业务的角度，从环卫设施管理、生活垃圾分类管理、市政道路清扫保洁、生活垃圾收运、垃圾转运作业及垃圾处理监管六个方面，对城市环卫管理业务进行工作分析。

3.2.1 环卫设施管理

环卫设施是指具有从整体上改善环卫、限制或消除生活废弃物危害功能的设备、容器、构筑物、建筑物及场地等的统称，主要包括环卫公共设施、环卫工程设施及其他环卫设施三类。

（1）环卫公共设施是指设置在公共场所等处，为社会公众提供直接服务的环卫设施，包括公厕、化粪池、垃圾收集点、垃圾箱等。

（2）环卫工程设施是指具有生活废弃物转运、处理及处置功能的较大规模的环卫设施，包括垃圾转运站，生活、餐厨、建筑、医疗等垃圾的处理设施，垃圾码头等水域环卫工程设施等。

（3）其他环卫设施主要包括环卫清扫、保洁工作人员作息场所，环卫车辆停车场，洒水车供水器，车辆清洗站等。

在物联网环境下，可以开发环卫设施管理系统，建立环卫设施台账，对环卫设施基本信息进行管理，并对环卫设施的维修、保养、使用情况进行跟踪统计。对垃圾箱、压缩站、化粪池等，通过前端安装的各种感知设备进行监控，实时掌握其满度状态和清运状态；对垃圾转运站等，通过视频监控和称重设备查看其实时作业情况和车辆进出次数、重量等信息；对辖区内所有环卫设施分布状况一目了然。尤其是可以对特殊设施如公厕、垃圾转运站、垃圾箱等进行自动化监控，对垃圾满溢、液位状态及异味等状态进行监控和预警，如图 3.3 所示。

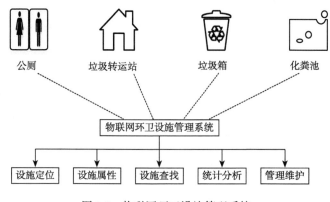

图 3.3 物联网环卫设施管理系统

以公厕管理为例，作为城市基础设施建设和管理的一部分，公厕管理是城市公共服务水平的直接体现，更是反映城市文明进步程度的重要标志。深圳市公厕主要分为市政公厕、社会公厕。经统计，截至 2019 年 8 月，由城管部门建设管理的市政公厕共有 833 座，由产权单位管理的社会公厕（公交场站、口岸、地铁、火车站、机场、文体旅游设施、医院、公园、公共绿地、广场、商业设施、金融电信营业网点、加油站、旅游景点、机关单位对外开放区域这 15 类公共场所的公厕）共有 2510 座，全市共有公厕 3343 座。市政公厕日常维护管理由区、街道城管部门通过招投标委托专业化清洁企业负责，日常管理纳入市容环境专项考核内容，管理与维护水平总体稳定；社会公厕则由产权单位自行管理。

公厕管理作业内容分为两类：一是实施公厕改造或新建，由相关辖区管理人员对区政府提交申请，经区环卫办讨论初步审核通过后，上报市环卫办审批，再进行招标、监督施工、交付使用，其作业流程如图 3.4 所示；二是公厕管理日常运作，作业流程是查看设施的基本信息、地图定位、公厕管理员在岗情况等，并对市民开放手机应用程序，用以查询公厕位置及上报公厕卫生情况等，提醒企业工作人员进行清扫，如图 3.5 所示。

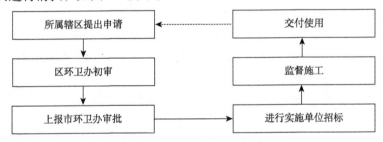

图 3.4 实施公厕改造或新建作业流程

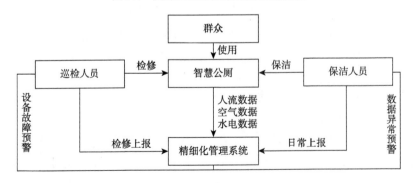

图 3.5 公厕管理日常运作流程

公厕管理要求公厕粪污水不得直接排入雨水管道、海域、河道、水沟。有污水管网和污水处理厂的地区，应将粪污水纳入污水管网集中处理；在没有污水管网的地区，公厕应设置储粪池并定期清运。公厕内地面应保持整洁，粪槽、便槽和管道应无破损，内外墙应无剥落。

公厕保洁标准应符合下列规定：①公厕内采光、照明和通风良好，无明显臭味；②公厕内墙面、天花板、门窗和隔离板无积灰、污迹、蛛网，无乱涂乱画，墙面光洁，公厕外墙面整洁；③公厕内地面光洁，无积水；④蹲位整洁，大便槽两侧无粪便污物，槽内无积粪，洁净见底；⑤小便槽（斗）无水锈、尿垢、垃圾，基本无臭，沟眼、管道保持畅通；⑥公厕内照明灯具、洗手器具、镜子、挂衣钩、烘手器、冲水设备无积灰、污物；⑦公厕外环境整洁，无乱堆杂物，公厕四周 3~5 米无垃圾、粪便、污水等污物；⑧定期喷洒灭蚊蝇药物，有效控制蝇蛆滋生[3]。

其他设施如垃圾箱的设置与清洗应符合以下要求：①垃圾箱应美观、适用，与周围环境协调；②垃圾箱应密闭，放置垃圾袋，实行垃圾袋装收集；③垃圾箱周围地面无抛撒、存留垃圾；④特级保洁道路垃圾箱完好率应达 100%，一级至四级保洁道路垃圾箱完好率应不低于 98%，特级、一级保洁道路垃圾箱按间隔 25~50 米设置，二级、三级保洁道路垃圾箱按间隔 50~100 米设置，四级保洁道路垃圾箱根据实际情况设置；⑤市政道路公共汽车上落站点、地铁站出入口应单独设置垃圾箱，人流量大的站点应设置两个及以上垃圾箱。

环卫工具房应设置在道路两旁不影响观瞻的隐蔽位置，且仅供存放环卫工具使用，室内应保持干净整洁、工具应摆放整齐，任何单位和个人不得擅自改变工具房用途。工具房外墙每天擦洗一次，房顶每天清理一次，确保墙面无乱张贴、乱涂写、积尘、明显污迹，房顶无垃圾、杂物堆积。工具房每半年翻新一次。

3.2.2　生活垃圾分类管理

生活垃圾是指单位和个人在日常生活中或者在为日常生活提供服务的活动中产生的固体废弃物，包括餐厨垃圾、建筑垃圾、可回收物、有害垃圾和其他垃圾。深圳市生活垃圾可分为四类。

（1）可回收物是指可循环利用和资源化利用的废纸、废塑料、废玻璃、废金属、废弃织物、废弃电子产品等。

（2）有害垃圾是指对人体健康或者自然环境造成直接或潜在危害应当专门处置的废电池、废灯管、弃置药品药具、废杀虫剂、废油漆、废日用化学品、废水银产品等。

（3）厨余垃圾是指居民日常生活及食品加工、饮食服务、单位供餐等活动中产生的垃圾，包括丢弃不用的菜叶、剩菜、剩饭、果皮、蛋壳、茶渣、骨头等，包括家庭厨余垃圾、餐厨垃圾、其他厨余垃圾等。

（4）其他垃圾是指除可回收物、有害垃圾、厨余垃圾之外的其他废弃物。

居民投放垃圾的具体操作是，使用一次性收纳袋装纳家庭厨余垃圾的，应当将收纳袋另行投放至其他垃圾收集容器（也就是通常所说的"拆袋投放"）；废弃药品、药具应当对包装物予以毁形或者进行破坏性标记后投放至有害垃圾收集容器，可以避免被不法分子利用，成为制造假药的材料或者销售至欠发达地区，危及群众身体健康。家庭厨余垃圾应当在指定投放时间段结束后密闭存放，并在12 小时内清运；各社区形成"集中分类投放+定时定点督导"的模式。根据不同的垃圾分类，其收运作业流程如图 3.6 所示。

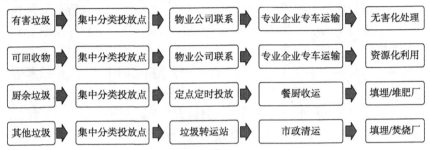

图 3.6　垃圾分类收运作业流程

深圳市对生活垃圾分类和减量管理工作遵循政府主导、属地管理、公众参与、市场运作、社会监督的原则，实行分类投放、分类收集、分类运输和分类处理。由市政府主管部门组织制定生活垃圾分类和减量管理目标，负责相关工作的组织推进、检查指导和监督考核；区政府负责组织实施辖区内相关垃圾分类工作的指导和监督管理，并建立资金投入和保障机制；街道办事处负责具体落实所辖区域内的垃圾分类运作管理。另外，由经贸信息部门负责可回收物综合利用的监督管理，环境保护部门负责有害垃圾处理的监督管理，住房和建设部门负责督促物业服务企业履行生活垃圾分类的义务。总之，垃圾分类及管理是多元参与的组织结构，如图 3.7 所示。

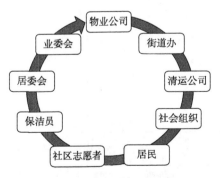

图 3.7　垃圾分类收运作业中各方组织

3.2.3　市政道路清扫保洁

近 30 多年来，深圳市环卫管理部门通过不断探索和实践，基本建立了较为成熟的环卫服务市场化体系，逐步形成了环卫作业的市场化运作、企业化经营、社会化服务和产业化发展。各区城市管理和综合执法局、街道办事处通过公开招标方式，委托环卫企业开展辖区市政道路清扫保洁作业。

市政道路清扫保洁范围包括车行道、人行道、车行隧道、人行地下通道、公交站、高架路、人行天桥、立交桥、广场及其他设施等。道路清扫保洁划分为五个等级，分别为特级、一级、二级、三级、四级。特级道路一般指繁华商业步行街、主要景观道路，以及 24 小时通关的关口区域。一级道路指商业网点集中的繁华闹市地段，主要旅游点和进出机场、车站、港口的主干道及所在地路段，大型文化娱乐场所、展览等主要公共场所所在地路段，人流量大和公共交通线路较多的路段，主要领导机关、外事机构所在地道路。二级道路是一般指城市的主、次干道及其附近路段，商业网点较集中路段，公共文化娱乐场所所在地路段，人流量较大的路段，有固定公共交通线路的路段。三级道路是指商业网点较少的路段，居民区和单位相间的路段，城郊接合部的主要交通路段，道路人流量、机动车流量一般的路段。四级道路是指城郊接合部的支路，居住区街巷道路，道路人流量、机动车流量较少的路段。实行特级、一级和二级清扫保洁道路由市级环卫主管部门统一认定，三级和四级清扫保洁道路由所在行政区环卫主管部门认定。

市政道路的清扫要求明确规定：①日间，特级及一级至四级清扫保洁道路的路面废弃物控制指标应符合表 3.1 的规定。特级清扫保洁道路的路面应见本色、洁净度高、目测无明显浮尘，且路面果皮、纸屑、塑膜及其他杂物滞留时间不得超过 30 分钟。②夜间，特级清扫保洁道路的路面废弃物（仅计塑膜、纸屑、饭盒等超过火柴盒大小的较大垃圾）不超过 4 件/500 米^2，一级至三级清扫保洁道路的路面废弃物不超过 8 件/500 米^2。

表3.1　市政道路路面废弃物控制指标

清扫保洁等级	果皮、纸屑、塑膜及其他杂物/（件/500 米^2）	烟蒂/（个/500 米^2）	污水/（米^2/500 米^2）	尘土量/（克/米^2）	路面本色呈现率/%
特级	≤2	≤2	无	≤10	≥90
一级	≤4	≤2	无	≤20	≥85
二级	≤6	≤4	无	≤35	≥80
三级	≤8	≤5	0.5	≤55	≥75
四级	≤12	≤8	1	≤75	≥70

注：路面本色呈现率表示路面见本色的程度，以百分比表示。具体检测方法另行制定

数据来源：《深圳市公共区域环境卫生质量和管理要求》

　　市政道路清扫保洁的作业方式是普扫与保洁相结合，每日普扫一次，其余时段进行保洁，定期对路面进行冲洗。市政道路清扫保洁作业规范和定额如表 3.2 所示。

表3.2　市政道路清扫保洁作业规范和定额

清扫保洁等级	清扫保洁时间/（时/日）	人均保洁面积/（米²/次）	机械保洁频次/（次/日）	冲洗频次
特级	24（普扫 4:00~7:00，保洁 7:00~次日 4:00）	≤2000	3	车行道每两天冲洗一次，人行道每周冲洗两次，步行街每日冲洗一次
一级	20（普扫 4:00~7:00，保洁 7:00~24:00）	≤5600	2	车行道每两天冲洗一次，人行道每周冲洗一次
二级	18（普扫 4:00~7:00，保洁 7:00~22:00）	≤8000	2	车行道每四天冲洗一次，人行道每半个月冲洗一次
三级	17（普扫 4:00~7:00，保洁 7:00~21:00）	≤12000	1	车行道每周冲洗一次，人行道每月冲洗一次
四级	14（普扫 4:00~7:00，保洁 7:00~18:00）	≤12000	视情况而定	视具体情况确定

　　其他工作规范的要求如下：①路面日间冲洗、洒水作业时应鸣报信号；冲洗后路面应干净，雨水口不堵塞。没有雨水口的路段可不冲洗。一般情况下，道路冲洗应在 7:00 前结束。②列为特级清扫保洁的步行街（包括人行道、门店门前区域）路面每天应用洗地机、高压清洗机或拖把刷洗一次，其他实行特级清扫保洁的路段（包括人行道和门店门前区域）路面每周至少全面冲洗两次，必要时使用清洁剂。冲洗时，应有环卫工人配合，及时清除路面积水，达到路面见本色，无油污、痰迹、口香糖渣等污垢。③城市道路清扫作业的环卫工人应穿着反光背心，在车行道作业时，应按车行线反方向清扫。④普扫时，环卫工人应着重对路面、人行道、道牙、雨水口、树眼等处进行清扫。⑤保洁时，环卫工人巡回走动，清理路面的纸屑、饮料瓶等垃圾，做到勤走、勤看、勤扫，确保路面整洁。⑥环卫工人在清扫和保洁作业时，应对垃圾规范收集和清理，不得将垃圾扫入雨水井、绿化带等位置。⑦城市道路大面积污染需要集中清理时，应在清理点来车方向设置醒目的路障和警示牌，并做好防护措施。⑧机扫车及洒水车作业时必须亮警示灯，夜间作业时须开启示宽灯，降低或关闭提示音乐。洒水车必须在规定取水栓取水。驾驶员和随车工人应按规定着装，严格遵守操作规程和环卫作业规范，做到文明驾驶和文明作业[3]。

　　针对以上清运要求，政府部门利用物联网精细化管理系统，对环卫工人及车辆进行实时监督，对环卫企业进行绩效考核，如图 3.8 所示。

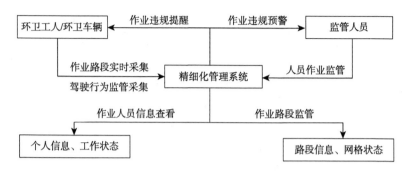

图 3.8 物联网精细化管理系统

精细化管理系统是以深圳市环卫行业精细化管理体系为基础，将全市环卫的作业内容、管养作业对象、面积、等级，以及管养作业外包企业、作业人员、设备以及合同履约信息纳入统一基础数据管理平台。例如，通过对车辆安装 GPS 以及三维扫描仪，借助 GIS 分析手段，实现扫水车、洒水车、渣土车等环卫车辆的空间定位、轨迹跟踪和视频监控，同时能够将环卫资产进行记录存储，对环卫资产进行有效管理，对污染进行溯源，对环境进行实时监控。结合数字化城管，将市区级、公众、媒体等对环卫的监督管理纳入对外包企业的考核和监管，最终形成深圳市环卫行业诚信数据库，实现环卫行业外包企业的优胜劣汰，从而建立科学、公平公正、健康的环卫行业体系。

3.2.4 生活垃圾收运

深圳市垃圾收运模式经历了垃圾池收集拖拉机清运、垃圾桶装吊桶车运输、平台式垃圾站集中后装式压缩车转运的发展过程。从 2004 年起，深圳市对原有垃圾收运系统进行改革，全面建设采取集装箱式密闭压缩转运技术的新型垃圾转运站，并在前端配套欧盟标准垃圾桶、平板车等收集机具，实行运输全过程密闭化垃圾收运作业[4]。目前深圳市生活垃圾收运模式分为两种：一是转运，即在物业小区等垃圾产生源头先通过"车载桶装""车载袋装"等方式收运至垃圾转运站，再经过站内压缩密闭后转运至垃圾处理厂；二是直运，即在物业小区等垃圾产生源头通过后装式压缩车直运至垃圾处理厂。

生活垃圾收运作业规范如下：①各物业小区、垃圾收运企业要规范垃圾收集点、垃圾转运站和收集工具设备的管理；②落实"车载桶装""手推标准桶"等垃圾密闭化收运方式；③取消敞口垃圾池，淘汰和更新破旧、不密闭的垃圾桶、手推车等工具设备；④垃圾收集点（桶屋、桶点）设置相对固定和隐蔽，不阻碍交通和影响市容；⑤垃圾要入桶、桶要入屋，垃圾桶（屋）内垃圾不得裸露堆放；

⑥定期清洗垃圾收集点和垃圾桶、手推车等工具设备，保持干净整洁；⑦严禁垃圾裸露敞开式收运，收运过程不得超高满溢和泄漏垃圾、污水。

生活垃圾运输车辆应当密闭、整洁、完好，有明显的生活垃圾分类标识，车辆应当持证上路，在运输过程中，不得随意倾倒、丢弃、堆放、遗漏生活垃圾以及滴漏污水。

生活垃圾运输车辆进入垃圾处理厂相关要求主要有以下七点。

（1）车辆必须具有合法有效的机动车行驶证、取得绿色环保标志并具备自卸功能，使用年限不超过 6 年、车况良好，车辆要加装 GPS 并确保其有效运行。

（2）车身不得有裂缝和裂纹，变形不得超过 3 处、总面积不得超过 2 分米^2，油漆脱落不得超过 3 处、总面积不得超过 2 分米^2，锈迹不得超过 3 处、总面积不得超过 2 分米^2，干净整洁、油渍污垢总面积不得超过 5 分米^2，车身不得有任何焊接铁架、铁钩及其他自行改装和添加的装置（铁钩由运输单位负责安装并满足焚烧厂、填埋场要求，挂接双地锚的挂钩除外）。前后车牌干净完整、易于辨认并按规定悬挂，保险杠、倒车镜、车窗挡风玻璃、车门车灯等主要部件不得残缺、脱落，能正常使用，两侧车门喷印清晰的单位名称，并与机动车行驶证单位名称相符。

（3）集装箱式钩臂车垃圾压缩箱体密封性良好，不得有垃圾裸露和污水滴漏现象；餐厨垃圾运输车辆必须安装污水收集箱，不得有污水渗漏现象；轻型自卸货车必须使用坚固耐用的帆布覆盖，覆盖范围以外观看不见垃圾为准。

（4）新一代 IC 卡（intelligent card，又称智慧卡）具备车牌识别功能，一车一卡，不得混用，使用期限为一年，各有关单位需提前一个月递交年检申请。

（5）车辆有违章记录的必须处理完毕方可申请办卡。

（6）申领新卡、补卡、年检均按上述流程办理。

（7）绿化垃圾运输车辆只能运载绿化垃圾，餐厨垃圾运输车辆只能运载餐厨垃圾，不得与生活垃圾或其他垃圾混装，一经查实，立即没收该车 IC 卡。

具体的申请办理流程如下。

（1）各区（新区）城市管理和综合执法局对生活垃圾运输车辆和餐厨垃圾运输车辆，深圳市城市管理和综合执法局绿化处、公园管理中心对绿化垃圾运输车辆进行初审及资格审核。车辆状况必须满足生活垃圾运输车辆进入垃圾处理厂的相关要求，初审材料包括机动车行驶证、服务合同、公司及驾驶员从业资格证等。

（2）各焚烧厂（填埋场）对进厂车辆二审并进行培训考核。在二审通过后，由各焚烧厂（填埋场）对驾驶员在厂区内的工作（含安全）进行培训考核，并出具同意进厂的书面证明材料。

（3）各焚烧厂（填埋场）监管机构向合格车辆发放 IC 卡。在经过审核和培训合格后，申请人按要求备齐资料到各焚烧厂（填埋场）监管中心，经领导审核发放 IC 卡。进入南山区、盐田区垃圾焚烧厂的车辆由市分类办发卡；进入下坪固体废弃物填埋场的车辆由深圳市下坪固体废弃物填埋场发卡；进入宝安区老虎坑垃圾焚烧发电厂（宝安区老虎坑垃圾卫生填埋场）的车辆由宝安区垃圾处理总站发卡；进入平湖一期、二期垃圾焚烧厂及红花岭垃圾填埋场的车辆由龙岗区监管中心发卡。

（4）各监管机构每月将 IC 卡发放情况报市环卫处备案。政府工作人员也可以利用物联网精细化管理系统对车辆的资质进行审查，并对清运过程进行监控，对于收运过程中的漏收、随意倾倒、抛洒地漏等行为"责任到车"，如图 3.9 所示。

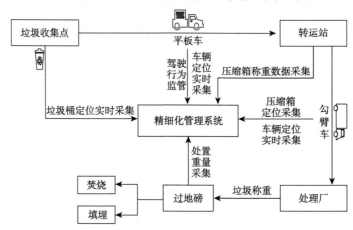

图 3.9　物联网精细化管理系统对清运过程监管

3.2.5　垃圾转运作业

转运站作业时间一般为 6:00~18:00，各区城市管理和综合执法局可根据居民区、工业区等区域的实际需要，相应调整作业时间。操作人员应严格遵守作息时间，如有分班轮换，应做好工作交接。操作人员应做好垃圾转运站运行记录，以及转运站、压缩设备及箱体、拖头车清洗台账，清洗台账包括清洗时间、清洗人员等内容。垃圾压缩箱、拖头车等设备出站时，操作人员应对其卫生质量进行检查，检查合格并签字确认后，方允许其出站。

转运作业流程分为三部分。

（1）作业前准备。操作人员穿戴好工作服及其他防护用品，佩戴工作证，提前 15 分钟到位开门，打开转运站电源；检查液压油油量是否正常，检查各管路及连接油口处是否有泄漏；打开除臭系统、风帘机、压缩箱排污阀，接通压缩箱电源，做设备试运行及其他作业前准备工作。

（2）垃圾装卸压缩作业过程清洁包括以下 9 个环节：①保持站内外整洁有序，作业工具设备（高压清洗机、水管、扫把等）和清洁用品等设立固定位置、整齐摆放、方便取用，站内外不可堆放杂物；②引导并协助垃圾倾倒人员至正确的倾倒位置有序地倾倒垃圾，站内外随脏随扫；③开启压缩设备，翻斗内垃圾立即入箱，不积存垃圾，压缩过程中严禁倾倒垃圾，操作人员不得站在翻斗或桶身下方；④粘挂于箱体壁沿、翻斗的垃圾应及时清扫入箱；⑤未进行作业工位的卷闸门应保持关闭状态，作业工位的卷闸门在不妨碍垃圾装卸作业的情况下最大可能地降低开度，以形成站内负压和减少不良视觉观感；⑥压缩箱完成工作、垃圾满载指示灯亮时，断开压缩箱电源，关闭排污阀，对箱体、翻斗进行全面冲洗，冲洗完成后关闭箱体对应的卷闸门，待拖头车到站后再打开；⑦拖头车到站后，对拖头车进行全面清洗，包括拖头车底盘；⑧压缩箱拉走后及时清洗站内外地面、排污管口、排水沟，注意避让用电设备和行人；⑨协助引导驾驶员装卸箱时站于安全位置，压缩箱到站后对箱体、料斗进行全面冲洗，箱体排污口接好排污管，打开排污阀，垃圾压出液通过管道有序排放至集液井，严禁散排垃圾压出液。

（3）作业完成后清洁，包括断开压缩箱电源，清理站内外垃圾；擦拭标识牌、除臭设备、风帘机、压缩箱操作面板；清理排污阀积存垃圾；对转运站进行全面清洗，包括站内箱体、料斗、内外地面、排水沟、内墙面、外墙面、窗户及窗台、卷闸门等；用高效低毒药品对转运站周围 10 米消杀；用消毒水清洁所有垃圾桶及工具；检查液压油油量是否正常，检查各管路及连接油口处是否有泄漏；摆放整齐作业工具设备（高压清洗机、水管、扫把等）和清洁用品等，关闭除臭系统、转运站电源，关好门窗。

截至 2019 年底，深圳市共拥有 961 座垃圾转运站，正在开展大规模升级改造工程，在信息化方面，目前建设有生活垃圾转运站系统，实现了转运垃圾计量管理、车辆 GPS 定位、车辆进出和垃圾箱体身份识别、恶臭监控、视频监控等功能。政府根据目前生活垃圾转运站存在的问题，督促要求各区级环卫管理部门高度重视生活垃圾转运站管理工作，进一步采取措施强化管理。一是加大站内外地面清洗。加强高压冲洗设备、洗涤剂等清洁用具的使用，确保站内外地面无垃圾、见本色。垃圾装卸压缩作业过程中洒落垃圾应及时清扫，重点加强垃圾翻斗下方、排水沟、排污口等处的清洁和冲洗，消除臭源和卫生死角。二是保持站内外整洁有序。作业工具设备（高压清洗机、水管、扫把等）和清洁用品等应设立固定位置、整齐摆放、方便取用。大件垃圾等分类垃圾应存放至指定的垃圾分类收集点，不得堆放于垃圾转运站。垃圾转运站内外不可堆放杂物，不可停放非环卫车辆。三是严格实行垃圾收运机具和容器进站管理。进站的垃圾收运机具和容器应密闭、干净整洁，杜绝敞开式、破损、污脏、洒漏、垃圾外挂的收运机具和容器进站；操作人员须引导并协助垃圾倾倒人员有序正确倾倒垃圾，严禁出现垃圾收运机具和容器无序进站倾倒、乱停放、垃圾二次落地等现象。未进行作业工位的卷闸门应保持关闭状态，作业工位的卷闸门在不妨碍垃圾装卸作业的情况下最大可能地降低开度，以形成站内负压和减少不良视觉观感。四是规范操作人员管理。督促各环卫企业确保垃圾转运站开放时间操作人员在岗，防止出现垃圾转运站空转问题。垃圾转运站操作人员应按规定统一穿戴工作服、防滑水鞋、橡胶手套及口罩等防护用品，严禁赤膊、未佩戴防护用品上岗。五是确保监控设备正常运行。要求垃圾转运站操作人员做好现场摄像头、电缆等设备的维护工作，确保监控设备正常运行，不得故意断电、遮挡及毁坏监控设备，彻底消除设备运行操作中存在的安全隐患。

3.2.6　垃圾处理监管

2018 年，深圳市生活垃圾处理量为 671.74 万吨（18404 吨/日），无害化处理率达 100%，分别由 5 座垃圾焚烧发电厂（南山能源生态园一期、盐田能源生态园、宝安能源生态园一期和二期、平湖能源生态园一期、平湖能源生态园二期）和 3 座垃圾卫生填埋场（下坪环境园、宝安老虎坑环境园、龙岗坪地红花岭环境园）处理，基本做到日产日清。

根据垃圾处理设施的投资、建设和运营模式不同，可分为以下两种。

（1）财政投资建设，事业单位运营。采用此种模式的主要包括下坪固体废弃物填埋场（二期建设投资 4 亿元，处理能力 2000 吨/日）、宝安区老虎坑垃圾卫生填埋场（二期建设投资 4.7 亿元，处理能力 1200 吨/日）、龙岗区坪西垃圾卫生填埋场（处理能力 400 吨/日）、坪山区鸭湖垃圾填埋场（处理能力 800 吨/日）、龙岗中心城垃圾焚烧厂（建设投资 1.2 亿元，处理能力 300 吨/日），以上五个垃圾处理设施由事业单位运营，运营经费由市（区）财政承担。

（2）企业投资建设，企业运营。1999 年之后，垃圾处理厂主要采取企业投资建设、企业运营模式，分为两种类型。一是企业投资建设，政府按投资、运行成本、合理利润（项目总投资的 3%）等要素定价，如盐田区垃圾焚烧厂（建设投资 2.65 亿元，处理能力 450 吨/日）、南山区垃圾焚烧厂（一期建设投资 4.32 亿元，处理能力 800 吨/日），分别按照 198.73 元/吨和 148.33 元/吨的标准支付垃圾处理费。二是政府配套土地、三通一平和灰渣处理场的建设，按照建设-经营-转让（build-operate-transfer，BOT）协议价格定价。垃圾处理设施运营单位与政府有关部门签订特许经营协议，议定垃圾处理费核算公式。目前实行 BOT 协议定价的有宝安区老虎坑垃圾焚烧厂（一期建设投资 5.4 亿元，二期建设投资 14.56 亿元，总处理能力 4200 吨/日，处理费支付标准 110 元/吨）、平湖垃圾焚烧厂一期（建设投资 2.5 亿元，处理能力 675 吨/日，处理费支付标准 128 元/吨）、平湖垃圾焚烧厂二期（建设投资 3.75 亿元，处理能力 1000 吨/日，处理费支付标准 128 元/吨）。

深圳市垃圾处理监管工作起步于 2006 年，借鉴香港、广州等城市的经验，已形成初步的监管模式。目前，深圳市实行市区两级政府监管模式，市级环卫管理部门是全市垃圾处理监管部门，负责制定全市垃圾处理监管政策，编制及修编垃圾处理设施专项规划，依据有关法规规章代表市政府授予垃圾处理特许经营权；审查垃圾处理特许经营合同，监督管理直辖垃圾处理设施建设和运营，指导检查各区级环卫管理部门的垃圾处理监管工作，同时成立废弃物处理监管科负责具体实施，分别派遣工作人员常驻南山区、盐田区垃圾焚烧厂，开展对各区内垃圾处理设施的现场监管，并委托第三方对地磅系统和在线监测系统的运行给予维护。各区级环卫管理部门是本区垃圾处理监管部门，负责贯彻执行有关市垃圾处理政策、规划，签订垃圾处理特许经营合同，监督管理本区垃圾处理设施建设和运营。例如，宝安区城市管理和综合执法局成立了垃圾处理总站，负责对本区垃圾处理设施的监管，组建了环境监督委员会，由社会专家、社区人员、监督人员和环保人员等组成，作为第三方监督机构，采用不定期巡查的方式进行监管。龙岗区城市管理和综合执法局成立了垃圾处理监管中心，其监管模式与南山区、盐田区相似，均派遣人员驻厂监管，驻厂小组监管重点是垃圾计量和费用核对，以及对环境污染物的监测，尤其对烟气、废水进行监测。当运营方排放的污染物超标时，监测人员以现场取样监测的结果和现场摄像为凭证，对其进行罚款[5]。深圳市垃圾处理监管的职能设置如图 3.10 所示。

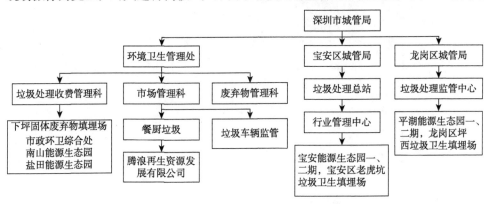

图 3.10   深圳市垃圾处理监管职能设置

实施垃圾处理监管要依靠先进的技术手段，以信息化等科技手段作支撑，建立高效的监管服务平台。监管机构不仅可以加快和提高收集、处理信息资料及客观评价监管对象的经营状况的速度和能力，而且可以扩大监管的覆盖面，提高监管频率，及时发现问题和隐患，快速反馈监控结果。例如，利用物联网技术，在垃圾桶上安装超高频 RFID 标签，在平板车上安装 RFID 读写器，结合车速判断小区的垃圾桶是否上车，再根据压缩箱实时重量变化数据得出当前倒入压缩箱的垃圾桶所在小区和重量，从而实现垃圾溯源，如图 3.11 所示。

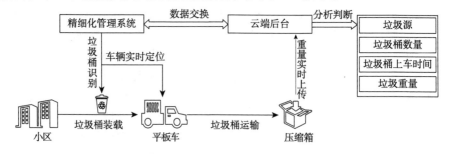

图 3.11　物联网技术支持的垃圾溯源

又如，每个垃圾桶均安装 RFID 标签，相当于每个垃圾桶都有独一无二的身份，从根源上杜绝其他垃圾桶混入，同时对车辆、压缩箱都加装 GPS，在运输过程中一旦分离超过一定距离就会预警，从运输到进站的过程中杜绝垃圾偷运的情况发生，如图 3.12 所示。

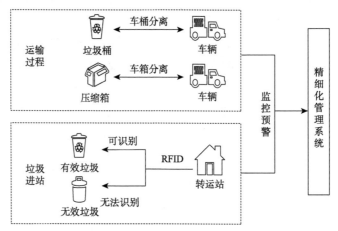

图 3.12　物联网技术支持的垃圾偷运预警

另外，市民也可以通过以下方式参与垃圾处理设施监管：一是参观垃圾处理设施，深圳市逐步做到了开放垃圾处理设施，让市民亲身体会垃圾处理的全过程，感受垃圾减量化、资源化、无害化处理的实际效果；二是将处理设施运营情况向政府主管部门反馈和投诉，以便不断提高垃圾处理设施运营管理水平。

根据物联网环境下环卫管理业务的工作分析，我们对传统环卫管理组织架构进行变革，设计物联网环境下新的环卫管理组织架构，实现基于物联网系统平台的环卫管理模式。

3.3　基于物联网系统平台的环卫管理组织架构的设计

3.3.1　物联网环境下环卫管理组织总体架构设计

为了实现上述管理业务,我们设计了物联网环境下的环卫管理组织总体架构,见图 3.13。相比于传统环卫管理组织(图 3.2),物联网环境下的环卫管理组织由市级、区级、街道级和企业级四级组织构成(企业级实为被管理对象,但从清扫、清运和处置业务角度来看,也属于环卫一线的直接管理者),其成员主要包含物联网软件系统(平台、资源池)、物联网硬件系统、各级环卫管理组织机构(市级、区级和街道级)、环卫企业。

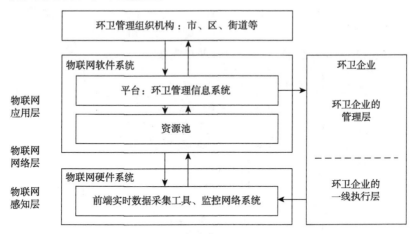

图 3.13　物联网环境下环卫管理组织总体架构

其中,物联网系统平台包含软件系统和硬件系统两部分。软件系统由整个组织架构的平台及其底层的资源池组成。平台是整个组织核心,它对环卫企业甚至一线现场的环卫工人直接进行指挥调度,并且可以对大规模(如整个城市)的一线现场进行指挥调度,当然这需要强大的资源池来支撑。资源池里存放的主要内容是优化方法、计算分析方法,平台对企业及其一线环卫工人的追溯、调度、考核、智能分析等工作都需要资源池里的这些方法来支持。硬件系统由物联网感知层的前端实时数据采集工具及其形成的针对环卫业务过程的监控网络系统组成。

各级环卫管理组织机构（市级、区级和街道级）依靠平台来开展各项环卫管理业务。在传统环卫管理组织架构里，各级环卫管理组织是直接管理环卫企业的；而在物联网环境下，各级环卫管理组织通过平台来管理环卫企业。

环卫企业内部主要分为两层，即一线执行层和管理层。

从物联网的三个层次来看，物联网硬件系统和环卫企业的一线执行层处在物联网感知层，物联网软件系统、各级环卫管理组织机构，以及环卫企业的管理层处在物联网应用层。

基于物联网，我们可以对传统的环卫管理组织架构的设置进行变革，进而根据变革的需求，对平台架构、物联网硬件系统进行设计，对资源池中的各种应用问题及其相应的优化方法、计算分析方法进行研究。

3.3.2　物联网环境下环卫管理组织机构设计

如前所述，传统城市环卫管理组织机构是分层的，如图 3.14 所示。最高环卫管理部门是市城市管理和综合执法局，往下依次是各区级城市管理和综合执法局、街道办事处，执行层为各环卫企业。三级管理部门和一级执行层的环卫企业形成的四层逐级管理关系是传统城市环卫管理组织架构。

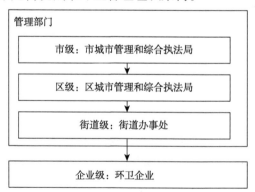

图 3.14　传统城市环卫管理组织架构

针对 3.2 节阐述的环卫作业业务，各级环卫管理部门的管理业务相应地总结如下。

（1）生活垃圾分类监管。接入现有垃圾分类监管系统数据，包括信息台账、业务单位数据、市场化运营单位、智能设备、车辆等数据。

（2）环卫作业管理。汇总区级环卫精细化管理系统数据，并且对人员和机械化作业数据进行点、线、面分析应用。建立人、车等作业单元的作业管理功能，实现对作业过程和作业质量的记录与评价机制。

（3）生活垃圾收运监管。实现对收运车辆作业过程监控、收运垃圾称重及车辆资源调度等功能。

（4）生活垃圾转运站监管。对转运站人员作业及车辆出入情况进行统一监管，并且实现转运站视频监控与智慧城管视频联网平台对接。

（5）生活垃圾处理监管。对全市垃圾处置终端数据进行汇聚及分析应用。处置终端数据包括固体废物填埋场、废物处置中心、垃圾焚烧厂和餐厨垃圾处理厂的数据。

（6）公厕智慧化管理。对公厕基础数据包括 GIS、设施等进行管理。同时对公厕人流量、公厕气味、公厕设施安全进行实时监测，并且为市民提供便民服务。

在物联网环境下，环卫管理部门能够借助物联网系统平台，实现对上述环卫业务管理的智能监控、指挥、分析和评价环卫作业，实现智能化环卫管理模式，将全市环卫业务分市、区、街道三级行政管理单位，以及环卫企业，站在全市环卫业务的角度考虑，既需要将全市的环卫业务和数据进行统一归集，又需要将各级管理机构的行政职责和工作进行分工。因此，环卫综合管理模块在设计时需要实现统筹管理与有序管理相结合，并与物联网系统平台互联互通，才能更好地满足市环卫处综合管理的需要。

如前所述，物联网系统平台主要分为三层，即感知层、网络层和应用层，依附于三层物联网系统平台的城市环卫管理组织机构（含环卫企业）如图 3.15 所示。

从纵向来看，物联网系统平台的感知层采集环卫执行现场的实时数据，包括移动中的环卫工人、巡视员、环卫车辆、垃圾运输车辆等，固定的转运站、设备仓库等的位置信息、时间信息、工作量信息、存量信息，以及其他状态信息。这些实时数据通过网络层传输到应用层的平台。

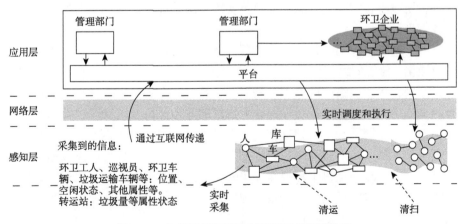

图 3.15　物联网环境下城市环卫管理组织体系

物联网系统平台是一个统一管理信息系统，它综合应用物联网感知设备技术、GIS 技术、GPS 技术、视频监控智能识别技术、RFID 技术等，实现环卫行业的智能、高效、洁净和和谐。通过建立物联网系统平台，打通底层数据，根据业务管理建立独立的功能管理模块，在此基础上开发环卫综合管理各项功能，如实现环卫事件全流程管理、环卫综合考核、企业征信管理等。运用 GPS、车辆油耗检测、视频监控、图像对比、各种传感器集成、智能穿戴、人脸识别、语音播报等先进技术，管理人员可以方便地实时监测环卫清扫车/洒水车/垃圾运输车等作业状态、环卫工人及巡视员作业、公厕臭味值等情况，有效提高工作效率和实现环卫作业信息化。同时将数据应用于环卫指挥调度及数据分析，实现所有内部数据的穿透式、多维度的应用，以及对卫生环境的全程监控，使环卫作业问题能够及早发现、快速解决。

从横向来看，基于物联网系统平台的城市环卫管理组织有两个特征。

一是平台作为管理部门的中心，各级管理部门通过平台来开展各项工作，包括通过实时采集的数据来实时调度环卫企业的日常运作、检查环卫作业的绩效，通过日常运作的绩效来完善考核规则，进而实施考核和社会化管理工作。平台具有根据实时采集的数据进行智能分析与智能调度、指挥和检查等功能，支持各级管理部门开展工作。

二是基于智能化平台的支持，管理部门对环卫业务可以实现大规模管理。在传统环境下，由于信息技术的局限，深圳市环卫管理业务是分行政区开展的，市级管理部门负责制定全市的业务标准规则、负责考核，区级管理部门负责本行政区的管理工作，街道办事处相当于一线的管理与监督者，各级管理部门的工作是按照市政的行政层级来划分的。因为物联网信息采集技术可以使得市级管理部门直接获知一线的业务进展与状态，平台的智能算法与分析功能可以实现大规模业务管理，所以平台智能化管理功能可以实现市级管理部门直接面向整个城市的环卫业务管理。

显然，基于上述两个特征，管理部门的组织架构可以进行重组，中间层的组织可以取消。传统的组织架构从市级、区级管理部门到街道级，以及到环卫企业，有很多层级，每个层级两两之间都是博弈关系，博弈关系之间都会有信息的偏差甚至歧义。中间层越多，最后导致企业层级的业务执行及其管理的效率和效益就越低。有了物联网系统平台的支持，环卫管理组织架构体系就不需要那么多层级了。基于平台所具备的智能分析与处理能力，市级环卫管理可以直接通达环卫企业，甚至可以直接通达每个环卫作业单元。通过物联网系统平台感知层的实时信息采集技术，市级管理部门可以精准地实时地把握每个环卫作业单元和作业人员的状态，然后精准地下达管理指令。

如图 3.16 所示，各级管理部门和环卫企业都依托于同一个平台。

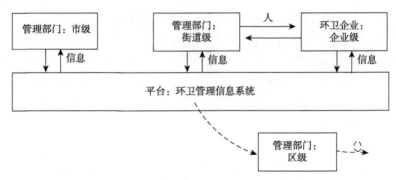

图 3.16　基于物联网系统平台的城市环卫管理组织机构

市级管理部门可以通过平台直接采集环卫一线的数据，因而就能直接管理环卫企业，无须通过中间环节。此外，由于平台具有智能计算与分析能力，市级管理部门借助平台可以同时管理大范围地域面积的环卫企业。而过去因为数据采集的难度及计算能力的局限，大规模地域的环卫管理工作只能按行政区来划分为小规模的问题，由各自行政区一级的管理部门来管理本区域的环卫工作。市级管理部门能够通过平台获得实时数据，通过视频直接接触环卫一线，因而能直接通过平台向环卫企业制定作业规则和管理制度。因此，市级管理部门与平台之间及与环卫企业之间都是信息交换关系。

接近环卫企业这一端的街道级管理部门除了通过平台来监管环卫企业，与平台、与环卫企业有信息交换关系，还与环卫企业之间有人力上的交往关系，包括向现场派人巡视、检查，环卫企业则派人到街道级管理部门商谈合同、解决应急业务中的现场问题（如事后的追责）。环卫企业通过平台获得实时数据，进而通过平台调度环卫每日的具体业务。

具体而言，各级管理部门借助全市统一的物联网系统平台的实时定位、实时追溯功能，实现如下环卫管理功能。

（1）环卫作业现场日常随机巡查、全过程实时化可视化监控和远程信息监管。

一方面由第三方监管机构督察员采取日常随机巡查，另一方面由各级管理部门定期或不定期组织随机巡查，巡查频率和时间根据实际情况而定，随机巡查侧重于作业质量、设施维护、问题整改等方面的监管，发现问题及时抄告相关单位，情节严重的立案上报深圳市城市管理和综合执法局，并督促其限期整改。

环卫业务包括基建工作、垃圾的清运转运作业、路面保洁、公厕保洁、处置终端的日常管理等，业务条线覆盖全面、任务繁重。除日常的环卫作业以外，作业过程中出现的非规范行为（如机械化车辆出现空驶、垃圾未达到日产日清、人员上岗不及时）增大了监察人员的管理缺口，因此需要借助技术手段，实现环卫作业的全过程监管，确保每一个作业环节按照作业规则与规范进行作业，实现实时化、可视化监管，为作业考核提供精确化依据。

市级管理部门和监管值班人员将通过物联网系统平台进行全市范围的远程在线监管，进行日常的作业监管、问题督办、质量考核等；街道级等管理部门将通过物联网系统平台的权限管理实现本区域、本专业的针对性监管，进行作业规划、质量监督、任务派发等。

（2）环卫业务远程和快速应急指挥调度。

环卫系统作为智慧城管下级行业系统，其环卫案件将流转到城管系统中，由城管指挥调度中心进行案件的统一指派和考核。

已有的调度管理模式基本是实时调度，即哪里缺少资源就调用资源，调度过程中遇到被调度车辆处于作业状态或者离调度地点较远等难题；日常作业只是简单的排班，资源不能得到充分合理的运用而造成浪费；同时调度不及时也造成垃圾堆放、转运不及时，影响周边居民生活。

鉴于此，要依托物联网系统平台建立快速应急指挥调度机制，通过监管快速应急指挥调度实现保洁作业，以及生活垃圾收集、清运、中转及处置、环卫作业的一体化调度，通过 GIS 实现车辆、人员、设施的实时调度、反馈，充分调用资源，实现环卫作业无断链运行。

（3）环卫数据智能统计、分析。

如今是信息化时代与大数据时代，环卫管理与时俱进，通过实时采集环卫业务中的管理数据进行智能统计分析辅助管理决策，改变传统纸质化、简单电子化的管理手段，获取每日的垃圾收集率、机械化作业量化统计（趟数）、处置终端每日垃圾进场量等，通过环卫数据分析，将环卫业务量化，管理更精确、手段更科学。

（4）环卫作业质量科学评价和工作指导。

制定各类考核管理办法，建立规范化的作业考核标准，考核对象确认依靠随机抽取方式，考核过程基于移动终端进行在线操作，从而确保作业考核质量、确保考核公正公平，对考核对象实行月度量化考核工作。各级管理部门以"服务至上、精益求精"为监督、考核原则，不断完善考核制度，提升全市环卫监管水平。

实现作业质量监测结果的自动化生成，并可根据相关条件组合生成评估分析结果，在减少人工统计工作量的基础上为管理决策提供精确的分析结果、为考核付款提供依据。

传统的环卫组织各级功能独立，各部门只能在相邻层次间互动，不能跨越多层。而物联网系统平台将各层联系在一起，各级能够直接互动。因此，对应环卫管理功能，各级管理部门和环卫企业的分工如下。

（1）市级管理部门。

物联网系统平台将实现统一数据出入口，将数据有效地对接到市级环卫管理部门，实现数据的有效上传和下发，即物联网系统平台将调用市级环卫管理部门的资源，实现物理和数据资源的共享和互通。

（2）街道级管理部门。

物联网系统平台将对各行政单位和行政单位的工作人员开放对应的权限，在涉及跨部门协作和数据调用时，将有效实现查看、编辑等不同权限的操作，与市级环卫管理部门形成信息共享，第一时间获取上级及其他部门数据。

（3）环卫企业。

环卫企业充分利用物联网系统平台，录入企业及作业相关信息，并可在平台中实时进行任务的调度和分工，科学合理地调度资源，并接受相关管理部门的督察和管理。

环卫作业服务市场化是当前城市环卫市场成熟的运作模式，各街道办事处通过公开招标方式，委托环卫企业开展辖区市政道路清扫保洁、垃圾收集运输处理、公厕管理等工作。深圳市城市管理和综合执法局设立生活垃圾分类事务中心，制定生活垃圾分类的政策法规，组织和指导生活垃圾分类试点工作，组织开展生活垃圾减量化、资源化、产业化研究以及生活垃圾分类的宣传教育工作。

参 考 文 献

[1] 李巍. 深圳市生活垃圾治理研究[D]. 大连：大连海事大学，2017.

[2] 上官顺结. 城市环境卫生管理市场化运作研究：以泉州市丰泽区为例[D]. 泉州：华侨大学，2015.

[3] 深圳市质量技术监督局. SZJG 27—2008. 深圳市公共区域环境卫生质量和管理要求[S]. 深圳：深圳市城市管理局，2009.

[4] 吴学龙，周继强. 团结奋进创佳绩迎难而上展雄风：深圳市环卫行业改革开放 30 年回眸[J]. 开放导报，2010（5）：118-120.

[5] 吴氏如霞，周兴求，林霞亮，等. 深圳市生活垃圾处理监管现状与对策研究[J]. 中国资源综合利用，2014，32（4）：31-34.

第4章 物联网环境下城市环卫管理平台的总体设计

依据物联网环境下环卫管理组织总体架构（图 3.13），本章设计物联网环境下城市环卫管理平台，如图 4.1 所示。

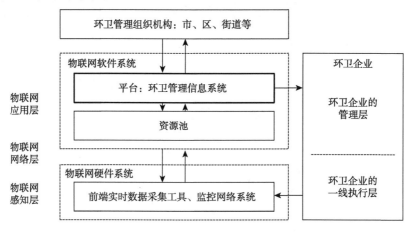

图 4.1 物联网环境下城市环卫管理平台

4.1 平台的总体架构

平台本身采用目前主流的跨平台 J2EE 相关技术，基于工作流管理平台、数据交换平台和系统扩展框架等架构技术，保证其技术先进性和技术符合性，如图 4.2 所示。

用户	企业公司		工作员		各级领导	
渠道	微信公众号/小程序		政务微信		PC端	

业务应用

基础信息管理	垃圾分类监管		生活垃圾收运监管		转运站监管	垃圾处理监管	公厕管理	综合应用
设施类　企业类	分类仪表盘	分类红黑榜	路线规划	计划管理	转运站仪表盘	餐厨垃圾监管	公厕一张图	环卫事件管理
环卫作业管理	信息填报	分类投放管理	实时管理	规矩管理	视频监控管理	填埋场监管	人流量监管	环卫综合考核
人员监管　车辆监管	分类考核	分类报表分析	称重记录	结果统计	转运站臭气监管	废物处置中心监管	气味监管	企业征信管理
	视频监控	……	满溢状态	……	转运站安全监管	焚烧厂监管	……	数据智能分析

应用支撑

分布式微服务	大数据平台	公共支撑		能力组件		业务微服务	
容器服务	基础平台	统一身份认证	电子档案	位置服务	智能客服	案件信息服务	位置信息服务
分布式微服务框架	移动共享与交换	统一用户管理	电子证照	人脸识别	OCR	部件信息服务	热力数据服务
智能AP网关	元数据管理	统一代办	统一GIS	融合通信	图像识别	数据共享服务	车辆信息服务
	数据治理	电子印章/签名	……	视频联网	语音识别	指挥调度服务	……

数据资源

基础信息库	清扫保洁作业库	垃圾清运作业库	垃圾处理监管库	垃圾分类库	……
精细化管理系统数据	转运站监管平台数据		餐厨垃圾信息管理数据	废物处置系统数据	

基础设施

指挥大屏	计算、存储资源池	网络资源池	安全资源池

数据感知

手环	车载调度屏	车载录像机	人流量感知	臭味感知	视频监控	公厕显示屏

图 4.2　平台的分层架构[1]

1）数据感知层

数据感知层主要包括前端实时数据采集工具，如车载设备、人员设备、公厕人流量设备、臭气监测设备等。前端实时数据采集工具应具备数据报警、自动启动、应急监测功能及自动采样功能。数据传输至少支持一点多传，可根据管理要求远程设定传输频次，支持数据断点续传，能按要求接收、处理和反馈远程控制命令。监测数据与运行状态同步，并自动添加编码标识，包括电源故障、排放源停运、超测量范围、远程控制导致数据失效、通信超时等。

2）基础设施层

基础设施层主要指市环卫指挥中心，根据本地区（如整个城市）的智慧城管建设要求及其所需的底层计算能力、存储资源能力等，建立本地区的公共资源。电子政务云等也属于基础设施层。

3）数据资源层

数据资源层共享现有系统数据，包括精细化管理系统数据、转运站监管平台数据、餐厨垃圾信息管理数据、废物处置系统数据。数据资源层还需新建基础信息库、清扫保洁作业库、垃圾清运作业库、垃圾处理监管库、垃圾分类库等业务库。

4）应用支撑层

应用支撑层主要调用智慧城管项目共性平台功能，主要包括分布式微服务、大数据平台、公共支撑、能力组件、业务微服务等。

5）业务应用层

业务应用层即市环卫综合管理系统功能，包括环卫作业管理、基础信息管理、垃圾分类监管、生活垃圾收运监管、转运站监管、垃圾处理监管、公厕管理及综合应用（包括环卫事件管理、环卫综合考核、企业征信管理、数据智能分析）等。

4.2　平台的功能设计

平台依托物联网技术与移动互联网技术，建设"智慧环卫"管理系统，实现环卫人、车、物、事管理全过程实时管理，消灭信息孤岛，合理设计规划环卫管理模式，提升环卫作业质量，降低环卫运营、监管成本。同时平台实现与其他部门、单位系统的数据共享交换，实现信息资源的整合和深度挖掘[1]。

4.2.1　环卫作业管理

环卫作业管理主要针对机械化作业和人工作业，重点梳理作业资源的日常投入情况、作业质量情况、违规情况，并依靠前端智能感知设备，配合后台数据分析的要求，实现对作业结果的科学统计和多维评价，进而实现环卫作业精细化管理。

各区的环卫精细化管理系统需要与市级环卫精细化管理系统对接，即通过智慧城管的数据治理平台实现与市级精细化管理系统的数据对接，在不影响精细化管理系统正常使用的同时，抽取相关业务数据，对采集的环卫基础数据、作业过程数据、作业结果数据等进行二次数据分析，在系统应用方面实现功能升级，整体提升市城市管理和综合执法局及市环卫处对全市作业保洁工作的全局把控水平。

要实现环卫作业管理，平台需设置环卫人员管理、机械作业管理、环卫车辆监管等三个方面的管理功能。

1. 环卫人员管理

要实现环卫人员管理功能，需要从前端采集人工作业的基础数据、过程数据和结果数据，经过数据筛选、整合、分析，从多个维度输出市级、区级、街道级、企业级四级管理部门所关心的关键数据。平台要根据前端采集的数据，记录每天的实时数据，还可查看单日历史数据；并以可视化的形式在地图中动态展示全天作业情况，也可动态回放。这些数据包括以下三个方面。

（1）考勤方面的数据，包括计划投入人数、标段合同中规定投入的作业人数、人员配比率、实际每天排班的人数占合同规定人数的比率、出勤率、排班计划中实际出勤的人数。

（2）违规方面的数据，包括总违规人数及占比（发生脱岗/滞留/设备离线的总人数、总违规人数占排班人数的比率）、脱岗人数及占比（排班计划中发生脱岗的作业人数、脱岗人数占排班人数的比率）、滞留人数及占比（排班计划中发生作业滞留的人数、滞留人数占排班人数的比率）、设备离线人数及占比（排班计划中发生设备离线的人数（离线时长达到报警阈值的）、离线人数占排班人数的比率）。

（3）作业量方面的数据，包括总体作业量和人均作业量、标段数量（无人均数据），合同中规定的标段总数、标段面积（无人均数据），合同中规定的标段总面积、排班面积、排班覆盖率、排班面积占标段面积的比率、作业里程、作业人员的作业里程之和或人均作业里程、作业时长、作业人员的实际作业时长之和或人均作业时长。

在上述基础数据的基础上，平台要实现环卫人员管理功能，主要是对环卫人员台账、作业区段、作业排班、人员 GIS、记录查询的综合管理。通过环卫人员管理子系统，可有效减少人员漏岗、串岗、不按规定时间上岗等违规作业行为，从而提升环卫作业质量整体水平。具体分为以下五个方面。

（1）人员台账管理。

人员台账管理通过数据库技术将所有环卫企业的环卫工人进行数据库管理，明确是否需要进行定位功能，为实时监管奠定基础。同时对人员数据进行精确掌握，确保环卫工人补贴核拨无误。

建立环卫工人基本信息库，使环卫管理部门便捷、准确地掌握环卫工人的基本情况。环卫工人基本信息主要包括片区、所属环卫企业、姓名、工号、在职状态、联系电话、是否定位、身份证号、年龄、性别、社保编号、公积金编号。

系统支持批量录入信息与导出信息，并支持关键字段的查询。每个环卫企业能够查询自己的人员信息，环境卫生管理处可以进行全局查询。个人进行信息录入时，需要进行身份认证，然后才可以进行其他信息的录入。

（2）作业区段管理。

作业区段管理实现环卫人员作业区域网格化管理，实行网格作业责任制，每个网格根据劳动定额派发作业人员进行作业。根据环卫业务的特殊性，实现大网格（各区、环境卫生管理处）-小网格（管理人员）-路段（或者设施点）多级网格管理。具体包括以下三个方面。

①作业区域管理。对作业区域进行网格化管理，对网格进行编号，将人员与责任区域进行绑定，以地图与列表两种方式进行展示。在地图上可以直观查看作业区域划分情况，以及每个区域人员分布情况。列表展示内容包括网格编号、网格区域名称、作业人员数量、作业人员姓名、作业时间要求等。

②作业路段管理。作业路段管理模块将管辖区域内路段进行细化管理，将需要保洁的路段在地图上进行标识，相关的基础信息包括标段名称、标段编号、标段长度、保洁人员、保洁规则等。

③基础设施管理。基础设施管理作业对象包括垃圾站、公厕等。如果要获取作业人员是否来垃圾站收集垃圾、是否对公厕进行及时保洁等信息，就要将垃圾站和公厕的位置与作业人员的位置进行比对。但将基础设施位置具体化时 GPS 本身存在一定的偏差性，因此需要将基础设施进行一定的区域划定。若作业人员在此区域，系统就会自动判定为到岗作业，并结合停留时间对作业人员进行在岗状态的判定。

（3）作业排班管理。

作业排班管理功能实现环卫企业或者环卫工人与作业区域、路段和基础设施的匹配，对班次属性信息进行设定，环卫工人的作业排班信息包括人员姓名、作业地点、作业时间要求等。具体包括以下功能。

①道路保洁班次默认设置。用户在系统中可以设置班次的基本属性，包括每天班次的起始时间与结束时间及班次名称，还可以将班次设为默认班次，减少以后班次设定工作，同时可以对这些设置进行修改和重新设定，如上午班05:00~10:00、全天班 08:00~18:00 等。

②道路保洁排班设置。按照作业区域或者路段、班次（上午班、下午班、晚班、全天班）进行排班，最终形成排班信息，包括人员姓名、人员作业区域（路

段、设施名称）、作业班次、作业频次（趟数）等；排班任务在排班设定的有效期限内具有一定的稳定性，如张生、人民路、上午班（06:00~10:00）、规定 2 趟，排班有效时间为 15 天，15 天内张生均按照此作业规则进行作业，到规定时间，系统提醒作业人员进行重新排班。

③基础设施作业排班管理。基础设施作业排班信息包括基础设施名称、基础设施编号、保洁人员、保洁频次、保洁时间、排班有效期；公厕保洁员每日到达需要保洁地点时系统自动识别其在岗时间。

（4）人员 GIS 管理。

每个作业人员配备一个定位终端，人员到达作业区域时进行定位，系统汇总作业人员进入作业区域的时间点与离开作业区域的时间点，实时获取人员作业过程中的位置信息、时间信息、作业状态情况，避免出现串岗、滞留等违规行为。具体包括以下功能。

①实时位置监管。通过定位终端将人员位置信息实时传输至系统，系统以地图和列表的形式呈现位置信息，同时支持人员查询与区域查询，监管人员实时掌控环卫人员作业情况。

②在岗状态监管。人员作业状态的监管主要分为两个维度，分别是作业人员和作业区域（路段），作业人员状态主要包括在岗、休假、异常离线、脱岗，不同的状态以不同的颜色显示；作业区域（路段）状态包括正常作业、无人作业、存在脱岗，各状态后台进行统计；系统即时展示 SOS 信息，确保监控中心及时获知、及时处理。

③历史轨迹管理。根据人员定位信息将环卫工人的作业轨迹进行散点图汇总，形成当天作业记录汇总，作业点图可进行回放，方便管理人员知道环卫作业人员的作业动态变化。

系统可以自动统计在岗点、脱岗点，还可以对工号、姓名和作业区域等关键字段进行查询，并支持单条记录查询与多条记录查询，单条记录查询时根据工号依次查看。

（5）记录查询管理。

记录查询管理主要包括考勤管理、请假记录、违规记录、SOS 管理、人员作业分析。具体包括如下功能。

①考勤管理。提供考核记录查询功能，便于行政管理人员或企业管理者强化现场人员考勤管理；提供考勤更正审批功能，当作业人员因临时或紧急任务调度而产生缺岗、离岗时，管理者可以进行更正，同时派班信息、违规记录将同步人员考勤状态。

②请假记录。一线作业工人向企业管理者提出请假申请，管理者录入系统，请假记录即可在本模块中查询到，同时排班信息、违规记录及 GIS 管理等模块将

同步人员请假状态。

③违规记录。对环卫人员在作业过程中出现的违规异常情况进行集中管理，主要类型包括迟到、异常离线、违规滞留、脱岗、一人携带多设备。具体功能如下。

a. 迟到管理：根据系统中设置的区段信息，如**路段，规定时间为06:00~12:00，06:00时刻系统中判断人员是否到岗，若未到岗，系统提示**路段人员尚未上岗，记录迟到时长，并根据违规提醒信息提醒相关人员进行及时处理。

b. 异常离线管理：人员在作业过程中若突然出现异常离线，系统会对定位信息进行初步判断。异常离线原因一般有两种，即信号异常和电量异常。

c. 违规滞留管理：对于作业人员在作业区域长时间停留休息等现象，系统会采集位置信息的变化情况来进行判断，若一段时长（如25分钟）位置信息均没有发生变化，系统进行告警，形成违规滞留信息记录。

d. 脱岗管理：脱岗主要指作业期间离开岗位、聚众聊天或者早退等现象，人员定位终端上传的位置信息连续一段时间不在正常作业路段/区域内，系统会形成脱岗信息记录，同时记录脱岗时长。

e. 一人携带多设备：在人员实时监测过程中，若有多台人员定位设备的位置高度重合，系统将提示此信息，管理员可以视情况调度一线管理人员或稽查人员前往处理。

当出现违规信息时，系统右上角呈现违规信息进行提示，监管人员可以实时进行查询管理。系统将不同的违规类型设置等级，违规严重事件可优先进行处理；系统支持按违规类型、违规时间、环卫企业、作业类型等关键词进行归类查询。

④SOS管理。人员移动定位设备上配置SOS紧急呼救键，作业人员在作业过程中出现意外情况时可以及时将SOS信息发送至监控中心，监控中心形成SOS记录，包括发送人员、所属区域、设备号码、发送时间、发送地址。监控中心根据SOS记录进行现场支援处理。

⑤人员作业分析。根据监管信息进行数据统计，形成各种报表，方便监管人员进行管理决策。具体统计范围如下。

a. 人员考勤信息统计：根据定位终端上传的上岗时间、离岗时间、串岗时间等进行汇总统计，实现对人员实际上班时长管理，为环卫工人的薪资发放提供决策依据。

b. 人员作业里程汇总统计：二次分析人员作业轨迹，汇总人员作业里程、作业趟数，并根据定位终端进行步数统计，这些数据可作为人员作业绩效的评估依据。

c. 环卫企业作业过程统计：以环卫企业为统计维度，汇总各环卫企业管辖区域的任务完成情况，实现环卫企业客观评价，为市场准入管理提供依据。针对各路段的作业状态进行统计，形成正常点、脱岗点的统计管理，依据后台设置的规则进行量化，形成最后的评价等级（优、良、中、差），同时支持图与表的结合，并支持导出功能。

d. 违规情况统计：对环卫人员的违规情况进行管理，可以实现对作业规范性的监管，管理部门可以通过汇总知晓哪些环卫企业或者环卫人员的违规次数较多，采取一定的警告或者惩罚措施。

2. 机械作业管理

实现机械作业管理功能，需要从前端采集机械化作业车辆的相关数据，整合分析出关键数据，供各级环卫管理部门使用。

平台要根据前端采集的数据，记录每天的实时数据，并可查看单日历史数据；设计热力图功能，以可视化的形式在地图中动态展示全天作业情况，并可动态回放；设计标段分布图，直观展示全市机械化作业标段的分布情况。具体数据如下。

（1）任务方面的数据，分为任务概况、效率分析和综合分析。

①任务概况，统计出车次数，并计算任务完成率。

②效率分析，统计排班时间、行驶时长、作业时长、行驶里程、作业里程，并计算作业效率。

③综合分析，计算综合速度、作业速度，并统计违规次数。

（2）标段方面的数据，包括标段概况、排班信息和作业信息。

①标段概况，展示标段的基本信息，包括标段数量、标段长度、覆盖面积等。

②排班信息，展示排班标段的总长度、面积和排班覆盖率。

③作业信息，展示作业总里程、面积、实际覆盖率，作业覆盖面积，作业趟数和作业里程等。

3. 环卫车辆监管

环卫车辆监管功能主要适用对象为清扫车、洗扫车、洒水车等机械化作业车辆，通过安装车载部标一体机，对车辆实时位置、清扫状态、作业轨迹、清扫里程、违规情况、清扫质量等信息进行综合监控，并针对紧急情况进行车辆的调度管理。

平台要根据前端采集的数据，实现与环卫车辆监管有关的基础数据管理，包括以下方面。

（1）基础信息管理。运用数据库技术实现环卫车辆基本信息的管理，包括车牌号、发动机号、作业类型、所属作业队伍、所属部门、服务区域、品牌型号、载重量、开始使用时间、使用年限等。系统支持车辆数据的批量录入、权限范围内增删改查、汇总统计，并支持多种形式的输出打印。查询条件主要包括区域、车辆用途、车辆类型或自定义。

（2）作业路段管理。运用 WebGIS 技术对机械化作业路段进行可视化管理，各路段的招标时间、起讫状况、作业单位、定额状况、考核频次等可通过地图的方式来查看。实现车辆与路段的绑定管理，直观展示作业路段相应的作业车辆。

基于上述基础数据的管理，平台实现环卫车辆监管的如下功能。

1）作业规则管理

作业规则管理实现环卫车辆的排班管理，可将车辆的作业标段（路段）、作业时间、作业趟数均形成量化的任务指标，方便核算车辆的任务完成情况。制定作业规则是分析车辆实时监测数据的基础，可以判定车辆任务完成情况。

（1）车辆作业任务规划。管理人员根据车辆作业能力制定作业车辆任务表，主要信息包括车牌号、作业路段、作业标段、作业时间、作业趟数等。

（2）作业规则派发。作业规则信息通过短信平台发送至作业人员通信工具或者调度屏，提醒作业人员及时作业。

2）实时监测管理

通过安装车载部标一体机实现机扫车、洒水车等机械化作业车辆的实时位置与作业状态的在线查看与追踪，具体包括 GPS 实时状态监管、作业状态实时展示、违规情况实时告警。

（1）GPS 实时状态监管。实现对车辆的实时 GIS 信息采集，准确判断车辆是否在规定区域进行作业；采用不同的图标表示车辆的状态（包括车辆行驶在线、作业在线、停车、离线等）。

（2）作业状态实时展示。采集车辆的状态信息，判断车辆在规定作业路段规定时间内是处于正常运行状态还是处于空驶状态。

（3）违规情况实时告警。车辆在规定路段超速、超时停车、状态异常等非规范行为出现时，进行实时预警，及时提醒监管人员。

3）作业轨迹跟踪

作业轨迹跟踪实现轨迹回放管理、轨迹比对管理、有效作业轨迹查看功能。

（1）轨迹回放管理。系统保存车辆所有的实时监控数据（位置信息、违规信息），监管人员可以以多样化的条件对车辆轨迹进行查询，这些条件包括环卫企业、作业队伍、车牌号等。

（2）轨迹比对管理。系统自动记录车辆作业轨迹，可以对实际作业轨迹与规定作业线路进行匹配，直观对车辆规定路线与实际行驶路线进行对比展示，判断车辆是否按照规定的路线进行作业。

（3）有效作业轨迹查看。系统运用虚线与实线区分正常行驶轨迹和作业情况下的作业轨迹，并以不同颜色进行区分，用户可以快速查看。

4）作业状态监管

作业状态监管主要对象为清扫车、洒水车，有些作业车辆会出现空驶状态，即车辆在作业时没有开启真正的作业功能（如洗扫一体车在作业时必须开启清扫、洒水功能）。通过车载部标一体机对各种作业车辆在规定路段未开启作业装置系统的工作状态进行实时监控、实时预警，杜绝空驶，提高作业效率。

5）违规报警管理

违规报警管理主要对作业车辆作业过程中的各类违规现象进行管理及设定。

（1）越区作业预警。实现车辆超出设定区域的实时报警功能，系统通过弹出框提醒的方式提示用户，用户可忽略报警信息，也可实时给车辆发送消息。

（2）越线作业预警。实现车辆超出规定作业路段作业的实时报警功能，系统通过弹出框提醒的方式提示用户，用户可忽略报警信息，也可实时给车辆发送消息。

（3）车辆超速作业报警。车辆按照规定在作业路段的速度不可超过一定的值，系统中设置阈值，若在作业过程中出现超速则进行预警。

（4）空驶作业报警。车辆在规定路段与规定时间作业时，对车辆扫把头或者洒水的开关量是否达到规定的要求进行实时预警。

（5）超时停车作业预警。实现车辆超出设定时间异常停车的实时报警功能。

（6）预警等级设置。按照不同的违规行为类型、违规程度，设置不同的等级，报警的同时进行等级划分，便于监管人员根据报警等级实现及时处理。若设置超速作业为一级报警，出现超速时，监管人员可立即通知作业人员。

（7）预警方式。系统通过弹出框提醒的方式提示用户，用户可以忽略报警信息，也可以实时给车辆发送信息。

（8）违规反查。一是通过违规信息记录去查询车辆的作业轨迹与作业视频等；二是监管人员在现场考核时发现某路段作业质量不达标，监控中心根据路段进行反查车辆或者查询经过该路段的车辆，以最快的速度锁定违规嫌疑车辆。

6）车载视频监管

通过车载监控摄像头，对车辆清扫、洒水作业后路面状况进行远程监控，并对实时状况抓拍，同时驾驶室内安装的显示屏可实时查看作业后道路状况。通过远程可视化监控，清扫质量问题得到快速响应、处理。

视频监控设备一般安装在扫把左右两侧、车辆后侧或驾驶室内。根据实际监控需求可调整视频监控设备安装位置，实时监管车辆作业后的路面清洁情况，实时掌控作业质量，还可以监管驾驶员状态、是否闯红绿灯等。

7）车辆作业报表

车辆作业报表主要包括作业结果报表、超速报警报表、超时停车报表、禁入禁出报表、空驶报警报表、车辆违规汇总表等。运用数据分析仪对车载部标一体机采集的海量车辆作业过程数据进行二次分析，可实现对车辆作业结果、违规等情况的自动累积和汇报，通过比对作业规则可实现对车辆执行清扫任务情况的精细化管理，改变传统仅通过回访轨迹来核算工作量的模式，从而实现清扫任务量化考核的目的。

4.2.2　生活垃圾收运监管

　　生活垃圾收运监管是运用车载部标一体机、车载视频监控设备、果壳箱满溢监测设备、车载称重设备等，实时采集垃圾收运过程数据，实现收运过程的可视化管理。基于车载部标一体机记录的车辆 GPS 数据与 GIS 数据对比，自主判断垃圾收集的及时性；基于果壳箱满溢监测技术，实现城市主干道果壳箱满溢情况的实时监控，提高收运及时性；基于车载视频监控设备，实现运输过程可视化管理，对收集效果进行抓拍，对运输过程抛洒滴漏进行取证，实现生活垃圾收集状况等可视化、动态监控；基于车载称重设备，实现对垃圾产生量的精确采集，实现对垃圾"日产日清"状况的溯源管理，确保城市生活垃圾收运及时。

　　要实现生活垃圾收运精细化管理，平台需要利用前端数据采集功能，采集与生活垃圾收运监管有关的基础数据，管理部门借助平台收集的数据和分析结果，快速掌握全市、各区、各街道的生活垃圾收运情况，同时以可视化形式展示作业车辆地理位置信息、垃圾桶覆盖率、实时收运作业情况、收集完成率等。

　　位置信息包括垃圾收集站位置和果壳箱位置，在 GIS 地图中可分区展示所有垃圾收集站和果壳箱的位置信息，显示各区的街道、小区的垃圾收集站/果壳箱数量及垃圾桶数量，并以柱状图和饼状图分别显示各区的垃圾桶数量及占比情况。

　　以滚动窗口形式展示全市实时的垃圾收运数据，每一辆车完成一次收运任务，自动更新一条收运记录并滚动播放。

　　以市、区为单位，根据前端车辆收集的实际情况，显示垃圾收集完成率，进而掌握每天收运任务的完成情况。

　　基于基础数据，平台能够实现收运区域规划、收运计划管理、收运实时监管、收运轨迹管理、车载称重管理、收运视频监管、满溢状态监测、收运结果统计等功能。

　　1）收运区域规划

　　平台根据实际收运模式与收集点位置信息、时间要求进行收运区域的划分，包括收运区域编号、区域包含的收集站、区域收运要求时间等。

　　系统支持收运区域全局展示，GIS 中显示收运区域范围、收集站的分布情况、每个收集站的垃圾桶数量和收运计划。

2）收运计划管理

收运计划管理模块辅助管理人员安排车辆清运工作，绑定收运区域/路线与车辆、确定收运时间，确保收运作业全覆盖性，主要信息包括车牌号、收运路线、收集频率、收集时间等。车辆在计划的规定时间内到达规定收集点进行垃圾收集。

（1）收运时段设置。设置收运整体业务基调，上午班工作时间段、下午班工作时间段实现灵活调整，便于避开交通高峰期等。

（2）收运规则设置。基于收运车辆进行常规收运规则设置，以周为管理维度，实现每日收运规则，包括车牌号、收运时段、收运路线、收运人员，系统支持设置收运规则有效时间，有效时间内车辆按照规则进行作业。

（3）收运任务计划。集中查看车辆收运计划，默认为常规规则，若出现特殊需求，在具体日期修改次数，不改变整体规则。

（4）收运计划日历。定制收运计划日历，基于收集点、收运车辆进行收运计划展示，确保收集点收运全时空覆盖，快速获取车辆任务时间安排的相关信息。

3）收运实时监管

通过在收运车辆上安装车载部标一体机，对垃圾收运车辆的位置进行实时监控，并通过车辆的位置与垃圾收集点的位置信息进行自动比对，判断车辆收集时间，系统自动核实收运车辆是否及时抵达收集点并进行垃圾收运工作，停留时间阈值可根据统计数据进行调整，并能结合 GIS 地图展现比对的详细情况。

（1）收集点维度实时监管。管理人员在监控中心远程查看管理范围内所有收集点的状态信息，包括已收、未收、正在收集状态，查看全范围内的收运工作运行情况。

（2）车辆维度实时监管。管理人员在监控中心远程查看收运车辆位置信息、速度信息、任务完成百分比信息、运行方向信息等，全局掌控管辖区内垃圾收运进度。

（3）收运人员任务实时确认。驾驶员根据调度屏快速查看任务完成情况并明确下一个任务信息，支持驾驶员手动确认任务完成反馈。

4）收运轨迹管理

收运轨迹管理实现车辆历史作业轨迹查询和回放，系统通过图形化方式在地图上回放车辆作业全过程，收运轨迹与收集点双重图层展示，直观展示车辆收运结果，包括车辆出发点、完成的收集点、到达的转运站/处置终端、收运时间。

5）车载称重管理

车载称重系统利用前端智能称重设备，配合车载部标一体机和车载智能屏实现收运垃圾的计量数据记录，实现垃圾溯源计量。

6）收运视频监管

在运输车辆后部安装车载摄像头，实现运输过程的远程可视化监管，支持特殊事件抓拍与过程随机取证，实现抛洒滴漏的监管与收集结果的取证。

（1）运输过程可视化监管。监控中心可以在车辆运输时进行实时视频调看，亦可在发现路途有抛洒滴漏后进行此路段车辆的查询，并进行历史视频回看反查，辅助管理部门进行违规溯源。

（2）收运结果取证。系统定制抓拍触发条件，如在压缩车提取过程中进行收运结果的抓拍，查看是否有垃圾遗落；设置抓拍时间，如30分钟抓拍一次，用于反查抛洒滴漏。

（3）图片库。系统建立图片库，按照车牌号与时间进行命名，图片增加关键信息水印，便于快速锁定查询结果。

7）满溢状态监测

通过在垃圾桶上安装满溢传感设备，系统设置采集频率，如设置每30分钟采集一次状态信息，系统形成垃圾桶满溢状态记录。

系统设置高度阈值，将实时状态与阈值进行对比，超出阈值时进行报警；系统可将状态进行登记划分，包括已满、半满、正常三种，已满状态下进行报警，半满状态下进行预警。此外，结合地图进行动态展示，如红色表示已满，蓝色表示半满，绿色表示正常，直观展示监管垃圾桶不同状态的分布情况。

8）收运结果统计

收运结果统计实现所有收集点收集情况的汇总统计，集中展示小区收集情况；实现所有车辆的收运准点率、收集率汇总统计。

（1）收集覆盖率汇总报表。以收集点为管理单元，收集任务总数、已完成任务数、未完成任务数、区域分布情况比例汇总的数据等。

（2）车辆收集情况统计。以车辆为统计单元，统计车辆收集情况，收集完成收运任务的车辆数量、未完成收运任务的车辆数量。

（3）收运明细报表。根据时间维度的已经收集的垃圾点报表与未收集的垃圾点报表，实现收集任务完成的情况统计与违规（未收集）的情况统计。

（4）收运报警记录报表。以车辆为管理单元，实现车辆在作业过程中违规作业的汇总统计，统计车辆收运任务完成的准点率与收运率；以作业单位为管理单元，汇总各作业单元车辆作业情况，依此来评判环卫企业作业质量。

4.2.3 生活垃圾转运站监管

生活垃圾转运站监管主要实现城市垃圾转运站作业情况及车辆进出情况的全过程智能化监管，通过垃圾转运环节的有效监控，可确保城市生活垃圾的高效和规范转运。

要实现生活垃圾转运站监管，平台需要利用前端数据采集功能，采集与生活垃圾转运站管理有关的基础数据，辅助管理部门及时便捷地掌握全市所有转运站运行状况，这些数据包括地理信息、身份识别数据、垃圾转运数据、站内臭气变化指数等。地理信息是在 GIS 地图中以区为单位，展示所有转运站的位置信息，同时显示该区有用的站点个数、压缩服务能力值、管理单位等信息。身份识别数据主要包括进出车辆身份识别和移动垃圾箱体身份识别。系统通过对接生活垃圾转运站系统获取实时的身份识别信息，以滚动窗口形式展示每个站点的车辆、箱体的刷卡数据，并以可视化形式展示各区的车辆、箱体进场情况，结合垃圾计量数据，展示车辆进出场次数、类型（收运、转运）、时间、垃圾重量等信息。垃圾转运数据展示全市、各区转运站垃圾重量、垃圾流向、总体运距和运时等信息。站内臭气变化指数展示转运站臭气指数变化情况。

平台基于上述数据，实现视频监控管理、身份识别管理、转运站臭气监管、转运站安全管理等功能。

1）视频监控管理

视频监控管理模块实现转运站出入口等关键点位的在线视频监控，监管中心可任意切换转运站监控视频，便于直观地了解所有转运站周边环卫状况及作业是否规范。

视频监控管理模块提供两种视频浏览方式：树状列表和视频地图。树状列表是一个独立的视频浏览界面，通过树状列表可以查看所有接入的转运站信息，包括转运站名称和接入的摄像机数量及机位，提供实时视频浏览和历史视频回放功能，支持历史视频下载功能。视频地图是在基础设施 GIS 地图的基础上，以浮动窗口的形式嵌入视频窗口，可以查看实时视频画面。视频地图的优点在于可以通过 GIS 地图直观快速地查看站点信息和视频信息，应用在指挥调度场景下，可以便捷快速地掌握现场状态。

视频智能分析服务器实现对城市环卫管理中违规操作、乱堆物堆料、暴露垃圾、经营撑伞、沿街晾挂、打包垃圾、垃圾箱满溢等违法类型的智能分析和识别。

2）身份识别管理

身份识别管理主要对进出车辆身份识别和移动箱体身份识别的数据进行管理，通过对接转运站系统，收集转运站进出场车辆和箱体的刷卡数据，以实现：①垃圾运输车辆进出转运站时间实时掌握；②垃圾处理厂进场垃圾量精确追踪。

3）转运站臭气监管

转运站臭气监管实现转运站臭味情况实时掌控。通过对接站内的臭气监测仪器，实现转运站整体气味的管理监测，在系统中设置管理阈值，当转运站气味达到一定程度时，系统进行报警，管理人员可在监控中心远程提醒现场作业人员进行加强保洁和除臭工作。

4）转运站安全管理

转运站安全管理主要包括应急资源维护、应急方案管理、应急调度指挥及应急事件总结。

（1）应急资源维护。

对应急资源进行维护管理，例如，对专业队伍、储备物资、救援装备、交通运输、通信保障和医疗救护等应急资源进行动态管理，为应急指挥调度提供保障。应急资源监控内容包括应急资源跟踪反馈、应急资源分布、应急资源状态监控等。应急资源信息维护实现应急资源的更新操作，保证应急资源信息的现实性。

同时，结合 GIS 对应急资源进行条件查询和分类统计。查询结果可以在地图上显示，也可以输出为统计专题图。

（2）应急方案管理。

根据对环卫应急事件的综合分析和研判结果，以及事件的类型和级别、周围环境应急处置力量和应急资源信息，确定应急方案的要素，由系统自动生成各项要素的内容，进而生成应急方案。工作人员可以人为调整方案内容。系统支持一次生成多个方案。方案生成过程如下。

①调用事件信息。

②调用预测预警分析结果。

③确定应急方案要素（如事件基本信息、周围环境信息、处置流程、组织机构、处置措施、应急保障、善后恢复）。

④根据确定的应急方案要素，以自动或人机交互的方式利用各项要素内容组成应急方案。

⑤根据不同的优化目标或比对要素，结合领导和专家的知识与经验，对所生成的多个方案进行分析和对比，以自动或人机交互的方式给出方案的排序，供领导决策时参考。

⑥智能辅助方案生成的结果以图、表、文、多媒体等形式表现，内容包括事件基本信息、周边环境信息、处置流程、组织机构、处置措施、应急保障、灾后恢复等。

（3）应急指挥调度。

应急指挥调度包括如下功能。

①资源调度。系统直接指挥调度应急资源，快速地定位应急处置单位，同时实现会议、群呼、急呼、传真、短信的集成。直接下达调度任务，采集现场信息，反馈处置结果信息，根据现场信息及时调整和修改处置方案。根据事件的处置方案设置，将任务直接传达给应急救援处置单位，协助处置单位、应急救援区域联动单位、救援队伍，同时可重新设定任务传送顺序和接收方向使任务快速传递。

②任务管理。提供新增任务编辑、审核功能。通过任务分发功能，将生成的任务直接或通过领导审核后下发到相关单位执行。

③处置跟踪。任务分发后，可以跟踪任务的执行情况，查询当前正在执行的任务及相关信息。任务执行过程中，各单位可以通过反馈跟踪功能，及时反映任务执行情况或遇到的问题。

（4）应急事件总结。

应急事件总结包括总结报告制作、存档、上报和分发功能。完成的总结报告包括任务信息、反馈信息、资源调度信息等。为类似事件的处置积累经验和教训，同时为善后评估，优化保障经费、物资储备和应急救援队伍提供实战数据。

4.2.4 生活垃圾处理监管

生活垃圾处理监管对象为填埋场、废物处置中心、垃圾焚烧厂和餐厨垃圾处理厂，同时实现对餐厨垃圾收运处理全流程监管。

要实现生活垃圾处理监管，平台需要利用前端数据采集功能，采集与生活垃圾处理监管有关的基础数据。根据处置技术类型，这些基础数据包括生活垃圾填埋、废弃物处置、垃圾焚烧、餐厨收运和垃圾流向等五个方面。

生活垃圾填埋数据包括填埋场的实时进场重量、渗滤液数据、沼气发电数据，各区垃圾进场数据和占比，各区配额使用情况和配额预警，历史填埋量的变化态势等。废弃物处置数据包括废物处置中的粪渣处置数据和病死畜禽处置数据，包括进场重量、收运企业收运重量和联单数据、处置负荷情况、产物重量、工况实时数据等。垃圾焚烧数据包括垃圾焚烧厂的实时运行数据，包括垃圾进场重量、垃圾来源、各区占比、历史变化态势、实时工况数据，以及环保耗材、飞灰、废气等产量和去向数据等。餐厨收运数据包括全市餐厨垃圾申报数据及各区占比、全市及各区垃圾收运完成率和处置数据，处置数据主要是全市、各区的垃圾重量和占比，处置工况实时数据，产物流向和重量等。垃圾流向数据包括全市垃圾的产出地和处置地，并根据转运信息得到垃圾动态流向图和处置重量。

基于上述基础数据，平台要实现填埋场监管、废物处置中心监管和餐厨垃圾全流程监管等三个方面的功能。

1）填埋场监管

（1）填埋计量监管。

目前深圳市拥有三座垃圾填埋场，通过对接转运站系统，可获取填埋场地磅称重数据，同时实时采集车辆进场的垃圾量数据和垃圾来源信息，结合转运站系统的计量数据和身份识别数据，可以了解垃圾的来源信息，实现垃圾溯源。

（2）现场视频监控。

通过系统对接，现场视频传输到智慧城管视频联网平台，从而在"智慧环卫"平台中实现实时视频浏览和历史视频下载。视频查看方式包括树状列表和视频地图两种方式。

（3）渗滤液监管。

实现各生活垃圾处理厂库区渗滤液水质、液位情况的实时监管。利用前置机、单向隔离网闸实现与污水处理厂生产系统的对接，实时获取其工况数据。

渗滤液监管实现生活垃圾填埋场配套的渗滤液处理厂运行状况的在线监管，主要包括水质、水量及关键点在线监控。其中，水质在线监管实现了渗滤液水质情况的实时监管，包括对温度、pH 等参数实现在线监控。同时系统可定义水质各参数的阈值，在运行过程中超阈值具有报警功能。系统可定期生成水质运行超标情况汇总报表，保证水质达标排放，实现超标预警。水量在线监管包括对进水量和出水量两个参数实现在线监控。通过对处理过的水量数据进行监测，为渗滤液处理厂运营单位的经费核算提供高效精确的数据支撑。

（4）填埋场安全管理。

填埋场安全管理主要包括应急资源维护、应急方案管理、应急调度指挥及应急事件总结。

2）废物处置中心监管

（1）清疏收运管理。

要实现清疏收运管理，平台需要采集如下基础数据：清运公司、清运车辆、粪渣产生点、粪渣管理单位、车载设备管理、驾驶员管理、液位仪设备管理、维修记录、用户证照管理。

基于这些基础数据，平台具体实现如下功能。

①申请审核。粪渣产生点的管理单位需要在系统中进行粪渣清运申请，废物处置中心接到申请进行审核，从而进行下一步的清运排班。申请审核分为审核用户信息和审核临时收运任务两部分。

②收运计划。系统提供收运排班计划表，对日常的收运工作进行排班，可以单天排班或者批量排班，排班时需明确粪渣产生点、收运重量和清运公司。收运计划支持以日历形式显示排班表，表中显示每天的计划收运个数及重量，以及实际收运重量。

③收运联单管理。收运车辆进出场时会有电子联单管理，联单数据主要包括车牌号、清运公司、进厂时间、进厂重量、出厂时间、出厂重量等，同时可进行提供归档操作，如图4.3所示。

<table>
<tr><td colspan="4" align="center">深圳市城市废弃物处置中心废渣处理三联单　　　　　NO.2019011725</td></tr>
</table>

单位：公斤

处理单位:	深圳市城市废物处置中心	废渣单位:		
进厂时间:	2019-01-17 18:21:05	出厂时间:	2019-01-17 18:32:41	
进厂重量:	19040.00	出厂重量:	8020.00	净重: 11020.00
运输单位:	深圳市盘龙科技有限公司	车牌号:	粤BCA168	
废物中心: 　　　年　　　月　　　日		运输公司: 　　　年　　　月　　　日		粪渣中心: 　　　年　　　月　　　日

图 4.3　废渣收运联单

④粪渣收运记录。根据联单信息或进出厂的称重、刷卡信息自动生成收运记录。该记录信息包括单号、清运公司、车牌号、收运日期、进厂时间、进厂重量、出厂时间、出厂重量、实收重量。系统提供相关记录的增删改查功能。

⑤统计。提供收运车辆收运费用统计、收运单位收运费用统计、出勤统计、车辆收运容量统计、饱和统计、及时统计、收纳容量统计和收运违规统计。

以上数据的表结构沿用原固体废弃物收运管理系统中的表结构，同时统计数据以饼状图、柱状图、曲线图的形式进行可视化展示。

（2）车辆运输管理。

平台具体实现如下功能。

①GIS 地图。提供 GIS 地图服务，在地图中展示清运车辆、粪渣产生点、粪渣管理单位，并实时展示车辆运行情况。单击车辆、粪渣产生点、粪渣管理单位按钮，可以查看其基础信息。

②车辆监控。提供车辆的位置、车速的实时监控，并在 GIS 地图中提供车辆历史轨迹回放。

③清运车辆管理。用于清运车辆的信息管理，信息包括车牌号、清运公司、载重量、液位设备编码、GPS 设备编码、厂家名称、品牌型号、使用状态等，并提供信息的增删改查功能。

④驾驶员信息管理。用于清运车辆驾驶员信息的管理，信息包括姓名、驾驶证号、所属清运公司。

⑤作业异常管理。主要提供作业异常记录和异常规则设置。作业异常记录提供时间维度、清运车辆维度、清运公司维度的记录查询功能；异常规则设置提供基于 GPS 和 GIS 的车辆报警规则设置，包括超速、越界等报警。

3）餐厨垃圾全流程监管

餐厨垃圾全流程监管把餐厨垃圾产生点（餐饮企业、食堂等）、收运单位、收运车辆、处置终端通过技术手段进行智能联网，形成餐厨垃圾智能监控网络，为城市餐厨垃圾管理辅助决策提供数据支撑。具体功能如下。

（1）餐饮企业管理。

餐饮企业管理实现对餐饮企业、食堂等餐厨垃圾排放单位基本信息、排放量等数据的上报、审核、统计、查询等功能。

①餐饮企业在线申报。通过微信公众号等渠道进行餐饮企业的在线申报。申报内容包括企业名称、所属区、地址、联系人、联系方式、餐厨垃圾种类/产生量/流向、餐饮服务许可证、餐厨垃圾处理方式（自行处理、委托处理）、单位性质（食品加工单位、饮食经营单位、单位食堂、其他）、费用支付方式等。系统具备自动保存为草稿功能，用户提交后将进入审批流程。同时系统提供对审核后的基本资料进行修改的功能及举办临时活动（如美食节）的信息填报功能，实现对非餐饮企业餐厨垃圾的统一管理。

②排放量登记管理。包括排放量登记和排放量修改申请。排放量登记是餐饮企业在线登记承诺排放量、收运时间、收运频率等信息。排放量修改申请提供对餐饮企业排放量的修正功能。

③信息审核。实现管理部门对餐饮企业的申报信息进行审批管理，包括餐饮企业登记信息审核、排放量审核。

④信息查询。基于 GIS 地图提供对填报餐饮企业信息的实时查看功能。

⑤统计分析。基于申报和审批信息，系统定期生成相关申报信息汇总报表，主要包括产生单位申报汇总报表、产生单位审批情况报表等，同时系统提供报表导出功能。

（2）餐厨垃圾收集监管。

为餐厨垃圾收集专用桶加装 RFID 标签，并进行信息绑定：餐厨垃圾收集的对象分为两种，即单个餐饮企业和商业集中体。对于单个餐饮企业，绑定信息为餐饮企业及桶号；对于商业集中体，绑定信息为商业集中体及桶号。餐厨垃圾收集监管包括专用桶基本信息管理、收集计重管理、收集量统计、垃圾桶分布展示。

①专用桶基本信息管理，包括桶本身属性（如桶编码、型号、容积、投用时间、供应商、RFID 编码）、产生单位属性（如所属单位信息、GIS 信息）、收运单位属性（如收集单位名称）、管理单位属性（如日常管理记录）等内容。

②收集计重管理。通过餐厨垃圾收集车上安装的智能称重设备及传感设备，收集餐厨垃圾时，自动识别专用桶加装的 RFID 卡信息，并快速完成称重操作，获得实际收集的垃圾重量。同时，视频设备对收集过程进行抓拍。收集完成后，称重数据、抓拍的照片以及企业信息可一并通过车载传输设备实时回传到监管中

心数据服务器。

③收集量统计。统计餐饮企业在特定时间内的餐厨垃圾收集量。

④垃圾桶分布展示。记录垃圾桶地址，对每个垃圾桶投放设备的地理位置通过 GIS 地图进行展示。

（3）清运过程监管。

通过车载称重、车载 GPS、车载 RFID 和车载视频等设备，对餐厨垃圾清运车辆作业过程进行在线监控。

①车辆信息管理。

a. 提供对餐厨垃圾收运单位所有车辆的基本信息的维护管理，如额定载重量，车辆收运类型、车牌号、车辆准运证登记号，以及车载设备信息的录入维护功能，同时监督车辆运行状况。例如，车辆暂时无法运行，需更改车辆状态，以便日程计划的准确生成；车辆不再运营，可删除（逻辑删除）车辆信息，但保留原有的运行信息。

b. 对收运单位报废车辆、新增车辆，需要进行车辆基本信息、车载设备信息、运输车辆类型信息的变更审批。

②收运驾驶员信息管理。对餐厨垃圾收运单位所有收运人员的身份信息、工作年限进行维护，提供录入、编辑、修改、查询、删除功能，便于匹配收运信息，责任到人。提供查询本单位收运人员的收运记录、查询工作明细的功能。

③收运车辆轨迹实时监控。系统可实时跟踪收运车辆的运行状态、车辆设备状态、车辆运行轨迹，并通过 GIS 地图展现出来，支持多部车辆同时显示。

④收运车辆历史轨迹查询。结合 GIS 提供多种查询方式，支持选定时段本单位指定车辆运行轨迹查询。

⑤收运车辆作业视频监控。实时监控收运车辆内外部动态，实现监控中心与驾驶员的动态视频语音交互。清运车辆监控器视频数据连接到监控中心平台，当单击相关车辆按钮时，弹出相关车辆作业数据和车辆实时采集的视频数据；控制前端视频，实时了解现场作业环境；监控收运车辆出口位置，为清运监管、精细化管理提供支持。

⑥收运车辆作业量监控。监控每台收运车辆当日收运流程中的车载称重数据信息。

⑦收运车辆历史作业量查询统计。提供针对每台收运车辆、每个收运单位不同时间段的收运历史作业量查询、统计功能。

（4）车辆调度监管。

车辆调度监管将对所有垃圾清运车辆的编号、车牌号、车辆状态（行驶/停运）等信息进行统一管理，合理调度餐厨垃圾收集车，规划餐厨垃圾收运路线；根据实际收集数据，优化作业路线；用不同颜色标记不同餐厨垃圾的收运情况，以便监控中心根据实时情况调度收运车辆；所有清运点在 GIS 地图上准确标注，查询清运点，为车辆调度决策提供方便。

①收运单位信息管理。系统对收运单位许可信息进行管理。提供餐厨垃圾收运单位基础信息（包括单位注册信息、企业法人、企业车辆数等）的维护功能。同时提供对通过审批的合格餐厨垃圾收运单位的信息变更进行审查备案管理功能。

②车辆信息管理。提供对收运车辆信息维护、驾驶员信息维护、收运驾驶员信息变更等功能，掌握有效运行车辆数据、驾驶员信息、车载设备信息、运输车辆类型等，明确可调用的车辆和人员。

③处置单位信息管理。提供对餐厨垃圾处置单位基本信息、设备信息、作业人员信息维护功能，掌握各处置单位可消纳的餐厨垃圾量等信息。

④收运路线维护。系统根据排放单位的位置情况、填报排放量和实际收运量，按清运车辆 80%的载重比例自动划分收运工作路段并生成列表。以车辆运行距离最短为原则，按月度或根据实际情况调整的时间，力求每位驾驶员收运路径和单位相对稳定。根据划分路段和收运量匹配车辆，确定每一车辆的运行路径、收集垃圾单位信息，打印后交给驾驶员按计划执行，驾驶员与车辆通过派单确认工作。

⑤收运路线预览。提供收运路线规划页面预览功能，使调度人员直观地看到收运车辆的收运路线和收运区域，同步显示该区域当前的总体排放量数据，为调整收运路线提供依据。

⑥车辆调度。监管人员可根据业务需求，对所有车辆或分组车辆进行调度，监控中心可向驾驶员发起对讲，开始通信调度。在发生突发应急事件或临时任务情况下，所有车辆均可由相关业务部门进行调度派车。

（5）预警报警管理。

预警报警管理对餐厨垃圾收运过程关键节点设置预警指标，当监测数据超过指标限值时，系统自动报警，并对报警处置和跟踪进行管理。预警平台包括预警报警指标管理、预警报警规则定义、预警报警分级分类、预警报警流程管理、预警报警发布、预警报警处置、预警报警处置信息跟踪、历史预警报警信息查看和预警报警信息统计查询 9 个功能模块。

①预警报警指标管理。提供餐厨垃圾收运全过程的各项监测指标设定功能，如单位排放量连续 1 周未达到承诺排放量等自定义指标。

②预警报警规则定义。向各级用户提供预警报警规则定义功能，具体包括接收预警报警点提示的人员及告警方式等。

③预警报警分级分类。当餐饮企业的实际产生量与申报量出现较大偏差时，系统自动预警；当垃圾收集车在应该收集的时间段内没有去收集垃圾时，系统自

动报警；当同等规模、经营条件的餐饮企业之间相比，餐厨垃圾产生量有较大偏差时，系统自动报警；当垃圾收集车没有按照指定的收集路径进行收集作业时，系统自动报警；当垃圾收集车没有按照日产日清原则收集餐饮企业的垃圾时，系统自动报警。

④预警报警流程管理。提供预警报警信息处理流程模板，支持自定义处理流程设置功能。

⑤预警报警发布。提供预警报警信息推送发布等功能，具体发布形式包括推送信息弹窗、短信提醒等。

⑥预警报警处置。提供标准的预警报警处置流程，打通预警报警流程从预警出现到问题解决全流程。

⑦预警报警处置信息跟踪。相关机构有查看全部预警报警信息流程的权限，对预警报警信息可进行全流程跟踪查看。

⑧历史预警报警信息查看。支持对历史预警报警信息进行查看的功能。

⑨预警报警信息统计查询。提供对预警报警信息根据类型、时段等分类标准进行统计查询的功能。

4.2.5　应急事件管理

平台实现应急事件管理功能，包括环卫事件管理功能及其事后的事件统计分析功能。环卫事件管理实现各级管理部门事件联动响应处置体系的搭建，其功能涉及日常巡视和专项督办。事件统计分析通过环卫事件管理功能获取所有巡查督办案件的实时和历史数据，通过数据分析、可视化技术，直观展示全市环卫事件发现、派发、处置的动态数据，为指挥调度、决策制定提供技术支撑。

1）环卫事件管理

环卫事件管理实现在统一界面中对所有类型环卫实时事件的处理，包括事件的上报、指派、处理、评分，动态展示每一条事件的最新状态。在 GIS 地图中定位所有事件的发生位置，以不同的颜色区分事件的处理进度，精准把握事件的上报人、处理流程、处理进度和结果评分。具体包括两个方面的功能。

（1）办件管理。对当天、本周、本月的事件数量和类型进行记录，统计事件当天发生量、累计量、问题类型占比等，辅助热力图展示。

（2）考核管理。统计累计接办事件量、事件关闭率、逾期未关闭数、事件平均响应时间、事件平均处理时间等。

2）事件统计分析

运用数据分析及数据挖掘技术，系统对各类事件进行统计分析，同时分析各问题的高发频次、排名和趋势，并以曲线图、饼状图等进行展示。具体包括四个方面的功能。

（1）按照事件主体进行统计。包括区、街道、社区等，分别统计各主体单位辖管区域内问题发生的频次、类型、排名和变化趋势。

（2）按照时间主体进行统计。包括按照日、周、月、季、年等固定时间维度，还包括按自定义时间区间进行查询统计。

（3）按照事件类型进行统计。包括按照作业保洁类、垃圾中转类、垃圾处置类等进行统计分析。

（4）工作来源统计分析。包括自查自纠、"城市之眼"、专项督办、城管派发等。

4.2.6　环卫综合考核管理

环卫综合考核管理旨在建立一套科学、完整、可量化的面对所有环卫责任主体的综合考评机制，责任主体包括区级、街道级和企业级。目前针对区级环卫管理部门，深圳市政府建立市容环境综合考核机制，对全市各区每月进行一次考核；针对街道级环卫管理部门，由市环卫处牵头，联合第三方专业机构，每月出具一份针对全市各街道的环卫指数测评；针对企业，由市、区、街道的巡查小组进行定期巡查督办，对发现的问题进行考核评分。

环卫综合考核收集市容环境综合考核数据、环卫指数测评数据、各业务系统中考核数据和环卫事件考评数据，实现多维度、全要素、综合性的环卫考核。具体考核数据如下。

（1）环卫综合考核数据包括市容环境综合考核数据、环卫指数测评数据、公厕环境指数数据，以及区级考核成绩和街道级考核成绩。

（2）扣分和出勤考核数据包括区级考核、清扫考评、车辆考评、垃圾清运扣分和出勤记录等数据。

（3）事件类考核数据包括在环卫巡查督办过程中采集的事件类考核数据。

（4）垃圾分类和终端考核数据。垃圾分类考核数据是在生活垃圾分类监管过程中采集的垃圾分类考核数据。终端考核数据是在生活垃圾处理监管过程中对焚烧厂采集的考核数据。

环卫综合考核具体要求如下。

（1）市容环境综合考核主题。

①展示本期考核中各区的排名及分数。

②展示各区历史考核成绩的变化趋势。

（2）环卫指数考核主题。

①展示本期考核中各街道的排名及分数。

②展示各街道历史考核成绩的变化趋势。

（3）公厕考核主题。

①以行政区为展示维度，展示各区的公厕环境指数，并分析其中的分项指数占比（硬件设施指数和管理及维护指数）。

②以行业为展示维度，展示全市各行业公厕的环境指数，并分析其中的分项指数占比（硬件设施指数和管理及维护指数）。

③根据市民通过移动端对公厕服务、环境等进行的评分，得出并展示各区公厕服务水平指数。

（4）终端考核主题。

①根据终端类型进行分类考核，展示当前考核分数。

②展示各终端历史考核成绩变化趋势。

（5）企业考核主题。

①清扫保洁行业。考核因子包括各标段的人员、车辆出勤率，作业违规报警，清扫考评结果等。根据这些因子，形成清扫保洁企业的考核成绩，并形成行业排名。

②终端运营行业。考核因子包括驻场巡查、系统自动考核。根据这些因子，形成同类终端运营企业的考核成绩，并形成行业排名。

4.2.7　环卫综合指挥调度管理

环卫综合指挥调度管理是将城市环卫管理所涉及的基础数据进行统一规范化、标准化管理的新模式，通过建立数据中心，实现对数据的统一维护和可视化展现，最终形成数据的智能分析，从而服务环卫管理决策工作，协助市城管指挥调度中心实现统一调度、融合通信。具体功能如下。

1）资源一张图功能

借助 GIS 信息管理，结合环卫管理动态信息，实现可调度资源整体"一张图管理"，实现多元图层管理，达到"可视化展现、针对性查找、全面化覆盖"的效果，可以通过一张图进行静动态可调度因素数据的集中展示，同时可以根据各主题进行展示和集中调度。

静态数据包括基础设施 GIS 展示，如垃圾桶、转运站等，在线展示基础信息的分布情况，便于监控中心规划清运路线等。

动态数据包括在线可调度人员、车辆的位置方向，以及处置终端的剩余处置能力。

系统支持调度组群新建，语音、文字、视频连线，调度事件跟踪，基于点、线、面的调度区域划定，区域可调度资源自动显示等功能。

2）资源调度管理

系统建设市、区、街道调度权限；建立权限范围内的内部通信录，快速选人、快速组群，实时对讲；系统高度穿透和融合，实现一键通信；采用文字、图片、语音、视频多种方式，融合通信。

通过多样化终端设备，依托定制化软件平台，实现监管主体和作业主体之间的信息上传下达、互联互通、协同共享、快速响应。

调度信息通过平台以语音或文字形式下发给作业车辆、以文字形式下发给政务微信端，如图 4.4 所示。

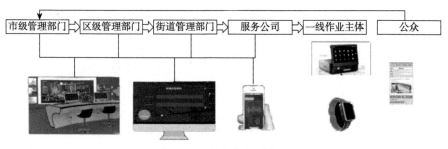

图 4.4　调度信息传递方式

3）流程设置

以事件调度为目的，建立规范的指挥调度流程配置菜单，包括组织架构设置、图形化流程设置、外部接口连接、事件管理等。

4.2.8　环卫数据智能分析

环卫数据智能分析基于业务监管模块、巡检考核模块和统一报表中的实时监管数据、质量考核数据、汇总统计数据进行深度挖掘分析，便于管理人员快速获取环卫整体情况，实现环卫数据的直观展示。

为了充分挖掘海量的管理数据价值，要提升管理部门数据分析运用能力。通过运用数据分析，加强对环卫设施运行状态、作业主体队伍作业情况的事前事中事后监管。从大量的业务数据中提取价值数据，建立各种业务优化模型，为事前预测提供数据依据，防患于未然，真正建立"用数据说话、用数据决策、用数据管理、用数据创新"的管理机制，推动环卫管理部门管理方式与决策方式的创新转变，不断提高环卫管理部门服务和监管的针对性、有效性。环卫数据智能分析包括六个方面的功能。

1）设施规划与布局

设施规划与布局主要分析分布数据、变化数据、迁移数据、设备完好性数据、设施保有量数据等，辅助设施智能布局。

（1）以街道片区为主要管理单元，汇总每个街道所有设施类型的分布情况。

（2）结合各片区的人口数量信息，实现各类型设施保有量分析，与行业标准对比、与各街道对比，判断各街道设施分布的合理性，为后续的规划设计提供决策依据。

（3）建立设施分布热力图，直观展示市内设施分布密度，一是辅助巡检考核工作任务制定，二是辅助设施分布优化设计。

2）业务管理优化

业务管理优化主要根据日常监管数据、考核数据和公众监督数据，形成综合考核，辅助业务优化和企业信息评价，主要内容包括综合考核结果分析、考核覆盖率分析、扣分因子分析、设施维度考核次数分析、区域维度考核结果分析、问题整改率分析、作业结果综合评估，实现企业诚信管理，辅助来年招标规划。

3）资源配置优化

建立资源配置合理性初步判断模型，通过在系统中输入标段相关信息，模型根据定额标准及标段的人口相对密度数据，进行初步推算分析，得出此标段需要配置的人员与车辆的数量情况；与现有的资源情况进行对比，查看作业队伍配置是否处于紧缺状态、合理状态或者冗余状态，在此基础上查看作业完成情况。

以标段为分析单元，查看每个标段保洁工作的合理性，通过综合分析此标段保洁工作时间维度的变化、保洁工作空间维度的变化、标段完成率在市内排名情况、标段扣分原因，不断积累数据，逐步完善合理性判断模型。例如，某标段每年的 7~8 月作业完成率比较低（温度越高，作业完成率越低），11~12 月作业完成率骤降（本时间段附近地铁工程开始建设，导致无法正常作业），目前处于中等排名，扣分原因中工作纪律占比较多，则形成初步调整建议：高温天气，作业时间进行调整；施工阶段，减少作业；对于养护单位纪律情况进行警告。若标段初步判断资源处于紧缺状态，则系统提示可以考虑增加资源，保障作业完成；若资源冗余状态下作业完成率还是较低，则系统提示进行重点巡查。

4）处置压力预测

基于计量、耗材投入、环保排放、产物流向等数据，实现焚烧处置全方位体检，分析处置压力和环保压力，并为垃圾减量、处置技术升级改造提供建议，辅助预测全市处置压力、环保压力。

（1）采集各终端的计量数据和身份数据，分析其垃圾流向，研判各区域垃圾减量贡献度。

（2）采集垃圾入炉量、耗材投入量和发电量数据，分析投入产出比，实现终端运营经济效益的分析。

（3）严密监控各类环保排放数据，预警可能存在的环境危害；监管焚烧炉渣产量，分析焚烧热力值对焚烧质量的影响。

5）管理盲点分析

基于巡查督办、任务考核和自主考核三种环卫事件管理模式，对各类整改问题进行精细化、多维度分析，为各责任单位明确管理薄弱点，辅助改善管理短板，提高整体市容环卫管理水平。

（1）统计各单位的问题产生占比，形成事件画像，包括各单位被督查问题的类型、频次，得出其管理薄弱点。

（2）分析市、区、街道各类问题的历史变化情况，便于直观了解同类型问题是否进行专项整改。

（3）对案件结案速度进行统计分析，得出各级单位的事件响应效率。

6）移动应用

为了满足管理人员现场办公、指挥、通信等需求，平台为环卫综合管理系统搭配对应的政务微信端应用。该应用的主要使用对象包括各级城管、环卫单位领导，垃圾分类现场督导员，垃圾处置终端驻场人员，以及其他有现场办公需要的管理人员。

（1）垃圾分类管理。

①考勤打卡。支持垃圾分类现场督导员考勤打卡功能，记录打卡 GIS 坐标和打卡时间，支持二次打卡（考勤更正）。

②拍照功能。支持现场拍照功能，照片自带拍摄人账号、坐标和拍摄时间水印。

（2）终端驻场。

①考勤打卡。支持垃圾分类现场督导员考勤打卡功能，记录打卡 GIS 坐标和打卡时间，支持二次打卡（考勤更正）。

②拍照功能。支持现场拍照功能，照片自带拍摄人账号、坐标和拍摄时间水印。

③工作汇报。支持以文字、图片形式进行每日工作汇报。支持收件人、抄送人的查看和选择。支持汇报进度的查看。

（3）调度任务。

接收环卫综合指挥调度系统下发的调度指令，并反馈任务状态。

（4）环卫数据。

在政务微信中查看环卫数据。

①环卫基础信息中的各区、街道各类型基础设施数量、占比。

②环卫基础信息中的资源投入数据，包括人、车、市场化服务公司、合同标段的数量。

③垃圾处理监管中的当日、月、年的垃圾处置量和同比、环比变化值。

④公厕管理中的当日、月、年的服务人流量及变化曲线。

⑤垃圾分类中的当日、月、年的微信注册用户数和预约下单数量。

⑥环卫事件中的当日、月、年的巡查督办事件数量，包括派单量和结单量。

⑦环卫综合考核中的市容环境综合考核成绩和环卫指数成绩。

（5）安全生产事件上报。

为各类基础设施管理者提供安全生产事件上报渠道，设施包括转运站、垃圾处置终端和公厕。支持对事件进行文字描述、水印照片添加、定位等功能，支持发送和抄送功能。

4.2.9　环卫基础信息管理

环卫基础信息管理致力于建设环卫所有相关基础数据的台账式、数字化管理，包括市、区、镇、街道、乡村各级行政主管部门、环卫企业、企业项目经理、班组长各级管理人员、清扫保洁作业片标段、片区和作业要求，垃圾箱、收集点、压缩箱、转运站、垃圾处理厂及各类作业人员和作业车辆等。目的在于摸清环卫"家底"，将分散在各系统、各科室的台账信息整合到"智慧环卫"平台中，借助数据库技术及可视化技术，对各类基础数据进行统一的整理分析和展示，形成深圳市环卫责任管理一张电子地图，明确各责任主体管理责任，落实责任范围，实现环卫集中调度管理。其中，基础信息主要分为设施信息和市场化服务信息。

1）设施信息管理

设施信息管理致力于实现生活垃圾监管线条基础设施、作业主体台账的数字化统一归口管理，通过数据分析及可视化技术，对相关业务环卫设施信息进行地图管理和统计分析。建立设施日常维护管理模块，将发现异常的设施快速进入维修处理环节，保障整个业务线条稳定运行。

（1）设施数据管理。

环卫基础设施数据包括主次干道、分类垃圾收集点、垃圾转运站、垃圾压缩箱、公厕、垃圾处理厂等设施。基础设施信息主要来源于现有信息化系统和设施信息的采集，通过建立基础设施数据库，实现环卫设施数据标准化、精确化管理。

①主次干道。数据来源于城管统一的 GIS 平台。主要字段信息包括路段名称、起点、终点、管理单位、作业单位、作业单位管理人员、所有权归属分类代码、道路长度、道路面积、道路等级等。

②分类垃圾收集点。数据来源于市生活垃圾分类信息化平台。分类垃圾收集点信息包括收集点名称（企业或者小区）、类型、容器规格及数量、所属区域、所属街道、照片、服务人口、地址、当前收集单位、当前收集车辆、责任人、联系方式、收集规则、GPS 坐标等。支持权限范围内的增删改查功能。

③垃圾转运站。数据来源于市生活垃圾转运站系统。各区垃圾转运站的档案数据进行台账管理，纳入台账管理系统，同时对台账记录进行实时更新，包括转运站名称、地址、面积、设计能力、已建视频监控情况、管理单位和联系方式等。

④垃圾压缩箱。数据来源于市生活垃圾转运站系统。垃圾压缩箱的信息包括箱体编号、类型、容积、颜色、管理单位和联系方式等。

⑤公厕。数据来源于市环卫处公厕信息管理系统。公厕的档案数据进行台账管理，纳入台账管理系统，同时对台账记录进行实时更新，包括公厕名称、公厕类别、男女厕及第三卫生间蹲位数量、等级、设备情况、照片、建设时间和管理单位及联系方式等。

⑥垃圾处理厂。垃圾处理厂信息包括处置点名称、启用时间、处理类型、行政区域、负责区域、日处理量、负责人、联系方式等。支持权限范围内的增删改查功能。

（2）设施 GIS 管理。

设施 GIS 管理实现对设施位置状况的定位管理，可在地图上对设施位置进行在线标注、属性查看、分布查询等。实现全市环卫设施分布状况直观掌控，设施状态（在建、维修、拆迁等）一目了然。

使用深圳市城市管理和综合执法局统一 GIS 服务的地图底图，同时公厕 GIS 数据中的部分可公开数据向商用地图开放。

（3）设施日常管理。

设施日常管理用来规范基础设施的大型变更流程，实现设施状态变更（新建、拆除）的实时跟踪，基础设施状态同步更新。实现对环卫重大工程（如公厕建设/改建、垃圾转运站建设）的全过程有效管控，避免施工过程中出现不完整、不明确、不及时问题。系统能够统计作业车辆的工作情况、施工进展的情况、施工质量的考评情况，提高信息利用效率与准确性，使项目工期得到有效的控制，便于领导统筹决策；为管理层提供及时、准确的数据和报表，领导能实时动态地掌握项目执行的情况，为项目调控奠定基础；积累、完善项目运作模式，为规范运作奠定基础。

①项目变更管理。提交项目变更的基本情况，经过各部门逐级审批，最终设施变更落地。

②设施变迁状况可追溯，当前详细状态可掌控，经费管理透明、明晰。

③支持查询设施的变迁史，便于判断设施的下一步建设规划。例如，若果壳

箱维修次数过多、成本较高，是否考虑进行更换。

（4）汇总统计管理。

运用报表引擎及数据挖掘等技术，实现环卫设施分布、数量、使用情况的汇总，通过设施汇总数据，可直观掌握设施变化状况、各行政区域设施数量分布状况等。

①汇总报表。统计目前各种类型基础设施的数量分布，各等级设施数量汇总数据、各区域汇总数据。

②查询管理。通过行政区划、等级等关键词实现定向报表指定，便于针对性地了解各区基础设施的汇总情况。

③统计图表。以多样化的展现方式实现基础设施的汇总管理，以更加直观的方式展现基础设施的建设情况。

（5）设施动态看板。

设施动态看板旨在建立一个动态的设施监管平台，基于地图多元化展示基础设施的静态信息与动态数据，便于管理人员快速获取所有设施的分布情况与运行状态，掌控管辖范围内基础设施运行特征，通过数据准确判断异常情况，及时进行维修处理，确保收运业务正常运转。

①地图网格化管理。根据业务管理范围进行管辖区域地图网格划分，网格进行编号，展示负责人信息、联系方式、网格面积等。

②设施 GIS 静态数据展示。各类基础设施对应专属图标，在地图上分图层进行展示，直观获取设施分布情况，并联动网格图层，展示各网格各类基础设施信息（如网格 001 中收集点 50 个）、汇总数据（如网格 002 中收集点 50 个、转运站 5 座、公厕 20 个、处置点 1 座）。

③设施 GIS 动态数据展示。使用不同颜色展示设施不同的状态，通过设施异常告警模块信息透明，展示正常运转设施数据和异常状态设施数据，设施的在建、维修、报废等状态一目了然。

④设施可视化监管。关键设施实现视频远程查看、历史回看、异常抓拍等功能。

⑤设施作业状态展示。实现设施作业结果的穿透、映射功能，通过核心监管标准来展示基础设施作业结果。转运站展示车次、转运垃圾量；公厕展示保洁状态、人流量；主次干道展示机械化作业完成率。

2）市场化服务信息管理

市场化服务信息管理致力于实现市场化服务公司基本信息、资源配置台账、标段合同信息的数字化统一归口管理，通过数据分析，梳理作业车辆与作业人员台账，便于后续进行业务排班与任务确认管理。市场化服务信息管理将分散在各信息化系统中的企业信息集中管理，为企业征信提供基础数据。打通信息与环卫企业征信，有助于建立市场化服务企业征信监督体系，科学有效地保障市场化服务外包质量，提升企业自身管理水平。市场化服务信息管理的数据来源于市环卫精细化管理系统。

（1）市场化服务公司信息管理。

建立市场化服务公司基础数据库，包括公司名称、营业执照、企业法人、公司地址、经营范围、服务状态等。台账提供增删改查功能，便于及时更新企业信息。

（2）资源投入信息管理。

建立市场化服务公司资源投入数据库，包括作业车辆基础信息、作业人员基础信息和终端驻场人员基础信息，支持对车辆、人员的新增、修改和删除等功能。

作业车辆基础信息包括车牌号、车辆作业类型、载重量、驾驶员姓名、车辆购置时间、车辆品牌，以及其他车辆关键因素。

作业人员基础信息包括人员姓名、年龄、作业类型、所属作业队伍、入职时间等。

终端驻场人员基础信息包括人员姓名、身份证号、所属单位、驻场地址等。

（3）合同标段管理。

实现市场化服务合同及标段管理，包括企业名称、合同编号、标段信息、服务时限等。

参 考 文 献

[1] 深圳市城市管理和综合执法局,深圳市华昊信息技术有限公司. 深圳市智慧城管建设信息化项目环卫综合管理系统分项设计方案[Z]. 深圳，2019.

第5章　物联网环境下环卫管理业务流程设计

依据物联网环境下环卫管理组织总体架构（图 3.13），本章设计物联网环境下环卫管理业务流程，如图 5.1 所示。

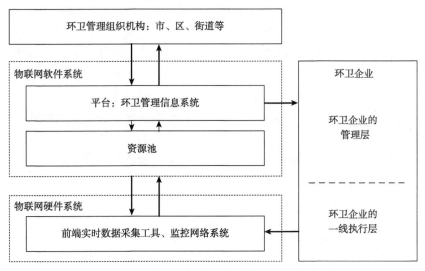

图 5.1　物联网环境下环卫管理业务流程

5.1　业务流程再造与物联网环境下环卫管理业务

业务流程再造是指对作业管理过程或作业流程进行重新设计和安排，在理顺各种权责关系的基础上，对业务流程进行根本性的再思考和彻底性的再设计，用全新的流程代替旧流程，或对旧的流程加以改造、归并或简化，目的是优化行政组织或政府的运作机制和运行方式，转变政府职能，提高行政管理的效率、效能和质量。

业务流程再造思想有四个基本要素：①业务流程再造的对象，即流程；②业务流程再造的相关对象，即支持系统、组织等；③业务重组的目标，即显著提高组织绩效；④业务流程再造的途径，即彻底变革。业务流程再造理论既是对传统管理理论的变革创新，又是将已有的管理理论与现代信息与通信技术等进行的一次综合集成[1]。

物联网等信息技术为环卫管理业务流程变化提供了有力的手段和工具，有助于减少组织层次、降低管理成本，从根本上改变组织运作方式，助力环卫工作模式由智能化升级为智慧化，使城市环卫管理工作更专业、更高效、更智慧。本章借助物联网系统平台及其信息技术的支持，对深圳市环卫管理业务流程进行再设计，将各级各类条块分割的管理业务集成到同一个平台上进行统一管理，以期实现对深圳市环卫作业在生产、收集、运输、中转、处置等过程中的每一个环节垃圾分类的定点跟踪追溯和实时监控。基于平台数据，自动生成各类管理报表，并通过表格、图形等方式进行可视化展示，使得环卫数据服务于平台，平台服务于流程体系，为部门间的数据共享和工作任务的分配起到系统支撑的作用，利用信息化手段，便捷地实现工作信息的上传下达，提高工作效率，实现舆情监控和宏观调控。

深圳市环卫管理业务流程按环卫作业流程，可分为垃圾分类监管、垃圾清扫监管、垃圾收运监管、垃圾转运监管、垃圾处理监管及公厕管理六个方面；按环卫信息管理流程，可分为信息采集与展示、报警信息监测、指挥调度、评价与考核、资料统计与分析五个方面。深圳市环卫管理部门已经对全市环卫管理业务开发并实施了环卫精细化管理系统。该系统零星地采用了一些前端实时数据采集工具，如环卫人员穿戴定位装备，但是整个物联网系统平台尚未形成。图 5.2 为该系统的功能分类。根据环卫工作内容的分析，环卫精细化管理系统包括六个模块：环卫作业管理模块、生活垃圾收运管理模块、垃圾转运站管理模块、公厕智慧化管理模块、垃圾分类管理模块、生活垃圾处理监管模块。每个模块包含设施基础信息、不同权限管控、企业基础信息，以及环卫事件管理、环卫指挥调度、环卫综合考核、环卫数据分析、环卫企业征信等子模块。

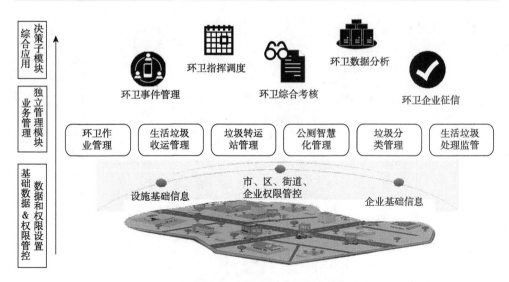

图 5.2　深圳市环卫精细化管理系统功能分类

本章在物联网系统平台的作业模式下，对已有环卫作业流程和管理流程进行流程再造设计。在整个环卫活动中，将所有参与对象的活动纳入其应用场景，对所有环卫主体进行监控监管，并对其活动内容进行数据评估。将管理活动置于业务流程中，利用 RFID 技术、GIS 和近距远距无线通信技术，以及智能传感器和电子设备，对不同业务形式、内容及作业流程进行综合应用管理，有效实现管理流程与业务流程的一体化集成。

下面首先介绍环卫精细化管理系统中这些功能模块的业务流程，然后在物联网环境下环卫组织架构设计的基础上对相应的环卫管理业务进行再设计。

5.2　作业精细化管理设计

环卫作业精细化管理主要分为环卫车辆监管和作业人员监管两部分。

1）精细化管理系统下的环卫车辆监管业务流程

环卫车辆监管子系统的主要适用对象为清扫车、洗扫车、洒水车等机械化作业车辆，通过对环卫车辆安装车载部标一体机，对车辆基础信息及作业路段信息进行匹配，制定作业规则，实时展示车辆位置、速度、清扫状态、作业轨迹、清扫里程、违规情况、清扫质量等信息，进行综合监控和考核，并针对紧急情况进行车辆的调度管理，适当对作业规则进行调整。环卫车辆监管业务流程如图 5.3 所示。

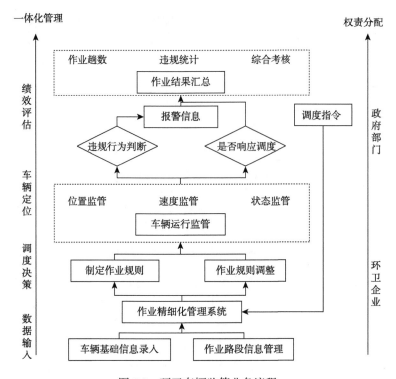

图 5.3 环卫车辆监管业务流程

2）物联网环境下的环卫车辆监管业务流程再设计

根据物联网环境下环卫管理组织架构的设计，环卫车辆监管中各业务承担方包括市级环卫管理部门、物联网系统平台、街道级环卫管理部门、巡视员、环卫企业、前端实时数据采集工具、环卫车辆。因此，环卫车辆监管业务流程再设计如图 5.4 所示。

3）精细化管理系统下的作业人员监管业务流程

作业人员监管主要实现环卫作业人员信息台账、人员上岗情况监管、人员作业位置分布状况的综合管理。通过作业人员监管子系统，可有效减少人员漏岗、串岗、不按规定时间上岗等违规作业行为，从而提升环卫作业质量整体水平。同时，该系统支持语音和文字的即时交互，实现对一线作业工人的调度。环卫人员监管业务流程如图 5.5 所示。

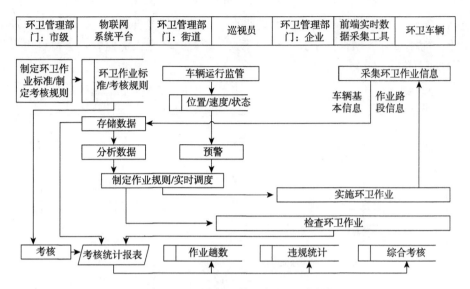

图 5.4 环卫车辆监管业务流程再设计

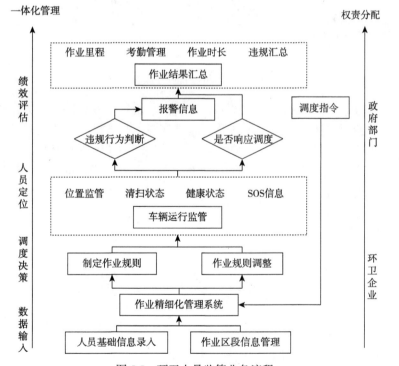

图 5.5 环卫人员监管业务流程

4) 物联网环境下的环卫人员监管业务流程再设计

根据物联网环境下环卫管理组织架构的设计,环卫人员监管中各业务承担方包括市级环卫管理部门、物联网系统平台、街道级环卫管理部门、巡视员、环卫企业、前端实时数据采集工具、环卫工人。因此，环卫人员监管业务流程再设计如图 5.6 所示。

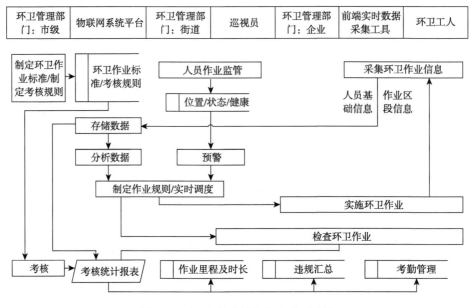

图 5.6　环卫人员监管业务流程再设计

　　环卫作业检查巡视由各街道实施，也可由街道聘请专业的第三方监理单位实施。按照检查考核内容要求，通过移动终端实时上报案件，系统通过案件位置智能识别问题归属的监管单位区、街道和责任单位环卫企业项目经理和详细区域负责队/组长，根据不同问题设置不同的处理时限，并及时反馈问题处理情况，实现案件的第一时间发现、第一时间派遣、第一时间处置和及时反馈，实现环卫问题的全流程扁平化处置。

5.3　生活垃圾收运监管设计

1）精细化管理系统下的生活垃圾收运监管业务流程

　　生活垃圾收运监管子系统主要适用对象为生活垃圾收运车辆，通过安装车载部标一体机、智能调度屏和车载称重设备，对车辆实时位置、收运情况、运行轨迹、计量数据等信息进行综合监控，并对车辆进行调度管理，如图 5.7 所示。

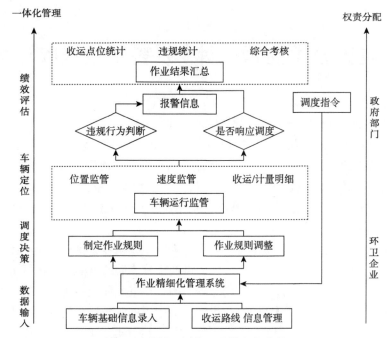

图 5.7　生活垃圾收运监管业务流程

2）物联网环境下的生活垃圾收运监管业务流程再设计

根据物联网环境下环卫管理组织架构的设计，生活垃圾收运监管中各业务承担方包括市级环卫管理部门、物联网系统平台、街道级环卫管理部门、巡视员、环卫企业（生活垃圾收运组织）、前端实时数据采集工具、收运车辆。因此，生活垃圾收运监管业务流程再设计如图 5.8 所示。

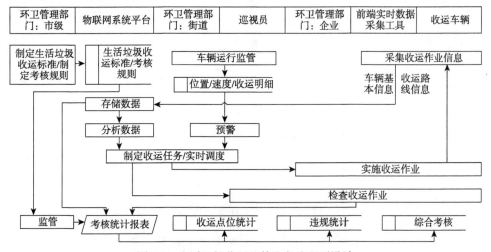

图 5.8　生活垃圾收运监管业务流程再设计

5.4 垃圾分类监管设计（以餐厨垃圾收运为例）

垃圾分类是对垃圾源头进行分类处理，其运营模式还处于探索阶段。在垃圾分类实施的过程中，中后端的效果决定着前端分类的积极性，也是能否形成良性运转、保证整体效果的重难点。传统垃圾处理流程与垃圾分类流程的对比如图5.9所示。

流程①为传统垃圾处理流程，也是目前大多数地区的处理模式。生活垃圾未经分类统一收集转运，根据垃圾状况分别运送到垃圾卫生填埋场、垃圾焚烧厂和堆肥场。

在收集端，可回收垃圾被个人和社会企业收走，初步分拣后售卖给回收站或更大的再生资源回收中心等赚取收入，后者将初步分拣后的可回收物进行进一步分拣处理，打捆制成原材料后转卖给下游企业，构成与主流环卫系统平行的一条再生资源链。进入再生资源链的可回收物占生活垃圾中可回收垃圾总量的80%左右。在垃圾转运站也会对垃圾进行粗略的分类，经过处理后分类运走。在运输端，一般使用垃圾车、卡车转运到垃圾处理厂。在处理端，目前以卫生填埋和焚烧为主。

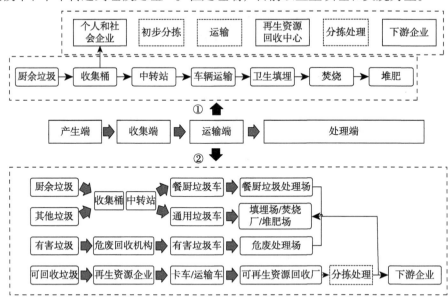

图 5.9 传统垃圾处理流程与垃圾分类流程对比

流程②则是垃圾分类流程。不同类垃圾有不同的收运监管模式，本节以餐厨垃圾为例，对整个过程进行设计。

餐厨垃圾收运监管子系统主要分为企业申报核准、收集过程监管、收运过程监管、处置过程监管、应急预案触发、公众投诉处理、案件流转处理以及企业信息填报八个环节。

1）企业申报核准流程

（1）精细化管理系统下的企业申报核准流程。

餐厨垃圾收运监管子系统的业务要求餐饮企业进行餐厨垃圾业务数据在线申报，流程如下。

①登录。登录在线申报平台，进行餐厨垃圾回收申报。

②申报与否。进行业务申报或申报结果查看。

③信息填报。填写餐厨垃圾业务申报基本信息。

④审批。主管单位对申报的数据进行审批。

⑤信息归档。对审批通过的信息进行归档。

⑥申报结果展示。根据申报的审批情况，输出申报结果。

具体企业申报核准流程如图 5.10 所示。

（2）物联网环境下的企业申报核准流程再设计。

根据物联网环境下环卫管理组织架构的设计，企业申报核准业务涉及的参与者包括市级环卫管理部门、物联网系统平台、街道级环卫管理部门、管理员、餐厨垃圾产生单位（餐饮企业）、前端实时数据采集工具。因此，企业申报核准流程再设计如图 5.11 所示。

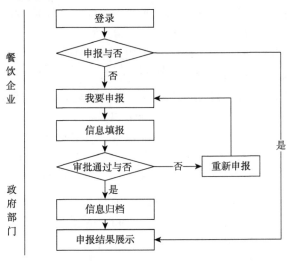

图 5.10　企业申报核准流程

环卫管理部门：市级	物联网系统平台	环卫管理部门：街道	管理员	餐厨垃圾产生单位：餐饮企业	前端实时数据采集工具

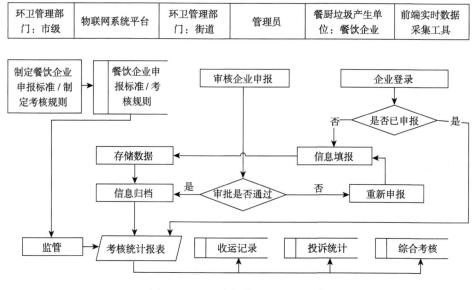

图 5.11　企业申报核准流程再设计

2）收集过程监管流程

（1）精细化管理系统下的收集过程监管流程。

餐厨垃圾收运监管子系统的业务要求对产生单位的餐厨垃圾投放情况进行监管，流程如下。

①产生单位信息管理。对配置的餐厨垃圾专用桶上镶嵌 RFID 标签，标签包含桶本身属性（如桶编码、型号、容积、投用时间、供应商、RFID 编码）、产生单位属性（如所属单位的信息、GIS 信息）、收运单位属性（如收集单位名称）、管理单位属性（如日常管理记录）等内容。

②产生单位垃圾投放。餐饮企业将餐厨垃圾分类后，投放到餐厨垃圾专用桶。

③垃圾收集。餐厨垃圾专业运输车辆定期到餐饮企业进行餐厨垃圾收集。

④收集计重管理。收集垃圾时，智能称重设备及传感设备自动识别餐厨垃圾专用桶 RFID 卡，并快速完成称重操作，获得实际收集的垃圾量。同时，视频设备对收集过程进行抓拍。收集完成后，称重数据、抓拍照片及企业信息可一并通过 GPS 车载终端或车载称重终端实时回传到服务器。

⑤收集量统计。统计餐饮企业在特定时间内的餐厨垃圾收集量。

⑥收集量偏差判断。针对餐饮企业规模，对其一段时间内垃圾产生量进行预估，并设定最大偏差值。

⑦收集量偏差预警。针对餐厨垃圾收集量的偏差预估，当手持端实时回传的数据超出此区间时，系统自动发出报警。

具体收集过程监管流程如图 5.12 所示。

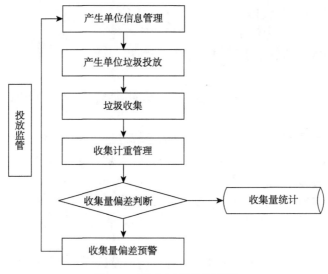

图 5.12 收集过程监管流程

（2）物联网环境下的收集过程监管流程再设计。

根据物联网环境下环卫管理组织架构的设计，收集过程监管业务涉及的各参与方包括市级环卫管理部门、物联网系统平台、街道级环卫管理部门、管理员、餐厨垃圾收运单位（运输企业）、餐厨垃圾专业运输车辆、餐厨垃圾产生单位（餐饮企业）、前端实时数据采集工具。因此，收集过程监管流程再设计如图 5.13 所示。

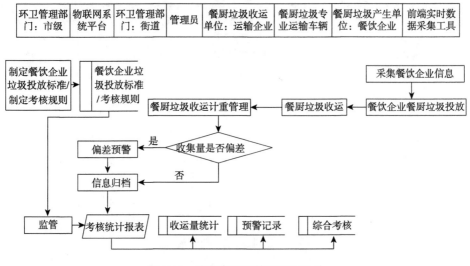

图 5.13 收集过程监管流程再设计

3）收运过程监管流程

（1）精细化管理系统下的收运过程监管流程。

餐厨垃圾收运监管子系统的业务要求对收运车辆回收整个过程进行监管，流程如下。

①车辆基本信息管理。对收运车辆的基本信息进行录入管理（如车牌号、驾驶员、收运单位）。

②车辆运行管理。对收运车辆运行的路线进行规划、定位、预警。

③收集信息管理。对前端收集的信息进行管理，如餐饮企业信息、餐厨垃圾收运量、餐厨垃圾分类情况等。

④全程视频管理。对回收过程终端的监控视频进行回传等。

⑤收运信息统计。对收运的餐厨垃圾进行业务量统计等。

具体收运过程监管流程如图 5.14 所示。

（2）物联网环境下的收运过程监管流程再设计。

根据物联网环境下环卫管理组织架构的设计，收运过程监管业务涉及的参与方可以包括市级环卫管理部门、物联网系统平台、街道级环卫管理部门、管理员、餐厨垃圾收运企业、前端实时数据采集工具、收运车辆。因此，收运过程监管流程再设计如图 5.15 所示。

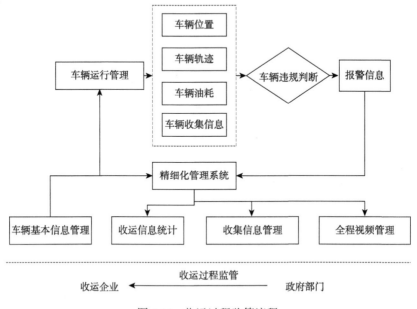

图 5.14　收运过程监管流程

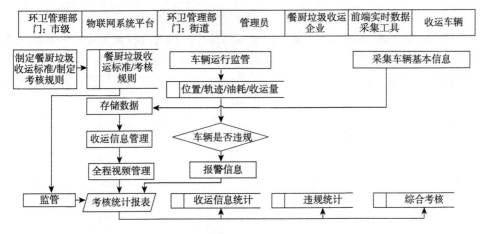

图 5.15　收运过程监管流程再设计

4）处置过程监管流程

（1）精细化管理系统下的处置过程监管流程。

餐厨垃圾收运监管子系统的业务要求对餐厨垃圾处置的整个过程进行监管，流程如下。

①处置终端信息管理。对处置的终端信息进行管理。

②进场计量管理。对进场车辆进行称重等管理。

③关键点视频监控。对关键点视频监控进行管理。

④污染物排放监管。通过视频等方式对污染物排放过程进行监管。

⑤产物管理。对餐厨垃圾处置过程的产物进行管理。

⑥终端数据统计。对终端数据进行统一汇总处理，展现结果。

具体处置过程监管流程如图 5.16 所示。

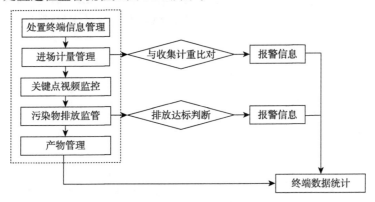

图 5.16　处置过程监管流程

（2）物联网环境下的处置过程监管流程再设计。

根据物联网环境下环卫管理组织架构的设计，处置过程监管业务涉及的参与方包括市级环卫管理部门、物联网系统平台、街道级环卫管理部门、管理员、餐厨垃圾处置企业、前端实时数据采集工具。因此，处置过程监管流程再设计如图5.17所示。

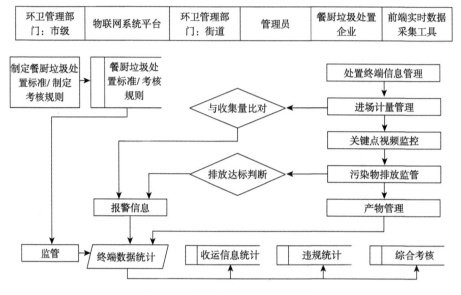

图 5.17　处置过程监管流程再设计

5）应急预案触发流程

（1）精细化管理系统下的应急预案触发流程。

通过餐厨垃圾应急预案管理，在数据采集和信息处理方面，实现环卫应急事件信息的采集、传输、存储、处理、分析、预案确定及启动全过程的信息化、自动化和网络化，具体流程如下。

①事件及预案库建立。

②应急预警/事件发生。

③应急事件启动。

④指挥调度。

⑤事件处置。

⑥总结评估。

应急预案触发流程如图 5.18 所示。

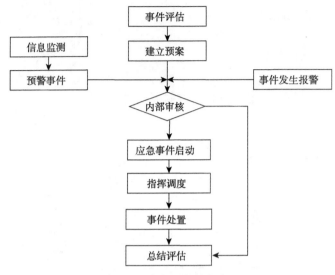

图 5.18　应急预案触发流程

（2）物联网环境下的应急预案触发流程再设计。

根据物联网环境下环卫管理组织架构的设计，应急预案触发业务涉及的参与方包括市级环卫管理部门、物联网系统平台、街道级环卫管理部门、管理员、餐厨垃圾处置企业。因此，应急预案触发流程再设计如图 5.19 所示。

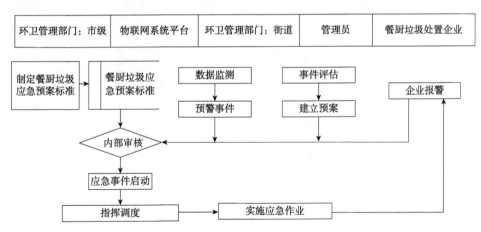

图 5.19　应急预案触发流程再设计

6）公众投诉处理流程

（1）精细化管理系统下的公众投诉处理流程。

通过公众服务平台，市民可参与餐厨管理，与相关部门进行互动或进行投诉，具体流程如下。

①用户门户注册/关注微信公众号。

②用户登录。

③在线填写投诉信息。

④信息上报。

⑤系统管理员审核，通过则提交并触发受理流程。

⑥派发至餐厨垃圾平台。

⑦流程结束后，投诉关闭。

公众投诉处理流程见图 5.20。

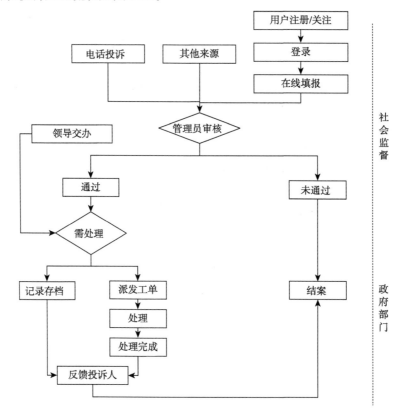

图 5.20　公众投诉处理流程

（2）物联网环境下的公众投诉处理流程再设计。

根据物联网环境下环卫管理组织架构的设计，公众投诉处理业务涉及的参与方包括市级环卫管理部门、物联网系统平台、街道级环卫管理部门、管理员、社会监督组织（公众）。因此，公众投诉处理流程再设计如图 5.21 所示。

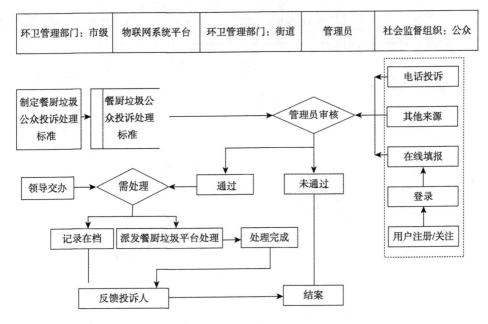

图 5.21　公众投诉处理流程再设计

7）案件流转处理流程

（1）精细化管理系统下的案件流转处理流程。

在餐厨管理过程中，与执法或案件处置相关的、需其他相关部门配合处置的案件，可通过系统流转至相关单位的对应平台，具体流程如下。

①案件发生。

②案件信息生成。

③案件提交。

④内部审核。

⑤外部系统数据流转。

⑥案件处理。

⑦归档。

案件流转处理流程见图 5.22。

（2）物联网环境下的案件流转处理流程再设计。

根据物联网环境下环卫管理组织架构的设计，案件流转处理业务涉及的参与方包括市级环卫管理部门、物联网系统平台、街道级环卫管理部门、管理员、大数据中心。因此，案件流转处理流程再设计如图 5.23 所示。

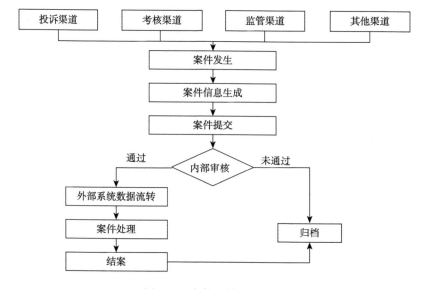

图 5.22　案件流转处理流程

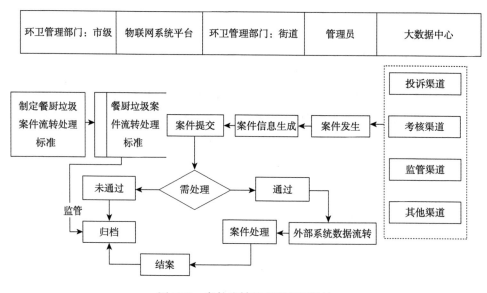

图 5.23　案件流转处理流程再设计

8）企业信息填报流程

（1）精细化管理系统下的企业信息填报流程。

企业信息填报模块的功能是为许可收运、特许经营权处置企业远程申报、定期需填报的、无法实时采集的量值提供在线填报平台，便于监管部门与相关企业的信息交换，具体流程如下。

①企业用户登录。

②填报信息录入。

③信息上传。

④系统管理员审核。

⑤系统存档。

企业信息填报流程见图 5.24。

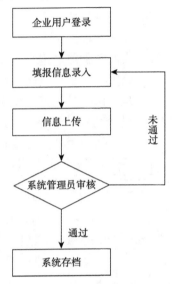

图 5.24　企业信息填报流程

（2）物联网环境下的企业信息填报流程再设计。

根据物联网环境下环卫管理组织架构的设计，企业信息填报业务涉及的参与方包括街道级环卫管理部门、管理员、餐厨垃圾产生单位（餐饮企业）。因此，企业信息填报流程再设计如图 5.25 所示。

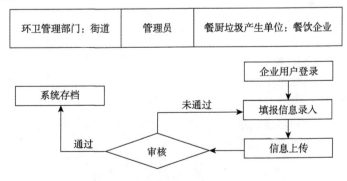

图 5.25　企业信息填报流程再设计

5.5　生活垃圾处置终端监管设计

1）精细化管理系统下的生活垃圾处置终端监管流程

生活垃圾处理监管子系统通过先进的技术手段，实现对城市生活垃圾填埋场、焚烧厂等终端处理设施的远程、在线监控。

生活垃圾处理监管子系统可实时掌握终端运行状况，提高终端处置的安全指数，确保城市生活垃圾的无害化处置。每个垃圾桶均安装 RFID 标签，相当于每个垃圾桶都有独一无二的身份，从根源上杜绝其他垃圾桶混入；同时对车辆、压缩箱加装 GPS，在运输过程中一旦分离超过一定距离就会预警，从运输到进站的过程中杜绝垃圾偷运的情况发生。生活垃圾处置终端监管流程如图 5.26 所示。

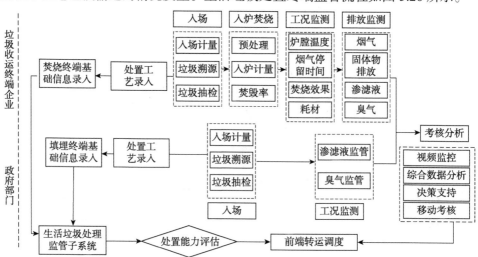

图 5.26　生活垃圾处置终端监管流程

2）物联网环境下的生活垃圾处置终端监管流程再设计

根据物联网环境下环卫管理组织架构的设计，生活垃圾处置终端监管业务涉及的参与方包括市级环卫管理部门、物联网系统平台、街道级环卫管理部门、管理员、生活垃圾终端处理企业、前端实时数据采集工具。因此，生活垃圾处置终端监管流程再设计如图 5.27 所示。

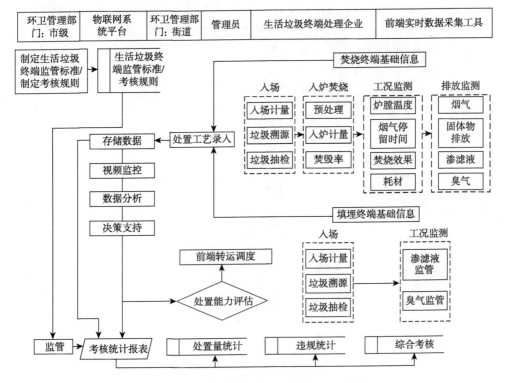

图 5.27　生活垃圾处置终端监管流程再设计

5.6　应急指挥调度设计

物联网系统平台都嵌入了应急指挥调度子模块，用以接收群众举报或应对督察过程中发现的问题。精细化管理系统下的应急指挥调度流程如图 5.28 所示。

根据物联网环境下环卫管理组织架构的设计，应急指挥调度业务涉及的参与方包括市级环卫管理部门、物联网系统平台、街道级环卫管理部门、管理员、处理组织（企业）。因此，应急指挥调度流程再设计如图 5.29 所示。

日常作业环节中的调度优化则根据预测模型、路线优化、物流优化、多目标优化等原则，依靠物联网系统平台的资源池中的智能环卫调度优化方法进行，具体流程如图 5.30 所示。

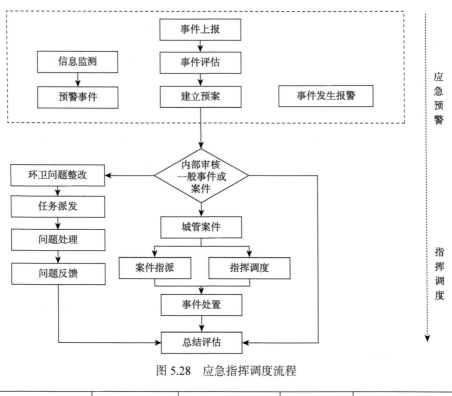

图 5.28　应急指挥调度流程

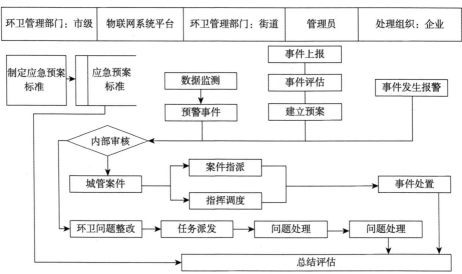

图 5.29　应急指挥调度流程再设计

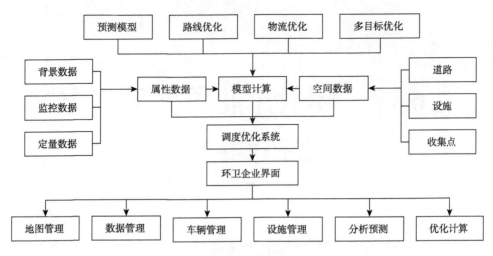

图 5.30　调度优化流程

参 考 文 献

[1] Hammer M，Champy J. Reengineering the Corporation：A Manifesto for Business Revolution[M]. New York：HarperBusiness，1993.

第6章 环卫作业数据采集方案与监控网络设计

依据物联网环境下环卫管理组织总体架构（图 3.13）中的物联网硬件系统，本章设计数据采集方案和监控网络，如图 6.1 所示。

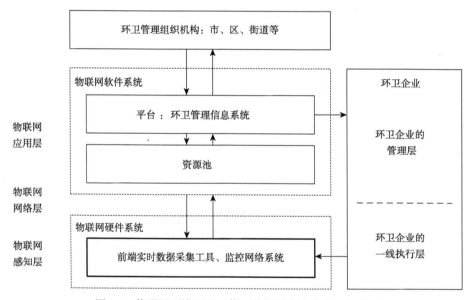

图 6.1 物联网环境下环卫作业数据采集方案与监控网络

6.1 环卫作业前端实时数据采集方案设计

物联网系统平台的核心能力就是能够对环卫作业过程中人、物的属性、状态等信息进行实时采集。只有在实时数据采集之后，物联网系统平台的其他一切功能才能发挥出来。

本节从环卫作业管理、非餐厨垃圾收运监管、餐厨垃圾收运监管、垃圾处理监管和公厕智慧化管理五个方面入手，介绍城市环卫作业或日常公共环卫现场的前端实时数据采集工具，包括设备安装位置、设备网络拓扑图和设备组成等信息。

1）环卫作业管理感知设计

车载部标一体机安装在作业车辆驾驶室内；定位设备试点安装在作业人员定位工牌上，由作业人员随身携带。环卫作业管理设备网络拓扑图如图 6.2 所示。

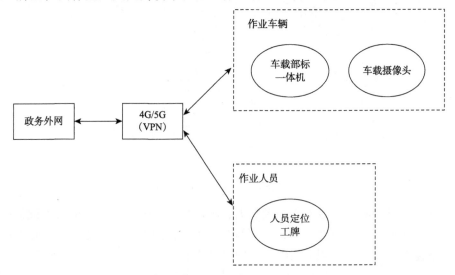

图 6.2 环卫作业管理设备网络拓扑图

VPN 指虚拟专用网络（virtual private network）

作业车辆上的视频数据、串口数据、GPS 数据全部由车载部标一体机的 4G 模块，通过互联网，按照智慧城管整体网络架构上传到政务外网。定位设备的监测数据由内置 4G 模块，通过互联网，按照智慧城管整体网络架构上传到政务外网。具体设备如下。

（1）车载部标一体机。支持音频、视频、断电报警、电瓶保护、定时、熄火延时关机；实现视频、音频存储，照片定时及手动和报警抓拍照片存储；可与监控平台相连，实时查看车辆视频、行驶速度、里程报表、位置轨迹回放及视频回放等信息。

（2）定位设备。支持 GPS/北斗定位和 SOS 紧急呼救。

（3）车载摄像头。基于仿真信号，实现实时监控和远程监控。

2）非餐厨垃圾收运监管感知设计

车载部标一体机安装在作业车辆驾驶室内，车载秤可以实时、高效地直接获取作业车辆所载垃圾重量的数值；果壳箱满溢监测设备安装在果壳箱内的顶部。非餐厨垃圾收运监管设备网络拓扑图如图 6.3 所示。

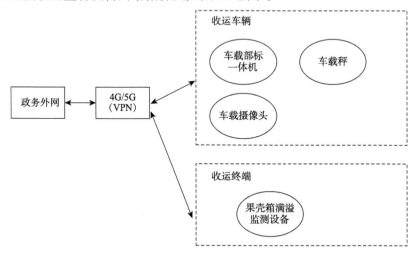

图 6.3　非餐厨垃圾收运监管设备网络拓扑图

作业车辆上的称重数据、视频数据、串口数据、GPS 数据全部由车载部标一体机的 4G 模块，通过互联网，按照智慧城管整体网络架构上传到政务外网；果壳箱满溢监测设备的监测数据由内置的窄带物联网或者 2G 模块，通过互联网，按照智慧城管整体网络架构上传到政务外网。具体设备如下。

（1）车载部标一体机。支持音频、视频、断电报警、电瓶保护、定时、熄火延时关机；实现视频、音频存储，照片定时及手动和报警抓拍照片存储；可与监控平台相连，实时查看车辆视频、行驶速度、里程报表、位置轨迹回放及视频回放等信息。

（2）车载秤。搭载应变式称重传感器，配装有 GPS、RFID 及无线通信模块，在软件的管理下，形成无线传输、车辆定位、RFID 的车载称重平台，并建立数据库。

（3）果壳箱满溢监测设备。通过红外线测距探头测量探头到垃圾的距离，并将垃圾高度信息传到云端，从而判断果壳箱是否满溢。一旦果壳箱装满垃圾，信息就会传递到相关的计算机或手机上。环卫人员还可以通过 GPS 看到具体位置，以便快捷地对满溢果壳箱进行清运。

3）餐厨垃圾收运监管感知设计

餐厨垃圾收运监管设备网络拓扑图如图 6.4 所示。

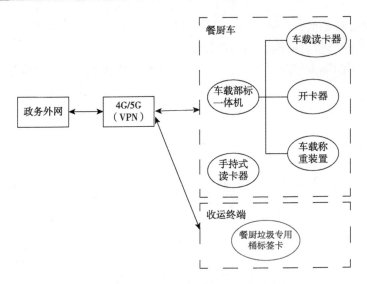

图 6.4　餐厨垃圾收运监管设备网络拓扑图

作业车辆上的称重数据、读卡数据、视频数据、串口数据、GPS 数据全部由车载部标一体机的 4G 模块，通过互联网，按照智慧城管整体网络架构上传到政务外网。具体设备如下。

（1）车载部标一体机。支持音频、视频、断电报警、电瓶保护、定时、熄火延时关机；实现视频、音频存储，照片定时及手动和报警抓拍照片存储；可与监控平台相连，实时查看车辆视频、行驶速度、里程报表、位置轨迹回放及视频回放等信息。

（2）餐厨垃圾专用桶标签卡。仅用于读取专用桶的 ID，可刻码，用于餐厨垃圾专用桶识别。

（3）车载读卡器。支持 GPS 通信的全三轨磁条卡、磁条驾驶证读卡设备，安装在作业车辆上，与车载 GPS 接口相连接，主要的用途是读取美国机动车管理者协会（American Association of Motor Vehicle Administrators，AAMVA）标准的磁卡。

（4）开卡器。用于激活客户识别模块（subscriber identity module，SIM）卡，或者实现卡套分离。

（5）车载称重装置。专为环卫作业车辆开发的称重产品，称重过程不需停顿，在垃圾挂桶提升过程中实现称重；并可自动累计收集的垃圾重量及垃圾桶数。

（6）手持式读卡器。内置证件阅读器机具，采用安卓（Android）4.4 操作系统安全加固，内置国密芯片，拥有高清屏幕、指纹采集识别装置、多媒体装置，用于读取证件。

4）垃圾处理监管感知设计

垃圾处理监管设备网络拓扑图如图 6.5 所示。

（1）单向隔离网闸。安装在各垃圾处置终端中控机房，对接终端生产系统。

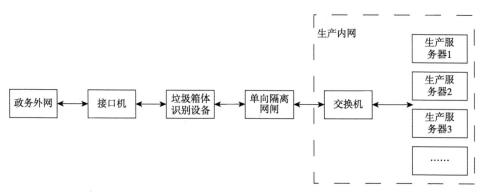

图 6.5　垃圾处理监管设备网络拓扑图

（2）垃圾箱体识别设备。用于识别特定垃圾箱内所装的垃圾种类，从而更好地完成垃圾分类。

5）公厕智慧化管理感知设计

公厕智慧化管理设备包括公厕一体机、人流量检测设备、臭气监测传感器、公厕大屏、网络摄像机。公厕一体机安装在公厕值班休息室；人流量检测设备安装在男女厕及第三卫生间入口天花板下方；臭气监测传感器安装在男女厕及第三卫生间天花板下方；公厕大屏安装在试点公厕的入口处；网络摄像机安装在对着公厕出入口的位置，保证处于能够覆盖出入口的最大视角方位。

公厕智慧化管理设备网络拓扑图如图 6.6 所示。

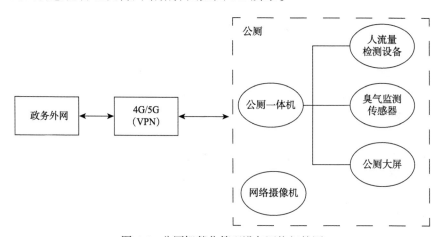

图 6.6　公厕智慧化管理设备网络拓扑图

人流量检测设备、臭气监测传感器、公厕大屏通过互联网，按照智慧城管整体网络架构接入政务外网互动数据。

6.2　重点公共场所环境监控网络的构建

6.2.1　重点公共场所的环境监控问题

城市中人群集中的公共场所的环卫水平代表城市形象，同时直接影响着人们的健康。针对城市重要公共场所，本节构建基于 WSN 的实时环境监控网络，对街道垃圾的环卫应急事件（垃圾量、垃圾气味的浓度、车辆噪声、扬尘、公共设施的安全性等）进行动态、实时监测，从而提升问题发现与问题解决的及时性，降低安全风险，提升管理效率[1]。

为实现重点公共场所内环境的实时监测[2]，我们将 WSN 引入重点公共场所的环境监控，构建层次型环境监控网络[3,4]：针对重点公共场所内监测范围较大的特征，我们对整个环境监控网络进行区域划分，减轻网络中各传感器监测节点的监测任务[5]；针对 WSN 设备能量有限且不易补充的特征[6-8]，我们对网络中的监测任务进行分类。各监测节点因承担不同的任务分为管理节点与普通节点两类，通过管理节点对普通节点的管理，来提升网络的整体能耗效率[9]。网络能耗效率代表着整个监控网络的经济效益，能耗效率越高，网络能够实现的实时监控时间越长，网络的经济效益就越高。节点等级是基于网络区域划分的，即网络中各节点在划分好的各区域内通过等级划分、共同协作来完成环境监控任务[10]。由此可见网络区域划分对环境监控网络运作效率的重要性，如何对环境监控网络进行区域划分成为一项重要的研究问题。我们将探究网络区域划分对基于 WSN 的实时环境监控网络运作效率的影响。

基于 WSN 的实时监控网络中需要一个汇聚节点，汇聚重点公共场所中全部环境数据，并通过有线或无线等通信方式将 WSN 采集的环境数据发送至环境监控者，将环境监控者与 WSN 联系到一起。这种节点通常位于 WSN 的中心。依据传感器节点与汇聚节点之间的距离可以划分网络区域。以汇聚节点为中心，将网络划分为若干同心圆环，各圆环内的节点与汇聚节点之间的距离处于同一个区间内[11]。很多学者在这种区域划分方法的基础上进行拓展研究。例如，在这种区域划分方法下，研究圆环宽度对网络寿命的影响[12]；为提升网络寿命，研究令节点从外环至内环等比分布的策略[13]；通过调节不同环内管理节点的管理范围来达到均衡网络能耗的目的[14]。

　　然而，针对这种区域划分方法，很少有学者研究圆环数量对监控网络运作效率的影响，即将监测区域划分为多少个同心圆环才最有利于提升重点公共场所实时监控网络的运作效率。本节将针对不同圆环数量下的实时环境监控网络展开研究，以此来探究圆环数量对实时环境监控网络运作效率的影响。监控网络的运作效率体现为两个方面：网络生命周期与环境监控水平。网络生命周期能够直接体现出监控网络的经济效益，网络运行时间越长，能够实现的经济效益就越大。环境监控水平体现为环境监控数据传输的准确性与及时性。数据传输的准确性取决于诸多因素，包括监测区域的覆盖率、网络中处于工作状态的节点数量、数据传输过程中各节点的传输之间是否存在互相干扰等；数据传输的及时性在一定程度上取决于环境数据在网络中传递的次数。在以同心圆环进行区域划分的网络中，环境数据需要由外环向内环进行逐层传递[15]。传递次数越少，数据抵达观测者手中的时间就会越短[16]。因此，圆环数量对数据传输的及时性有着重要影响，而数据传输的及时性对实时性要求很高的实时环境监控网络有着重要意义。本节在实现经济效益最大化的同时，提升实时环境监控网络的监测水平，从而提升重点公共场所的应急响应能力及环卫工作效率。

6.2.2　层次型环境监控网络的组成要素

　　环境监控网络由节点与节点之间的关系构成，环境监控任务需要通过网络中每个节点的协同合作来完成。通过构建网络结构，能够实现网络中各组成要素的合理配置，利用有限的资源来实现网络效能的最大化[17]。重点公共场所中实时环境监控网络的构建步骤如表6.1所示。

表6.1　重点公共场所中实时环境监控网络的构建步骤

确定网络的组成要素	节点的含义
	边的含义
确定网络的分层情况	确定按同心圆环对网络进行区域划分的方法
	确定同心圆环的数量
确定网络中的节点关系	确定同一层级内的节点关系
	确定层级间的节点关系

　　为实现远程观测的目的，我们会在观测区域内部署众多的传感器节点。目前存在两种部署方式：确定性部署和随机性部署。确定性部署是指利用人工按照设定将传感器节点精确地部署到观测区域的指定位置，适合规模不大、情况良好且人工可

达的区域；随机性部署一般是指通过飞机、炮弹等载体随机播撒大量传感器节点到观测区域，适合规模庞大、环境危险恶劣且人工不可达的观测区域。当环境良好、人工可达时，可以采用确定性部署的方式，但是需要考虑人的行为与外部环境的复杂性给部署造成的误差。确定性部署可以分为两个阶段：前期，通过算法计算出传感器节点部署的具体位置；后期，通过手动部署传感器节点到指定位置。人的复杂性体现为计算传感器节点位置时的算法设计与手动部署时部署人员的综合判断。在利用算法对传感器节点的合理部署位置进行计算时，算法设计的合理性与计算结果的精确性会造成最终部署的误差；在进行手动部署的过程中，部署人员的精神状态和对实际环境的综合判断也会导致最终部署的误差。因此，利用随机性部署方式来仿真重点公共场所内的传感器节点部署。

　　在层次型环境监控网络中，观测区域的节点分为三类：普通节点、簇头节点、汇聚节点[18]，三类节点承担着不同的任务。其中，普通节点负责采集环境数据，并将环境数据转发至其所在簇的簇头节点[19]；簇头节点管理着位于其周围的若干普通节点[20]，一个簇头节点与其管辖范围内的若干普通节点构成网络中的一个簇，簇头节点除了要完成自身的环境采集任务，还需接收来自本簇其他普通节点的环境数据，将本簇内所有环境数据进行整合和处理之后，通过转发的方式发送至汇聚节点处；汇聚节点则需接收环境监控网络中所有簇头节点发送的环境数据，并将这些信息通过无线或有线等通信方式发送给重点公共场所中负责环境监控的管理者，管理者可以通过这些环境数据了解重点公共场所内的环境状况，并能够根据实时环境数据进行实时决策[21,22]。环境监控网络中节点的相关假设如表 6.2所示。

表6.2　节点的相关假设

关键字	假设
汇聚（sink）节点	sink 节点位于正方形网络的中心； sink 节点的能量不设限制
节点移动性	所有传感器节点在部署之后不再移动
节点能量	所有节点（除 sink 节点）均是同构的： 拥有相同的初始能量； 能够感知自身的剩余能量； 能量不会得到补充
节点间距离	传感器节点可以根据对方节点的发射功率计算出发送者与自己的距离
节点间的数据传输	数据传输过程中没有信号碰撞、丢包和重传

　　环境监控网络中的边将网络中的各节点联系起来，它们代表着节点之间的从属关系。在网络中，簇头节点管理着若干普通节点，于是簇头节点和它的每个普通节点之间都存在一条连边，代表着这个簇头节点与其管辖范围内的每个普通节点之间的从属

关系。同时，边还代表着网络中各节点采集的环境数据的传输路径。网络中每个节点与汇聚节点之间都存在着一条数据传输路径，这条路径是由这个节点本身、汇聚节点、位于此节点与汇聚节点之间的若干中继节点，以及节点之间的连边构成的。

6.2.3　环境监控网络的分层

区域划分方法是将汇聚节点置于重点公共场所的中心，并以汇聚节点为圆心，将整个环境监控网络划分为若干同心圆环，每个圆环宽度相等，同为 Δd [11]。如图 6.7 所示，正方形部分为环境监控网络的监测区域。其中，距离汇聚节点最近的一层为第 L_1 层，距离汇聚节点最远的一层为第 L_m 层。每一层内的节点与汇聚节点之间的距离为 d_{sink} ，且 $d_{\text{sink}} \in \left((i-1)\Delta d, i\Delta d \right]$ 。

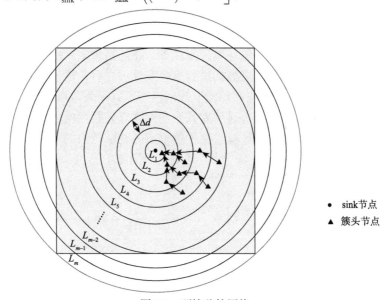

图 6.7　环境监控网络

基于这种分层结构，环境数据从外环逐层传递至内环，直至抵达汇聚节点。数据传输过程分为两个阶段：环内的数据传输与相邻两环之间的数据传输。环内的数据传输依靠的是环内各节点之间的关系，而相邻两环之间的数据传输则依靠相邻两环的节点关系。这两种节点关系的确定就相当于在各节点与汇聚节点之间建立了一条有效路径，各节点处的环境数据就能够沿着既定的路径传输至汇聚节点处，为重点公共场所的管理者制定决策提供依据。下面我们将针对这两种节点关系的确定展开详细的介绍。

6.2.4　同一层级内的节点关系

随着网络区域的划分，网络建立起层级关系。同一层级内的节点通过协同，对本区域的环境数据进行采集，完成本区域的环境监控任务；不同层级之间的节点通过协同，将各层的环境数据联系起来，共同完成整个区域的环境监控任务。

在网络的同一个层级内存在簇头节点和普通节点两类节点。普通节点需要将采集的环境数据传递给簇头节点，簇头节点则需要对普通节点传递过来的环境数据进行处理和转发。可见，同一层级内的节点关系是基于环境监控任务建立的，需要首先确定每个节点的类型，再通过节点之间的互相选择，确定两个节点之间的关系。同一层级内节点关系的确定过程分为两步，如图 6.8 所示。

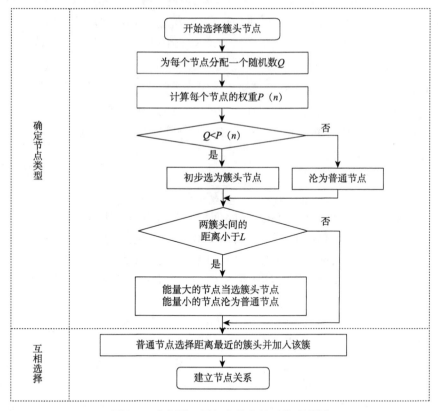

图 6.8　确定同一层级内节点关系的流程图

确定节点类型的方法如下：从位于同一层级内的所有节点中选出各方面都表现较为出色的节点，并任命为簇头节点，其余节点自动沦为普通节点。在环境监控网络中，每个节点所具备的数据计算、处理与存储等能力都是相同的，但自身携带的能量会因为环境监控任务的不同、在网络中所处的位置不同而逐渐出现差异。节点携带的能量越多，或者在完成同一环境监控任务的基础上具备能耗优势，就能够完成更多的环境监控任务，在各节点之间具备能力优势。在同一时刻，节点具备较高的剩余能量，说明节点具有能量优势；在同一层级，节点距离汇聚节点越近，传送等量环境数据所消耗的能量就越少，节点就具备能耗优势。基于以上两点，计算出同一层级内每个节点的权重 $P(n)$：

$$P(n) = \alpha f(E) + \beta f(d) \qquad (6.1)$$

其中，

$$f(E) = \frac{E_{\text{remain}}}{E_{\text{initial}}} \qquad (6.2)$$

$$f(d) = \frac{1}{d_{\text{sink}}} \qquad (6.3)$$

式中，$f(E)$ 为能量参数；$f(d)$ 为距离参数；E_{remain} 为节点的剩余能量；E_{initial} 为节点的初始能量；d_{sink} 为节点与 sink 节点之间的距离；α、β 分别为参数各自的权重，且 $\alpha + \beta = 1$。为每个节点分配一个随机数 Q，并与每个节点的权重 $P(n)$ 进行比较；若 $Q < P(n)$，则这一节点被初步选定为簇头节点；否则，这一节点就会沦为普通节点。为避免出现簇头节点扎堆现象，在簇头节点选定后会进行一轮筛选，最终决定哪些节点当选簇头节点。筛选的方法是判断两个簇头节点之间的距离是否小于 L：

$$L = \frac{\sqrt{S}}{\sqrt{N \times P}} \qquad (6.4)$$

式中，S 为当前层级负责的监测区域的面积；N 为当前层级传感器节点的数目；P 为簇头节点占节点总数的比例。若两个簇头节点之间的距离小于 L，则能量较大的簇头节点将当选簇头节点，而能量较小的簇头节点沦为普通节点；若两个簇头节点之间的距离小于 L 且能量相同，则利用随机选取的方式来确定簇头节点。

当簇头节点选定之后，每个簇头节点在本层级内的管辖范围随之确定。这时，可能会出现一个普通节点同时处于两个甚至多个簇头节点的管辖范围的情况，需要普通节点对多个簇头节点进行选择。我们规定普通节点按照距离进行选择。普通节点与簇头节点之间的距离决定着在转发环境数据时的能耗，距离越近，能耗越少，节点能够持续工作的时间就越长。因此，普通节点会选择与之距离最近的簇头节点。经过两类节点的互相选择，最终确定同一层级内的节点关系。

6.2.5　层级间的节点关系

在同一层级内，簇头节点处汇聚了整个层级内所有的环境数据，这些数据只有转发至汇聚节点处才能发挥环境监控网络的监测作用。因此，各层级节点之间需要建立联系，以保证各节点采集的环境数据在整个网络中的流通。在按照同心圆环进行区域划分的网络中，需要相邻层级的簇头节点之间通过互相选择的方式建立联系，通过各层级节点之间建立的联系将环境数据从外环向内环逐层传递至汇聚节点。在建立层级间的节点关系时，内层节点与外层节点之间情况会存在差异：外层节点只需找到一个理想的内层节点建立关系即可，而内层节点却有可能同时与多个外层节点建立关系。相应地，当外层节点面临多个选择时，只需要考虑待选内层节点的权重，选择权重最大的内层节点建立关系；当内层节点面临多个选择时，不仅需要考虑待选外层节点的权重，还需要考虑建立关系的理想数量。用第 $i-1$ 层来表示内层，用第 i 层表示外层，节点权重计算的是一个待建立关系的节点对所对应的权重：

$$P_{i-1,j} = \mu f\left(d_{i,i-1}\right) + \left(1-\mu\right) g\left(E_{i,j-1}\right) \tag{6.5}$$

其中，

$$f\left(d_{i,i-1}\right) = 1 - \frac{d_j}{\displaystyle\sum_{j=1}^{Y} d_j} \tag{6.6}$$

$$g\left(E_{i,j-1}\right) = \begin{cases} \dfrac{E_{r\_i-1}}{E_{r\_i}}, & E_{r\_i-1} < E_{r\_i} \\ 1, & \text{其他} \end{cases} \tag{6.7}$$

式中，$f(d)$ 为节点对的距离权重，其中 d_j 为节点对中两节点之间的距离，$\displaystyle\sum_{j=1}^{Y} d_j$ 为节点对中的第 $i-1$ 层节点与其所有待选节点的距离之和，节点对中两节点的距离越近，此节点对的距离权重就越大；$g(E)$ 为节点对的能量权重，其中 E_{r_i-1} 和 E_{r_i} 分别为节点对中第 $i-1$ 层节点与第 i 层节点的剩余能量，第 $i-1$ 层节点剩余能量越多、第 i 层节点剩余能量越少，此节点对的能量权重就越大。

此外，第 $i-1$ 层节点与第 i 层节点建立关系的理想数量如下：

$$n_{i-1} = \frac{\mathrm{CT}_i}{\mathrm{CT}_{i-1}} \tag{6.8}$$

式中，CT_i 为第 i 层簇头节点的个数；CT_{i-1} 为第 $i-1$ 层簇头节点的个数。下面举例说明相邻层级间节点建立关系的过程。第 i 层与第 $i-1$ 层节点建立关系是为了将第 i 层的环境数据转发至第 $i-1$ 层，因此第 i 层节点需要在其通信范围对第 $i-1$ 层节点进行选择。首先，将每个第 i 层节点通信范围的第 $i-1$ 层节点作为备选节点列举出来，两层节点之间的初始关系如图 6.9（a）所示，第 i 层节点的备选集合如图 6.10（a）所示。根据两层节点之间的初始关系，可以计算出初始关系列表中每个节点对所对应的权重。如表 6.3 所示，我们对初始节点对的权重进行了随机给定，以便于下面的说明。此外，我们计算出第 $i-1$ 层中的每个节点与第 i 层节点之间建立关系的理想数量为 2。

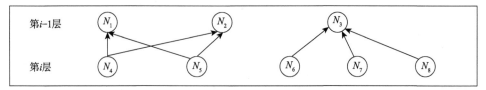

（a）第 i 层节点与第 $i-1$ 层节点之间的初始关系

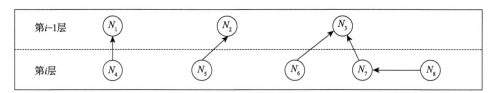

（b）第 i 层节点与第 $i-1$ 层节点之间的最终关系

图 6.9　第 i 层节点与第 $i-1$ 层节点之间的关系

表6.3　节点对权重

	N_4	N_5	N_6	N_7	N_8
N_1	0.3	0.2	—	—	—
N_2	0.1	0.6	—	—	—
N_3	—	—	0.6	0.5	0.7

根据图 6.10（a）中第 i 层节点的备选集合，我们列出第 $i-1$ 层节点的备选集合。下面对两个备选集合中的节点进行筛选。对于第 $i-1$ 层节点来说，与 2 个第 i 层节点建立关系比较理想。当备选集合中的节点数量在理想范围时，可以与集合内所有节点建立关系；当备选集合中的节点数量超出理想范围时，优先与距离较近的 2 个节点建立关系，剩余节点按照概率建立关系。如图 6.10（b）所示，节点 1 与节点 2 备选集合中的节点数量在理想范围，节点 1 与节点 2 可以与集合中每个第 i 层节点建立关系。节点 3 备选集合中的节点数量超出理想范围，节点 3 可以优先与距离较近的节点 6 与节点 7 建立关系，按照概率与节点 8 建立关系。按

概率进行选择的方法如下：生成一个 0~1 的随机数 Q，将 Q 和节点 3 与节点 8 之间的权重 0.7 进行比较，若权重高于随机值，则可以将节点 8 留在节点 3 的备选集合；否则，需要将节点 8 从节点 3 的备选集合中删除。假设后一种情况成立，得到更新后的第 $i-1$ 层节点的备选集合，如图 6.10（c）所示。

根据图 6.10（c），我们得到更新后的第 i 层节点的备选集合，如图 6.10（d）所示。由于第 i 层节点只需要与第 i 层中的一个节点建立关系，对图 6.10（d）中多于 1 个节点的集合根据节点对的权重进行筛选。节点 4 的备选集合中有 2 个节点。节点 4 与节点 1 之间的权重为 0.3，节点 4 与节点 2 之间的权重为 0.1，节点 4 应与节点 1 建立关系。同理，节点 5 应与节点 2 建立关系。于是得到更新后的第 i 层节点的备选集合，如图 6.10（e）所示。

如图 6.10（e）所示，经过第 i 层与第 $i-1$ 层节点之间的互相选择，节点 8 未在第 i 层中找到合适的节点建立关系，而第 i 层中其他节点已经与第 $i-1$ 层节点建立好了关系。节点 8 需要在第 i 层中已经与第 $i-1$ 层节点建立好关系的节点之中，找到与其距离最近的节点，并与之建立关系。如图 6.9（a）所示，在第 i 层中，与节点 8 距离最近的为节点 7，节点 8 需要与节点 7 建立关系，并通过节点 7 将环境数据传递给第 $i-1$ 层。此时，第 i 层与第 $i-1$ 层节点之间的关系就建立完毕了，第 i 层节点的关系集合如图 6.10（f）所示，第 i 层与第 $i-1$ 层之间最终的节点关系如图 6.9（b）所示。

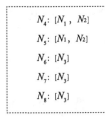

（a）第 i 层节点的备选集合　　（b）第 $i-1$ 层节点的备选集合　　（c）第 $i-1$ 层节点的备选集合

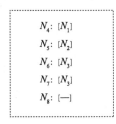

（d）第 i 层节点的备选集合　　　（e）第 i 层节点的备选集合　　　（f）第 i 层节点的备选集合

图 6.10　第 i 层节点与第 $i-1$ 层节点之间建立关系的过程

6.3 环境监控网络的仿真与分析

6.3.1 环境监控网络的相关参数设定

本节将对重点公共场所中环境监控网络整个生命周期内的运作情况进行仿真。在网络工作的过程中，传感器节点会进行重点公共场所环境数据的采集和转发，节点的能量也会因在网络中的分工不同逐渐产生差异。通过对传感器节点的内部结构进行分析得知，传感器节点的大部分能耗主要集中在无线通信模块中。当传感器节点处于收发状态时，主要是收发器电路和放大器电路在消耗能量，且收发器处理 1 比特数据的能耗是一个常值，而放大器的能耗与通信距离相关。因此，在仿真时将忽略节点在计算和存储方面的能耗，仅考虑节点在通信方面的能耗。

我们沿用马祖长等[23]的能耗模型：

$$E_{tx}(k) = E_{elec}(k) + E_{amp}(k,d) = \begin{cases} k \times E_{elec} + k \times E_{fs} \times d^2, & d \leqslant d_0 \\ k \times E_{elec} + k \times E_{mp} \times d^4, & d > d_0 \end{cases} \quad (6.9)$$

$$E_{rx}(k) = k \times E_{elec} \quad (6.10)$$

$$d_0 = \sqrt{\frac{E_{fs}}{E_{mp}}} \quad (6.11)$$

式中，$E_{tx}(k)$ 为发送 k 比特数据的能耗；$E_{rx}(k)$ 为接收 k 比特数据的能耗；d_0 为能耗模型中的距离阈值；$E_{elec}(k)$ 为与数据量相关的能耗函数，E_{elec} 则为发送或接收 1 比特数据的能耗；$E_{amp}(k,d)$ 为与数据量和距离相关的放大器能耗函数，E_{fs} 和 E_{mp} 则为不同通信距离下发送 1 比特数据放大器的能耗。

当通信距离小于或等于 d_0 时，节点的能耗与距离的二次方成正比，我们称此时的能耗模型为自由空间（free space）模型；当通信距离大于 d_0 时，节点的能耗与距离的四次方成正比，我们称此时的能耗模型为多路径衰落（multipath fading）模型。仿真中用到的参数值汇总至表 6.4。

表6.4 仿真参数汇总

符号	参数名称	参数值
N	区域边长	500
M	节点个数	676
F	网络层数	2~22
Δd	网络各层的宽度	$\dfrac{\sqrt{2}}{2} \cdot \dfrac{N}{F}$
r_c	节点的通信半径	$2\Delta d$
DP	每个数据包的大小	
$E_{initial}$	节点的初始能量	1.5 焦
E_{elec}	发送或接收 1 比特数据的能耗	50 纳焦/比特
E_{fs}	自由空间模型中发送 1 比特数据放大器的能耗	10 皮焦/（比特·米^2）
E_{mp}	多路径衰落模型中发送 1 比特数据放大器的能耗	0.0013 皮焦/（比特·米^4）

6.3.2 环境监控网络的仿真结果分析

在重点公共场所的环境监控中，监控的实时性是衡量环境监控质量的重要指标。与此同时，环境监控网络由众多传感器节点构成，存在能量方面的制约，能量是否能够被合理利用将直接影响网络的使用寿命[24,25]，而网络的使用寿命则直接决定着环境监控网络的经济效益。因此，在研究的过程中，既要考虑环境监控网络能量有限的本质特征，又要考虑环境监控的关键需求；在实现环境监控网络经济效益最大化的同时，最大限度地提升环境监控的质量，即在尽可能延长环境监控网络生命周期的情况下，尽可能提升环境监控的实时性[26]。

如图 6.11 所示，针对环境监控网络能量有限的特性，我们可以通过提升网络能耗的均衡性来降低能耗，延长网络生命周期；针对环境监控的实时性，我们可以通过控制数据转发次数与转发距离来缩短数据传输的时长，提升数据传输时间的一致性。环境监控网络的网络结构同时影响网络能耗的均衡性和数据转发次数与转发距离，我们可以通过优化网络结构来提升网络的生命周期和监控的实时性。

1）网络层数与网络结构之间的关系

网络层级划分的目的在于减轻网络节点的监控负担，专注于本层级内的环境数据采集任务。在网络的每一层级内都存在普通节点和簇头节点两类节点，簇头节点可以减轻普通节点因环境数据采集和转发带来的能量负担。因此，簇头节点分布有着重大意义，簇头节点分布的合理性将决定整个网络结构的合理性。簇头节点分布的合理性具体体现为簇头节点分布的均匀性。簇头节点分布

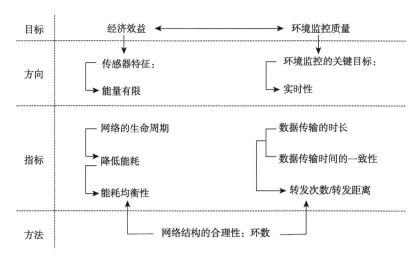

图 6.11　基于双目标的环境监控网络的研究框架

的均匀性指的是每个簇的规模是否有明显的差异。簇头节点分布的均匀性影响数据传输时间的一致性。若簇头节点分布不均，势必会存在一些簇头节点管理着较多的普通节点、一些簇头节点管理着较少的普通节点。当一个簇头节点管理的普通节点较多时，需要接收的环境数据就会较多，一个簇头节点的处理能力有限，需要处理的数据过多会增加数据转发的时延；相反，当一个簇头节点管理的普通节点较少时，数据转发的时延较小。时延上存在的差异会影响数据抵达汇聚节点所用时间的一致性。只有当同一区域内所有数据都抵达管理者时，管理者才能对当前区域的环境状况进行判断。因此，数据传输时间的一致性对实时性环境监控十分重要。我们将通过计算各簇头节点度标准差来观察簇头节点的分布是否均匀。簇头节点度标准差越小说明每个簇的规模差异越小，簇头节点的分布越均匀，数据传输时间的一致性就会越强。

　　网络层数的增加会造成网络结构的变化，数据传输时间的一致性会因簇头节点分布均匀性的变化而变化。同时，网络层数的增加还会增加数据传输的时长。当网络中的节点完成数据采集任务之后，需要依靠与网络中其他节点共同建立起的数据传输路径，通过多次转发，将采集的环境数据发送至汇聚节点。数据转发次数很大程度上决定着数据传输的时长。基于我们采取的区域划分方法，数据转发次数由网络层数来决定，网络层数越多，各节点处的数据转发次数就会越多，抵达汇聚节点所用的时间也会相应地变长。数据传输时间的一致性与传输时长共同决定着环境监控的实时性。为此，我们计算不同网络层数下的网络中簇头节点度标准差，以此来探究网络结构与网络层数之间的关联，以及网络结构变化对环境监控实时性的影响。

　　我们取层数为 2、6、10、14、18、22 的六个网络前 100 轮关于簇头节点度标准差的数据绘制折线图，来观察不同网络层数下各轮簇头节点度标准差波动性的大体趋势。数据结果显示，在成簇阶段结束之后，出现了一些度为零的簇头节点。这表明一些簇头节点并没有需要管理的普通节点，即本簇之内只有簇头节点一个节点。针对这种情况，我们分别计算将度为零的簇头节点计算在内的簇头节点度标准差与不将度为零的簇头节点计算在内的簇头节点度标准差，并取前 100 轮的计算结果绘制两种情况下的折线图，分别如图 6.12 和图 6.13 所示。对比两幅折线图可以看出，不将度为零的簇头节点计算在内的折线图所呈现出的波动性差异更为明显。通过观察图 6.12 和图 6.13 可以发现，随着网络层数的增加，簇头节点度标准差的波动性逐渐减弱，且不同网络中簇头节点度标准差之间的差异逐渐减小。下面对实验中层数 F 为 2~22 的所有网络簇头节点度标准差进行统计计算。

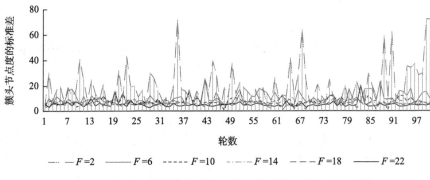

图 6.12　将度为零的簇头节点计算在内的簇头节点度标准差

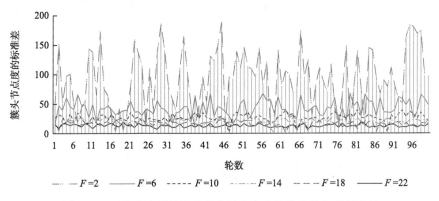

图 6.13　不将度为零的簇头节点计算在内的簇头节点度标准差

　　在对实验中所有网络簇头节点度标准差进行统计计算时，考虑将度为零的簇头节点包含在内与将度为零的簇头节点排除在外的两种情况。通过计算各轮簇头节点度标准差，了解生命周期内簇头节点度标准差在各轮之间的差异。此值越大，说明簇头节点度标准差在各轮之间的差异越大，这意味着各轮生成的网络拓扑结构差异越大；反之，此值越小，这意味着各轮生成的网络拓扑结构差异就会越小。观察图 6.14 可以发现，随着网络层数的增加，两种情况下簇头节点度标准差都在减小，这说明生命周期中各轮生成的网络拓扑结构差异会随着层数的增加而减小，即层数的增加有利于缩小各轮生成的网络拓扑结构差异，帮助环境监控网络生成稳定的拓扑结构。

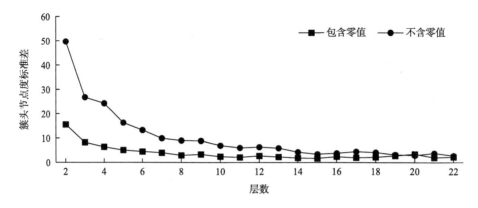

图 6.14　两种情况下簇头节点度标准差对比

　　为了解各轮内的成簇情况，我们进一步计算各轮簇头节点度标准差的均值，这一数值代表生命周期中各轮内簇之间规模差异性。簇头节点度标准差的均值越大，说明各轮簇头节点度标准差越大，这意味着各轮内簇之间规模差异越大；反之，簇头节点度标准差的均值越小，则意味着各轮内簇之间规模差异越小，簇头节点分布越均匀。如图 6.15 所示，随着层数的增加，两种情况下簇头节点度标准差的均值都在减小，这说明各轮内簇之间规模差异在缩小，即层数的增加有利于簇头节点均匀分布。

　　综合以上分析可以看出，网络层数的增加有助于降低网络中各簇之间的差异，有利于增加簇头节点分布的合理性，网络层数与网络结构的合理性之间存在正相关性。与此同时，网络层数的增加有助于提升环境数据在传输时间上的一致性，但却不利于缩短数据传输的时长。我们需要通过对传感器网络的进一步探讨，结合其他影响因素，探寻网络层数的均衡值，从而实现环境监控实时性的最大化。

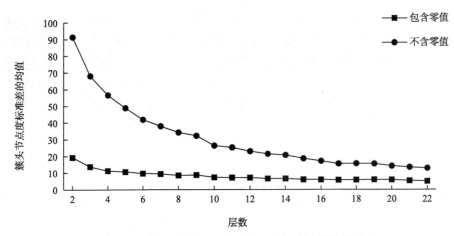

图 6.15　两种情况下簇头节点度标准差的均值对比

2）网络结构与网络能耗之间的关系

网络结构在影响环境监控实时性的同时，也影响着网络能耗的均匀性。簇头节点分布越均匀，各普通节点与其所在簇的簇头节点之间的距离差异就越小。节点之间的距离越近，数据转发的能耗就越少；距离差异越小，各节点的能耗差异就越小，网络能耗的均衡性就越强。我们利用各轮簇头节点的能耗标准差来体现网络能耗的均衡性。与簇头节点度标准差的统计图相对应，我们依然选取层数为 2、6、10、14、18、22 的网络前 100 轮簇头节点能耗标准差的数据绘制折线图，如图 6.16 所示。

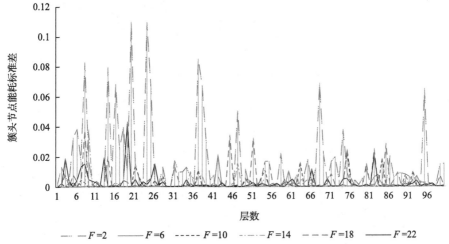

图 6.16　层数为 2、6、10、14、18、22 的网络前 100 轮簇头节点能耗标准差

从图 6.16 中可以看出，当层数为 2 时，各簇头节点能耗标准差在生命周期的各轮之间波动最为明显，这与簇头节点度标准差的统计图中显示的结果一致。当

层数为 2 时，各簇的规模差异波动性大，网络结构不合理，导致簇头节点能耗标准差的波动性大。随着网络层数的增加，簇头节点能耗标准差在各轮之间的波动性减弱，但不同层数下的网络在波动性上并无明显的差异。为了进一步探究网络结构与各簇头节点能耗标准差之间的关系，我们对层数为 2~22 的各网络的簇头节点能耗标准差在生命周期前 100 轮的数据进行统计计算，并绘制折线图，如图 6.17和图 6.18 所示。

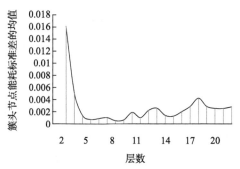

图 6.17　簇头节点能耗标准差的均值对比

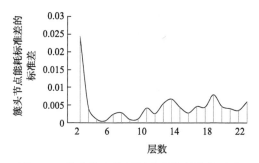

图 6.18　簇头节点能耗标准差的标准差对比

我们计算了网络各轮簇头节点能耗标准差的均值与标准差。簇头节点能耗标准差的均值可以反映出各轮内簇头节点能耗标准差的大小，数值越大，则说明当前网络各轮内簇头节点能耗标准差越大；簇头节点能耗标准差的标准差可以反映出各轮内簇头节点度标准差的差异大小，数值越大，说明各轮内簇头节点度标准差的差异越大。观察图 6.17 和图 6.18 可以看出，当层数从 2 增至 4 时，均值与标准差均在递减；但当层数超过 4 时，均值与标准差便在一定范围内波动。这表明，当层数从 2 增至 4 时，层数增加带来的网络结构优化能够起到明显的均衡能耗的作用；但当层数超过 4 时，网络结构优化并不能起到明显的均衡能耗的作用。

3）网络生命周期与第一个死亡节点出现时刻之间的关系

实现网络能耗均衡性的目的在于平衡网络中每一个节点的负载，通过能量的均衡使用来避免某个节点过早耗尽自身能量而死亡并造成"能量空洞"[16]，以此来提升网络的生命周期。"能量空洞"会给网络结构造成严重的影响，会加剧网络能耗不均衡的问题，最终引发更多"能量空洞"，从而影响网络寿命。网络第一次出现"能量空洞"的时刻非常关键，这个时刻出现得越晚，说明网络能耗越均衡，能耗效率也就越高。这也是众多学者利用第一个死亡节点出现的时刻来表示网络生命周期的原因[27]。基于此，我们对不同层数下网络的第一个死亡节点出现的时刻及各网络的生命周期分别进行统计，以此来探究网络结构与网络能耗均衡性对网络生命周期的影响。

　　观察图 6.19 和图 6.20 可以发现，不同层数的网络第一个死亡节点出现的时刻的变化趋势与各网络生命周期轮数的变化趋势一致。例如，当层数为 8 时，网络第一个死亡节点出现的时刻最晚，为网络生命周期中的第 2934 轮；相应地，在生命周期轮数统计图中，层数为 8 的网络对应的生命周期最长，为 2955 轮。当层数为 2 时，网络第一个死亡节点出现的时刻最早，为网络生命周期中的第 93 轮；相应地，在生命周期轮数统计图中，层数为 2 的网络对应的生命周期最短，为 208轮。从趋势来看，在 8 层以内，第一个死亡节点出现的时刻会随着网络层数的增加逐渐推迟，网络的生命周期也随着网络层数的增加而逐渐延长；当网络层数增加至 8 时，第一个死亡节点出现的时刻延迟到最晚，网络生命周期延长至最长；当网络层数继续增加时，第一个死亡节点出现的时刻会逐渐提前，网络生命周期也在随之缩短；但最终第一个死亡节点出现的时刻都不会再早于层数为 2 的网络对应的第 93 轮，而是在第 500 轮上下对应的时刻波动；网络生命周期也不会短于层数为 2 的网络对应的 208 轮，而是在 500 轮上下对应的轮数波动。

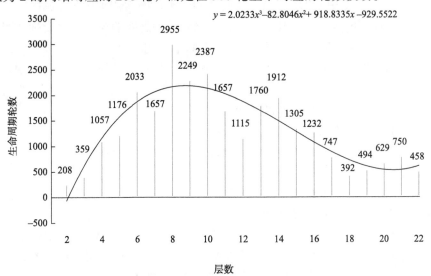

图 6.19　网络层数对生命周期轮数的影响

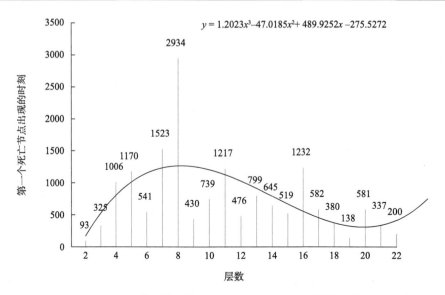

图 6.20　网络层数对第一个死亡节点出现的时刻的影响

　　网络生命周期是一个网络的综合表现，它会受到多重因素的影响。如图 6.19 所示，网络生命周期轮数会随着网络层数的增加而呈现出先上升、再下降、最终趋于平稳的变化趋势。将网络生命周期与网络能耗均衡性的变化趋势进行对比可以发现，当网络层数超过 4 时，网络能耗的均衡性不再显著提升。这表明网络层数继续增大，网络能耗的均衡性对网络生命周期的推动力将继续维持在网络层数为 4 时的水平。但当网络层数超过 4 时，网络生命周期依然处于上升阶段。这表明网络还存在其他推动力。基于对层数与网络结构之间的探讨可以发现，当网络层数从 2 增加至 22 的过程中，网络结构呈现出不断优化的趋势。这表明当网络层数小于 8 时，网络生命周期一直受到网络结构的推动，进而一直维持着增长的趋势。但当网络层数超过 8 时，网络生命周期开始下降，网络生命周期并没有随着网络结构的优化一直增长。这说明网络生命周期受到制约因素的影响。

　　基于上述对网络层数与网络结构的探究可以发现，网络层数的增加有利于实现网络节点的均匀分布。但我们还需要注意，随着网络层数的增加，各层节点数也在降低。网络中数据转发依靠节点关系，而节点关系的建立依靠节点之间的互相选择。各层级内节点数量的减少意味着建立层级之间节点关系的难度在提升，环境数据在两层之间的传递遇到了阻碍。这也说明网络层数增加到一定程度、各层级内节点数量降低到一定程度，簇头节点分布均匀性不再给网络结构带来优势，反而会影响环境数据的传输过程，影响数据传输的及时性，最终影响管理者对重点公共场所环境监控的实时性。因此，当网络层数超过 8 时，网络生命周期呈现下降趋势。但最终，网络生命周期的长度并不会小于最初网络层数为 2 时网络生命周期的长度。从这一点能够看出簇头节点均匀分布对网络生命周期的重要意义。

考虑到城市环卫管理的智能化发展趋势，我们将环境监控网络引入重点公共场所，并以此来提升重点公共场所的应急响应能力与环卫工作效率。结合重点公共场所对环境监控实时性的需求及传感器本身能量有限的特征，我们从网络结构的视角对环境监控网络展开研究。利用网络生命周期来体现环境监控网络的经济效益，利用环境监控网络的实时性来体现重点公共场所环境监控质量，两者共同体现环境监控网络的监控效率。通过网络结构优化的方式，在保证经济效益的情况下尽可能地提升环境监控网络的监控质量，并以此来提升重点公共场所的环卫工作效率。

研究结果表明，网络结构对环境监控的实时性存在显著影响。环境监控的实时性由环境数据传输的时长与传输时间的一致性共同决定。随着网络层数的增加，簇头节点分布的均匀性逐渐提升，网络结构逐渐优化，这有助于提升数据传输时间的一致性；但网络层数的增加会增加数据转发的次数，从而增加数据传输的时长。我们结合影响监控效率的其他因素，来寻找网络层数的均衡解，以实现环境监控实时性的最大化。与此同时，网络结构影响网络能耗的均衡性。当网络层数小于 4 时，网络层数的增加、簇头节点分布均匀性的提升有助于提升网络能耗的均衡性；但当网络层数超过 4 时，网络结构的优化不再对网络能耗均衡性的提升产生显著的作用。

网络生命周期是环境监控网络的综合体现。网络结构与网络能耗的均衡性共同影响网络生命周期。相对来说，网络结构对网络生命周期的影响更为深远。当网络层数达到 4 时，网络能耗的均衡性对网络生命周期的推动力达到顶峰；受到网络结构优化带来的持续推动，网络生命周期能够继续延长，直至网络层数达到 8；当网络层数超过 8 时，层数增加带来的簇头节点分布均匀性的不断提升不再为网络结构带来优势，也不再继续延长网络生命周期，反而会影响重点公共场所环境监控的实时性。综合以上讨论，本章所构建的环境监控网络控制在 8 层左右。此时，在网络结构与网络能耗的均衡性的共同推动下，实现了网络生命周期的最大化，同时保证了一定的监控实时性。此种情况下的监控效率最佳，最有利于提升重点公共场所的工作效率。

参 考 文 献

[1] 卫革. 物联网技术在环卫管理中的应用[J]. 城市建设理论研究（电子版），2018，3：172.

[2] Yu Y, Jia Z, Zhang R. Prediction-based algorithm for event detection in wireless sensor networks[C]. 2012 IEEE 11th International Conference on Trust, Security and Privacy in Computing and Communications. IEEE, 2012: 1889-1894.

[3] Lin S, Xiangquan S H I. A location based clustering algorithm for wireless sensor networks[J]. International Journal of Intelligent Control and Systems, 2008, 13（3）: 208-213.

[4] Singh A, Rathkanthiwar S, Kakde S. Energy efficient routing of WSN using particle swarm optimization and V-LEACH protocol[C]. 2016 International Conference on Communication and Signal Processing（ICCSP）. IEEE, 2016: 2078-2082.

[5] Yong Z, Pei Q. A energy-efficient clustering routing algorithm based on distance and residual energy for wireless sensor networks[J]. Procedia Engineering, 2012, 29: 1882-1888.

[6] Zhu C, Leung V C M, Shu L, et al. Green internet of things for smart world[J]. IEEE Access, 2015, 3: 2151-2162.

[7] Singh S K, Singh M P, Singh D K. A survey of energy-efficient hierarchical cluster-based routing in wireless sensor networks[J]. International Journal of Advanced Networking and Application, 2010, 2（2）: 570-580.

[8] Aldeer M M N. A summary survey on recent applications of wireless sensor networks[C]. 2013 IEEE Student Conference on Research and Developement. IEEE, 2013: 485-490.

[9] Arora V K, Sharma V, Sachdeva M. A survey on LEACH and other's routing protocols in wireless sensor network[J]. Optik, 2016, 127（16）: 6590-6600.

[10] Karl H, Willig A. Protocols and Architectures for Wireless Sensor Networks[M]. New York: John Wiley & Sons, 2007.

[11] Wang W, Srinivasan V, Chua K C. Using mobile relays to prolong the lifetime of wireless sensor networks[C]. Proceedings of the 11th Annual International Conference on Mobile Computing and Networking. ACM, 2005: 270-283.

[12] Olariu S, Stojmenovic I. Design guidelines for maximizing lifetime and avoiding energy holes in sensor networks with uniform distribution and uniform reporting[C]. Proceedings IEEE InfoCom 2006. 25th IEEE International Conference on Computer Communications. IEEE, 2006: 1-12.

[13] 吴小兵, 陈贵海. 无线传感器网络中节点非均匀分布的能量空洞问题[J]. 计算机学报, 2008, 31（2）: 253-261.

[14] 李成法, 陈贵海, 叶懋, 等. 一种基于非均匀分簇的无线传感器网络路由协议[J]. 计算机学报, 2007, 30（1）: 27-36.

[15] Han Z, Wu J, Zhang J, et al. A general self-organized tree-based energy-balance routing protocol for wireless sensor network[J]. IEEE Transactions on Nuclear Science, 2014, 61（2）: 732-740.

[16] Kawadia V. Protocols and architecture for wireless ad hoc networks[D]. Urbana: University of Illinois at Urbana-Champaign, 2004.

[17] 陈翔. 多枢纽通道轴辐式物流网络设计研究[D]. 西安: 长安大学, 2017.

[18] Akyildiz I F, Su W, Sankarasubramaniam Y, et al. Wireless sensor networks: A survey[J]. Computer Networks, 2002, 38（4）: 393-422.

[19] Ghosh A K, Bairagi A K, Kashem M A, et al. Energy efficient zone division multihop

hierarchical clustering algorithm for load balancing in wireless sensor network[J]. International Journal of Advanced Computer Science and Applications，2011，2（12）：92-97.

[20] Javaid N，Qureshi T N，Khan A H，et al. EDDEEC：Enhanced developed distributed energy-efficient clustering for heterogeneous wireless sensor networks[J]. Procedia Computer Science，2013，19：914-919.

[21] Tang S J，Yuan J，Li X Y，et al. DAWN：Energy efficient data aggregation in WSN with mobile sinks[C]. 2010 IEEE 18th International Workshop on Quality of Service. IEEE，2010：1-9.

[22] Yu F，Park S，Lee E，et al. Elastic routing：A novel geographic routing for mobile sinks in wireless sensor networks[J]. IET communications，2010，4（6）：716-727.

[23] 马祖长，孙怡宁，梅涛. 无线传感器网络综述[J]. 通信学报，2004，25（4）：114-124.

[24] Luo D，Zhu X，Wu X，et al. Maximizing lifetime for the shortest path aggregation tree in wireless sensor networks[C]. 2011 Proceedings IEEE InfoCom. IEEE，2011：1566-1574.

[25] Abdulla A E A A，Fadlullah Z M，Nishiyama H，et al. Toward fair maximization of energy efficiency in multiple UAS-aided networks：A game-theoretic methodology[J]. IEEE Transactions on Wireless Communications，2014，14（1）：305-316.

[26] Li C，Zhang H，Hao B，et al. A survey on routing protocols for large-scale wireless sensor networks[J]. Sensors，2011，11（4）：3498-3526.

[27] 李贺. 移动传感器网络拓扑重构和任务协同机制[D]. 北京：北京邮电大学，2017.

第三篇 运 作 篇

本篇包含五章，研究物联网环境下环卫管理组织总体架构（图 3.13）的资源池中的各类方法，包括物联网环境下环卫管理组织对企业责权利的配置方法、垃圾转运站与填埋场选址方法、城市环卫应急事件人力资源调度管理方法、环卫运作流程阻断风险管理方法、环卫作业考核体系设计。

第7章 物联网环境下环卫管理组织对企业责权利的配置方法

7.1 概　　述

从业务流程上来看，环卫管理组织（政府）对环卫企业的管理可视为政府和环卫企业组成的供应链管理问题。而在政府行为对供应链管理的影响研究中，政府主要有两种行为，即提供财政补贴或政府转移支付。尽管政府购买服务所产生的转移支付表面看与政府补贴不同，但是从内在的模型形式来看两者是一致的，即补贴与转移支付都与某一变量成正比。以新能源汽车补贴为例，政府补贴与汽车节能水平相关，而环卫服务转移支付则与清洁程度正相关。另外，从政府目标函数来看，政府补贴场景中的政府目标函数为节能产生的社会福利减去补贴成本，政府环卫服务购买场景中的政府目标函数则为街面清洁程度带来的社会福利减去转移支付成本，两者都可视为广义社会福利与转移支付或补贴的差值。因此，本章主要从政府补贴的角度来研究政府对环卫企业责权利配置的管理。

从补贴设计的研究内容来看，补贴问题相关文献大致聚焦在以下三个领域：绿色技术补贴扶持、闭环供应链（再制造产品）补贴扶持和一般性补贴扶持。

在政府提供绿色技术补贴扶持方面，很多学者从不同视角进行了研究。首先，补贴效果受很多因素影响，如需求不确定、补贴门槛值设置及补贴对象。例如，需求不确定会影响消费者剩余，但这个影响取决于较低价格与低估值客户服务不足的可能性之间的权衡，当政府等政策制定者在设计消费者补贴时若忽略需求不确定，政府可能会达不到预期的补贴目标[1]；补贴门槛值设置会影响市场份额，当补贴门槛值设置过高时，企业投资绿色技术的成本过高，反而会导致高水平绿色企业的市场份额降低[2]；补贴对象会影响补贴效果，但是受补贴力度调节，当补贴力度较小时，补贴消费者和补贴企业这两种补贴模式的效果差异不大，但当补贴力度增强时，向消费者补贴效果更好[3]。补贴效果本身也有多种度量方式，度量方式不同，最佳方案也有差别[4,5]。一种补贴目标为单目标方式。如果以产品绿色度为补贴目标，按研发成本补贴效果最佳；如果以最大化地提高企业利润为补贴目标，按生产成本补贴制造商效果最优；如果以零售商利润最大化为补贴目标，按产品绿色度补贴效果最优[4]。另一种补贴目标为广义社会福利最大化。例如，补贴目标是绿色产品销量最大化和实施绿色供应链比例最大化，论证政府的价格补贴在促进绿色产品的销量和价格上升、增加实施绿色供应链管理的企业群体的收益等方面的作用[5]。除此之外，补贴效果还受时间维度和企业行为影响。例如，从时间维度看，随着补贴的持续，补贴效率降低，消费者正补贴减少，其原因在于当补贴比较小时，补贴价格增值会超过补贴本身，而随着时间推进，消费者对新产品越认可，补贴与补贴价格增值相等的补贴阈值越高，因而补贴效率降低，消费者正补贴减少[6]；企业虚报补贴会损害补贴效果，政府需要提高企业虚报补贴的伪装成本和风险成本[7]。

在再制造产品补贴扶持方面，同样研究成果颇丰。顾客购买行为与再制造交易之间存在相互作用，只有当设置政府补贴时考虑该相互作用的影响，才能合理地设计新产品和再制造采用简单的线性补贴/税收方案，以实现社会最优[8]。专利费用能够调节政府补贴对再制造产品的影响[9]，新产品制造商对再制造产品制造商征收的专利费用与再制造产品节省成本及政府补贴成正比；不收取专利费用时，新产品销售利润与政府补贴成反比，收取专利费用时，新产品销售利润与政府补贴成正比。

关于一般性补贴扶持问题的研究主要讨论如何设置补贴结构来达到提高社会福利、消费者剩余、企业利润甚至降低贫困的目的。补贴企业性质（营利性企业和非营利性企业）和补贴结构（购买补贴和销售补贴）会对补贴效果（产品消费）产生影响。补贴企业性质方面，当补贴计划在赞助方预算非常有限或预算非常慷慨的情况下，对非营利性企业比其营利性对手提供更强有力的激励，以诱导大量消费；补贴结构方面，对非营利性企业进行补贴时，赞助方应始终选择购买补贴而不是销售补贴，因为前者会比后者在相同的补贴支出下产生更大的消费[10]。但是补贴目标会调节补贴结构的影响，若政府仅考虑消费者福利，当价格外生时，仅补贴消费者；价格内生时，仅补贴供应商；若政府还比较关注企业利润，无论价格内生还是外生，都需要对消费者和制造商同时进行补贴[11]。

补贴除了由政府提供，还可以由慈善机构（捐助者）提供，两类问题具有一定的相通性。捐助者补贴零售商可以提高非洲疟疾的供给量，但是研究发现捐助者只应补贴零售商的购买行为，而不应补贴零售商的销售行为[12]。

本章的政府运作管理与现有供应链管理文献略有不同。如前所述，政府是供应链的直接参与者，但是与传统供应链角色不同，政府并非以收益为最终目的，这也是本章研究的特色所在。

7.2　基本模型设置

7.2.1　基本市场环境设置

环卫服务市场是为市政体系服务的集道路清扫、垃圾转运、厕所清洁等于一体的综合清洁服务市场，目前的基本形式是政府就某环卫项目进行招标，招标书中约定环卫任务和指导价格，并且明确说明如果环卫企业所负责的范围无法达到一定清洁程度，则扣除部分费用不予支付；环卫企业进行投标，在投标书中约定支付价格和服务方案。

基于此，我们将环卫服务系统抽象为由一个政府和一个环卫企业构成的服务供应链。环卫企业以环卫努力成本 c 投入环卫努力水平 e_f，使清扫区域达到一定的清洁程度。目前很多营销方面的研究将努力水平定义为对基本需求的提升，努力成本为努力水平的凸函数[13]。借鉴这一设置，环卫努力水平直接定义为清扫区域的清洁程度，环卫努力成本为环卫努力水平的凸函数。若环卫企业所负责的范围无法达到一定清洁程度，则政府扣除部分费用不予支付，因此可以认为政府根据清洁程度（环卫努力水平）向环卫企业支付费用，假设支付费用为 $p \cdot e_f$，其中 p 为价格，企业收益如下：

$$\pi_f = p \cdot e_f - c \tag{7.1}$$

街面清洁程度（环卫努力水平）越高，市民满意度 h 越高，市民满意度可视为广义社会福利。目前很多研究政府行为的文献将政府的目标函数设为广义社会福利减去补贴成本的差值[8]。我们沿用这样的设置，假设政府目标函数如下：

$$\pi_g = A \cdot h - pe_f \tag{7.2}$$

式中，A 为政府对市民满意度的经济敏感程度。一般来说，若地方经济越发达，政府财政收入越高，则该地方政府越愿意为了提高市民满意度而进行投入，即政府对市民满意度的经济敏感程度 A 越高。

由上可知，市民满意度 h、环卫努力水平 e_f 和环卫努力成本 c 彼此相关，接下来介绍这几个变量之间的关系设定。

假设市民满意度 h 与街面清洁程度（环卫努力水平 e_f）的关系满足以下两个

条件 $\dfrac{\partial h}{\partial e_f} > 0$，$\dfrac{\partial^2 h}{\partial e_f^2} < 0$，即街面清洁程度越高，市民满意度越高，且街面清洁程度对市民满意度的提升作用边际递减。假设街面清洁程度（环卫努力水平 e_f）与环卫努力成本 c 的关系满足以下两个条件 $\dfrac{\partial c}{\partial e_f} > 0$，$\dfrac{\partial^2 c}{\partial e_f^2} > 0$，即街面清洁程度越高，环卫努力成本越高，且环卫努力成本随街面清洁程度边际递增。式（7.3）所描述 h、e_f 和 c 之间的关系满足上述假设，因此采用式（7.3）这一形式展开研究。

$$e_f = h^2，\quad c = h^3 \tag{7.3}$$

综上，政府和企业的目标函数分别如下：

$$\pi_g = A \cdot h - ph^2，\quad \pi_f = ph^2 - h^3 \tag{7.4}$$

7.2.2　决策变量与顺序设置

政府在招标项目中会设置最高招标价格，在本章模型中只有一个环卫企业，必然会选择最高招标价格，因此价格 p 是政府的决策变量。另外，环卫努力水平 e_f 决定市民满意度 h，而环卫努力水平 e_f 由企业决定，因此市民满意度 h 是企业的决策变量。根据实际情况，政府先发布招标公告，招标公告中会约定价格 p，企业进行投标会约定投入的资源（环卫努力水平）。因此本章的决策顺序为首先政府决定价格 p，然后企业决定市民满意度 h。

7.2.3　场景 B：基本场景分析

根据逆向归纳法，企业决策如下：

$$\max_h \pi_f^{\mathrm{B}} = p \cdot e_f - c = ph^2 - h^3 \tag{7.5}$$

由 $\dfrac{\partial \pi_f}{\partial h} = 0$ 可求得 $h = \dfrac{2p}{3}$。当政府预期到 $h = \dfrac{2p}{3}$ 后，政府决策如下：

$$\max_p \pi_g^{\mathrm{B}} = A \cdot h - p \cdot e_f = \dfrac{2pA}{3} - p \cdot \left(\dfrac{2p}{3}\right)^2 \tag{7.6}$$

由 $\dfrac{\partial \pi_g}{\partial p} = 0$ 可求得 $p^{\mathrm{B}} = \sqrt{\dfrac{A}{2}}$，将其代入 $h = \dfrac{2p}{3}$，可得 $h^{\mathrm{B}} = \dfrac{\sqrt{2A}}{3}$。政府财政收

入越高，市民满意度越高。将 $p^B = \sqrt{\dfrac{A}{2}}$，$h^B = \dfrac{\sqrt{2A}}{3}$ 代入式（7.4），可得环卫企业和政府的收益分别为 $\pi_f{}^B = \dfrac{A\sqrt{2A}}{27}$，$\pi_g{}^B = \dfrac{2A\sqrt{2A}}{9}$。基本场景的均衡状态如下：

$$p^B = \sqrt{\frac{A}{2}}, \quad h^B = \frac{\sqrt{2A}}{3}, \quad \pi_f{}^B = \frac{A\sqrt{2A}}{27}, \quad \pi_g{}^B = \frac{2A\sqrt{2A}}{9} \tag{7.7}$$

式（7.7）中 $h^B = \dfrac{\sqrt{2A}}{3}$ 表明，均衡状态下，A 越高，h 越高，这是由于 A 越高，则政府愿意支付的价格越高，从而环卫企业愿意投入更多的资源提高清洁程度。我们搜集各省区市人均生产总值（与 A 正相关）和各省区市卫生城市数量（与 h 正相关）数据，如图 7.1 所示，两者存在着显著的正相关关系，与模型结果相符，验证了基本模型的可靠性。另外，从式（7.7）中可以发现，企业的总收益 $\pi_f{}^B$ 随着 A 的增加而增加。这是由于增加 A 同时提升价格 p^B 和清洁程度 h^B，从而可以获得更高的政府支付。

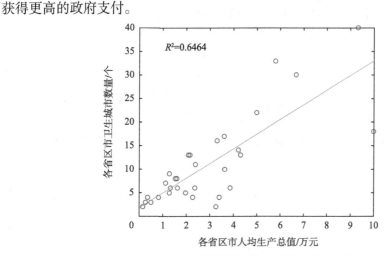

图 7.1　各省区市人均生产总值和各省区市卫生城市数量关系图

7.3　传统场景分析

现实中，由于街道垃圾的产生具有随机性，环卫企业能否通过检查有一定的不确定性。比如，烟头数量是街道清洁程度的重要指标，但是烟头的产生具有随机性。因此，即便同一地点投入相同资源（环卫努力水平），该区域的检查结果可能也不一样。因为存在信息不对称性，所以企业可能会为了减少环卫努力成本而减少环卫努力水平，即便如此他们也可能通过政府的检查。本章研究环卫企业存在欺瞒行为的情况，7.3.1 节考虑政府没有事后检查的场景，7.3.2 节考虑政府存在事后检查的场景。

7.3.1 场景Ⅰ：环卫企业存在欺瞒行为，政府没有事后检查

$\overline{l}$ 表示环卫企业的欺瞒程度，代表政府与环卫企业之间的信息不对称程度。此时政府接收的环卫努力水平 $e_f = h^2 + \overline{l}$，环卫企业决策为

$$\max_h \ \pi_f^{\mathrm{I}} = p(h^2 + \overline{l}) - h^3 \tag{7.8}$$

由 $\dfrac{\partial \pi_f}{\partial h} = 0$ 可求得 $h = \dfrac{2p}{3}$。当政府预期到 $h = \dfrac{2p}{3}$ 后，政府决策为

$$\max_p \ \pi_g^{\mathrm{I}} = Ah - p(h^2 + \overline{l}) = A\frac{2p}{3} - p \cdot \left[\left(\frac{2p}{3}\right)^2 + \overline{l}\right] \tag{7.9}$$

解得 $p^{\mathrm{I}} = \dfrac{\sqrt{2A - 3\overline{l}}}{2}$，将其代入 $h = \dfrac{2p}{3}$，解得 $h^{\mathrm{I}} = \dfrac{\sqrt{2A - 3\overline{l}}}{3}$。将 p^{I} 和 h^{I} 代入式（7.8）和式（7.9），可得到企业和政府的收益。政府没有事后检查的渠道状态如下：

$$
\begin{aligned}
p^{\mathrm{I}} &= \frac{\sqrt{2A - 3\overline{l}}}{2}, h^{\mathrm{I}} = \frac{\sqrt{2A - 3\overline{l}}}{3} \\
\pi_f^{\mathrm{I}} &= \frac{(A + 12\overline{l})\sqrt{2A - 3\overline{l}}}{27}, \pi_g^{\mathrm{I}} = \frac{(2A - 3\overline{l})\sqrt{2A - 3\overline{l}}}{9}
\end{aligned}
\tag{7.10}
$$

为了保证价格为正，假定均衡存在性 $2A - 3\overline{l} > 0$，这个不等式暗示存在合理均衡解的条件为 A 不能过小或者 $\overline{l}$ 不能过高。$2A - 3\overline{l}$ 经常出现在渠道状态的表达式中，并且与价格、清洁程度、企业收益和政府收益成正比。记 $f_d = 2A - 3\overline{l}$，f_d 可视为政府价格（p^{I}）和企业环卫努力水平（h^{I}）的驱动力，当 $f_d > 0$ 时，企业、政府可以获得正的均衡收益。

对比式（7.7）和式（7.10）可以得到命题 7.1。

命题 7.1 （1）对任意 $\overline{l} > 0$，$p^{\mathrm{I}} < p^{\mathrm{B}}$，$h^{\mathrm{I}} < h^{\mathrm{B}}$，$\pi_g^{\mathrm{I}} < \pi_g^{\mathrm{B}}$，即环卫企业存在欺瞒行为，会导致政府价格、清洁程度（市民满意度）和政府收益的下降。

（2）存在 $\overline{l}^* = \dfrac{A}{3} + \dfrac{\sqrt{(3A+1)(5A+1)}}{12} - \dfrac{1}{12}$，当 $\overline{l} < \overline{l}^*$ 时，$\pi_f^{\mathrm{I}} > \pi_f^{\mathrm{B}}$，即信息不对

称会增加环卫企业收益，当 $\bar{l} > \bar{l}^*$ 时，$\pi_f^{\mathrm{I}} < \pi_f^{\mathrm{B}}$，即信息不对称会减少环卫企业收益。

命题 7.1 说明，政府和环卫企业在环卫努力水平上的信息不对称会减少政府价格，从而导致清洁程度的下降，进而导致政府收益的降低。有趣的是，环卫企业并不是总能从信息不对称上获益。当信息不对称程度 $\bar{l}$ 很高（$\bar{l} > \bar{l}^*$）时，由于价格过低，环卫企业从信息不对称处获得的收益无法抵消价格下降带来的损失，环卫企业总收益反而降低。

7.3.2 场景Ⅱ：环卫企业存在欺瞒行为，政府存在事后检查

由于信息不对称会减少政府的收益，政府会采取一些措施来减少政府和环卫企业之间的信息不对称。现实中，政府的一大应对手段是对环卫情况进行检查。在模型中，我们做出如下设置：政府借助事后检查，可以将企业虚报的清洁程度检查出来，即政府掌握的清洁程度 $l = h^2 + \bar{l} - e_g$，其中 $e_g < \bar{l}$ 为检查努力水平。

此时，企业决策如下：

$$\max_h \ \pi_f^{\mathrm{II}} = p(h^2 + \bar{l} - e_g) - h^3 \tag{7.11}$$

政府决策如下：

$$\max_{p,e_g} \ \pi_g^{\mathrm{II}} = Ah - p \cdot (h^2 + \bar{l} - e_g) - k_g e_g^2 \tag{7.12}$$

式中，$k_g e_g^2$ 为事后检查成本；k_g 为事后检查成本系数。决策顺序为首先政府制定 p，然后企业决定 h，最后政府决定 e_g。

根据逆序归纳法，可以求得这一博弈下的均衡状态（命题 7.2）。为了保证均衡解存在，假设 $2A/3 - \bar{l} > 0$。

命题 7.2 （1）价格 p、市民满意度 h 和检查努力水平 e_g 如下：

$$\begin{cases} p^{\mathrm{II}} = \dfrac{3 + \sqrt{9 + 64k_g^2(2A - 3\bar{l})}}{16k_g}, h^{\mathrm{II}} = \dfrac{3 + \sqrt{9 + 64k_g^2(2A - 3\bar{l})}}{24k_g}, \quad k_g > \sqrt{A/8}/\bar{l} \\[4mm] e_g^{\mathrm{II}} = \dfrac{3 + \sqrt{9 + 64k_g^2(2A - 3\bar{l})}}{32k_g^2} \\[4mm] p^{\mathrm{II}} = \sqrt{\dfrac{A}{2}}, h^{\mathrm{II}} = \dfrac{\sqrt{2A}}{3}, e_g^{\mathrm{II}} = \bar{l} \qquad\qquad , \quad k_g \leqslant \sqrt{A/8}/\bar{l} \end{cases}$$

$$\tag{7.13}$$

（2）对于任意 $\bar{l}$ ，式（7.14）均成立。这说明事后检查可以同时提高价格 p 和清洁程度 h ；当事后检查成本比较低（ $k_g \leqslant \sqrt{A/8}/\bar{l}$ ）时，能够将价格 p 和清洁程度 h 提升到基本场景时的水平。

$$\begin{cases} p^{\mathrm{B}} > p^{\mathrm{II}} > p^{\mathrm{I}}, h^{\mathrm{B}} > h^{\mathrm{II}} > h^{\mathrm{I}} & , \ k_g > \sqrt{A/8}/\bar{l} \\ p^{\mathrm{B}} = p^{\mathrm{II}} > p^{\mathrm{I}}, h^{\mathrm{B}} = h^{\mathrm{II}} > h^{\mathrm{I}} & , \ k_g \leqslant \sqrt{A/8}/\bar{l} \end{cases} \tag{7.14}$$

（证明过程详见附录 1.1）

从逻辑上来说，事后检查减少了信息不对称的负面影响，这是事后检查能够促进环卫企业提高清洁程度的主要原因。尤其是当事后检查成本比较低（ $k_g \leqslant \sqrt{A/8}/\bar{l}$ ）时，信息不对称的负面影响能完成消除（ $e_g^{\mathrm{II}} = \bar{l}$ ），此时场景 II 的清洁程度能够恢复到基本场景时的水平（ $h^{\mathrm{II}} = h^{\mathrm{B}}$ ）。

当事后检查成本比较高（ $k_g > \sqrt{A/8}/\bar{l}$ ）时，信息不对称的负面影响不能完全消除（ $e_g^{\mathrm{II}} < \bar{l}$ ），尽管事后检查能够提升清洁程度（ $h^{\mathrm{II}} > h^{\mathrm{I}}$ ），但是无法恢复到基本场景时的水平（ $h^{\mathrm{II}} < h^{\mathrm{B}}$ ）。

当事后检查成本比较高（ $k_g > \sqrt{A/8}/\bar{l}$ ）时， $h^{\mathrm{II}} = a + \sqrt{a^2 + (h^{\mathrm{I}})^2}$ ，其中 $a = \dfrac{1}{8k_g}$ 为激励因子。激励因子与事后检查成本系数负相关，这是因为事后检查成本系数越大，政府提高事后检查力度的成本就越高，从而对提高清洁程度的激励性就越低； $e_g^{\mathrm{II}} = 2a\left[3a + \sqrt{9a^2 + f_d}\right]$ ，如上所述， $f_d = 2A - 3\bar{l}$ ，这说明检查努力水平受两个因素影响：一个是激励因子 a ；另一个是环卫驱动力 f_d 。当激励因子趋于 0 时，检查努力水平 e_g^{II} 也趋于 0。值得注意的是事后检查的动力不是信息不对称程度 $\bar{l}$ 而是环卫驱动力 f_d ，这说明在场景 II 中信息不对称程度越高，所需要的检查努力水平越低，因为信息不对称程度 $\bar{l}$ 越高，环卫驱动力 f_d 越小。但是考虑到事后检查的主要原因是政府和环卫企业之间存在信息不对称程度 $\bar{l}$ ，因此信息不对称程度 $\bar{l}$ 越高，检查努力水平 e_g 越高才是直觉上符合逻辑的做法。

现实情况中事后检查主要由人工来完成，事后检查成本非常高，这也是物联网设备得到应用的原因之一，因此后面将主要针对 $k_g > \sqrt{A/8}/\bar{l}$ 的情况进行讨论。

7.4 物联网技术应用场景分析

实时性是物联网环境的主要特征，物联网赋予政府监管的一大功能便是实时监控环卫企业的环卫努力水平，而传统的事后检查手段只能通过对结果进行检查从而对环卫努力水平进行大致的约束和估计。在实践过程中，深圳市宝安区城市管理和综合执法局试点数字化城管，给环卫工人发放智能工卡，给作业车辆安装监控设备，通过智能工卡和监控设备，可以实时监控环卫企业的环卫作业情况。当环卫企业达不到合同中所规定的努力水平时，城市管理和综合执法局可以给予其一定的罚款。换句话说，借助物联网技术，深圳市宝安区城市管理和综合执法局能够实现过程监管，这使得城市管理和综合执法局能够在针对清洁程度支付费用的同时针对实时努力水平支付费用，环卫企业投入的努力水平越低（高），城市管理和综合执法局的总支付越少（多）。综上所述，物联网系统平台的作用体现在两个方面：一是政府可以实现按努力水平支付费用；二是借助物联网系统平台对具体指标的实时监控，可以有效约束环卫企业环投入减少的行为。城市管理和综合执法局借助物联网技术可以监测部分环卫努力水平，7.4.1 节假设环卫企业可以自由决策城市管理和综合执法局不能监测的环卫努力水平，7.4.2 节则在 7.4.1 节假设的基础上，分析城市管理和综合执法局在应用物联网后不进行事后检查的场景。

7.4.1 场景Ⅲ：物联网系统平台，存在完全未监测环卫努力水平

在场景Ⅲ中，物联网完全无法监测部分环卫努力水平，即这一部分环卫努力水平可以由环卫企业自由决策。比如，深圳市宝安区环卫物联网系统平台只能监测洒水车的喷水开关有没有开，但是无法监测喷水量，喷水量是环卫企业的自由决策变量。

具体到模型中，我们将环卫努力水平分为 h_1^2 和 h_2^2，其中 h_1^2 是物联网可以监测的，h_2^2 是物联网完全不可测的，对应的环卫努力成本分别为 h_1^3 和 h_2^3。此时政府支付分为两部分，一部分根据政府感知到的清洁程度进行支付，为 $p(h_1^2 + h_2^2 + \bar{l} - e_g)$，另一部分根据政府监测到的环卫努力水平支付 $p_e h_1^2$，p_e 为

环卫努力水平支付价格，对应的市民满意度分别为 h_1 和 h_2 ，总的市民满意度 $h = h_1 + h_2$ 。综上，政府决策如下：

$$\max_{p,p_e,e_g} \pi_g = A(h_1 + h_2) - p(h_1^2 + h_2^2 + \overline{l} - e_g) - p_e h_1^2 - k_g e_g^2 \qquad （7.15）$$

企业决策如下：

$$\max_{h_1,h_2} \pi_f = p(h_1^2 + h_2^2 + \overline{l} - e_g) + p_e h_1^2 - h_1^3 - h_2^3 \qquad （7.16）$$

首先政府在招标书中设定 p 和 p_e ，然后企业决定 h_1 和 h_2 ，最后政府就 e_g 做出决策。根据逆序归纳法，可解得均衡状态（命题 7.3）。

命题 7.3　场景Ⅲ的均衡状态如下：

$$\begin{cases} p^{\text{Ⅲ}} = \dfrac{3 + \sqrt{9 + 64k_g^2(2A - 3\overline{l})}}{16k_g}, p_e^{\text{Ⅲ}} = \dfrac{\sqrt{2A}}{2} - \dfrac{3 + \sqrt{9 + 64k_g^2(2A - 3\overline{l})}}{16k_g} & ,k_g > \dfrac{\sqrt{\dfrac{A}{8}}}{\overline{l}} \\[4ex] h_1^{\text{Ⅲ}} = \dfrac{\sqrt{2A}}{3}, h_2^{\text{Ⅲ}} = \dfrac{1 + \sqrt{1 + \dfrac{64k_g^2(2A - 3\overline{l})}{9}}}{8k_g}, e_g^{\text{Ⅲ}} = \dfrac{3 + \sqrt{9 + 64k_g^2(2A - 3\overline{l})}}{32k_g^2} & \\[6ex] p^{\text{Ⅲ}} = \dfrac{\sqrt{2A}}{2}, p_e^{\text{Ⅲ}} = 0, h_1^{\text{Ⅲ}} = h_2^{\text{Ⅲ}} = \dfrac{\sqrt{2A}}{3}, e_g^{\text{Ⅲ}} = \overline{l} & ,k_g \le \dfrac{\sqrt{\dfrac{A}{8}}}{\overline{l}} \end{cases}$$

$$（7.17）$$

（证明过程见附录 1.2）

当事后检查成本比较高（ $k_g > \sqrt{A/8}/\overline{l}$ ）时， $h_1^{\text{Ⅲ}} + h_2^{\text{Ⅲ}} > 2h^{\text{Ⅱ}}$ ，这说明借助物联网可以提高清洁程度，主要原因在于尽管物联网不能提升其不能监测的环卫努力水平（ $h_2^{\text{Ⅲ}} > h^{\text{Ⅱ}}$ ），但是物联网可以将其可监测的环卫努力水平提升至基本场景水平（ $h_1^{\text{Ⅲ}} = h^{\text{B}} > h^{\text{Ⅱ}}$ ）。场景Ⅲ中政府所需要的检查努力水平与场景Ⅱ一致，这说明物联网并不能减少检查努力水平，即事后检查在物联网系统平台得到应用后，其地位仍然重要。

7.4.2　场景Ⅳ：应用物联网的同时不进行事后检查

物联网系统平台及其相关管理手段和事后检查都是应对信息不对称的手段，因此本小节考虑去除事后检查这一传统手段，分析政府根据物联网针对环卫努力水平支付费用这一场景。现实中，深圳市宝安区城市管理和综合执法局在应用物联网系统平台后，也减少了相关的检查人员。此时，政府决策如下：

$$\max_{p,p_e,e_g}\ \pi_g = A(h_1 + h_2) - p(h_1^2 + h_2^2 + \overline{l}) - p_e h_1^2 \tag{7.18}$$

环卫企业决策如下：

$$\max_{h_1,h_2}\ \pi_f = p(h_1^2 + h_2^2 + \overline{l}) + p_e h_1^2 - h_1^3 - h_2^3 \tag{7.19}$$

利用逆向归纳法得到均衡状态（命题 7.4）。

命题 7.4　场景Ⅳ的均衡状态如下：

$$p^{\mathrm{IV}} = \frac{\sqrt{2A-3\overline{l}}}{2},\ p_e^{\ \mathrm{IV}} = \frac{\sqrt{2A}}{2} - \frac{\sqrt{2A-3\overline{l}}}{2},\ h_1^{\ \mathrm{IV}} = \frac{\sqrt{2A}}{3},\ h_2^{\ \mathrm{IV}} = \frac{\sqrt{2A-3\overline{l}}}{3} \tag{7.20}$$

（证明过程略。）

从命题 7.4 中可以发现，当应用物联网系统平台后，若取消事后检查，物联网系统平台能监测的环卫努力水平依然很高，$h_1^{\ \mathrm{IV}} = h^{\mathrm{B}}$，但是物联网系统平台不能监测的环卫努力水平则降低，$h_2^{\ \mathrm{IV}} = h^{\mathrm{I}} < h^{\mathrm{III}}$。

7.5　数　值　分　析

各场景中只有三个变量 A、$\overline{l}$ 和 k_g。在进行分析时，将 $\overline{l}$ 归一化为 1。现实场景中，监测工作主要由人工完成，从而事后检查成本很高，所以本节仅针对事后检查成本较高（$k_g > \sqrt{A/8/\overline{l}}$）这一情况进行分析。此外，场景 B 和场景 I 分别对应不存在信息不对称和不存在控制手段两种理想状态，与现实情况不符，因此着重比较场景Ⅱ、场景Ⅲ和场景Ⅳ。为了方便表示，设置中间变量 $\Omega = 2\sqrt{2}k_g\overline{l}/\sqrt{A}$，$\Omega$ 可解读为相对事后检查成本。$k_g > \sqrt{A/8/\overline{l}}$ 对应 $\Omega > 1$ 的情况。

首先比较各场景下的清洁程度，如图 7.2 所示，场景Ⅲ下的清洁程度 h^{III} 总是高于场景Ⅱ和场景Ⅳ；在分割线上方（当 Ω 较高或者 A 处于中间水平时），场景Ⅳ的清洁程度高于场景Ⅱ；反之，场景Ⅱ的清洁程度高于场景Ⅳ。这说明物联网监管和事后检查同时展开有利于清洁程度的提高；当 Ω 较低时，事后检查对清洁程度的促进作用更显著；当 A 位于中间水平时，物联网监管对清洁程度的促进作用更显著。

其次比较各场景下的政府收益，如图 7.3 所示。场景Ⅲ下的政府收益 $\pi_g^{\ \mathrm{III}}$ 总是高于场景Ⅱ和场景Ⅳ。当 Ω 较高或者 A 较低时，物联网监管更能提高政府收益，反之，事后检查更利于提高政府收益。考虑到我国目前经济发展比较落后的地方卫生状况相对较差（图 7.1），而物联网监管对这部分地区的政府来说能带来更多收益。

再次比较各场景下的总收益（政府与环卫企业收益之和），总收益可视为整体社会效率，如图 7.4 所示。左侧两个区域均是场景Ⅲ的总收益最高，最右侧区域为场景Ⅳ的总收益最高。当 A 较高且 Ω 很低时，只使用物联网监管可以带来最高的总收益。但是不管哪种情况，总是使用物联网监管才能得到最高的总收益。图 7.4 也揭示了应用物联网能够改善整体环卫服务供应链效率。

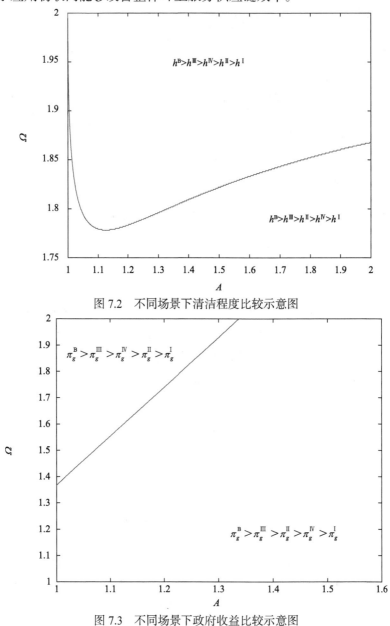

图 7.2　不同场景下清洁程度比较示意图

图 7.3　不同场景下政府收益比较示意图

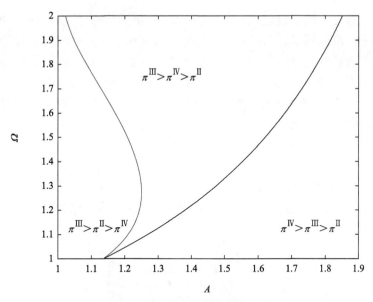

图 7.4　不同场景下总收益比较示意图

最后比较各场景下的政府支出 π_f，如图 7.5 所示。左侧两个区域均是场景Ⅲ的政府支出最高，最右侧区域为场景Ⅳ的政府支出最高。当 A 较高且 Ω 较低时，只使用物联网监管政府支出最高。图 7.4 表明物联网监管会增加政府支出。

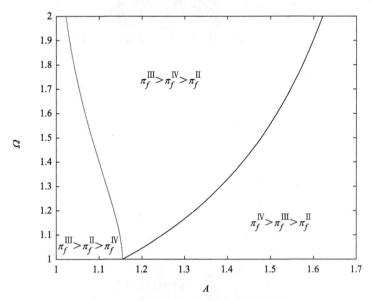

图 7.5　不同场景下政府支出比较示意图

图 7.2~图 7.5 表明，相比于不使用物联网监管，物联网监管+事后检查能够有

效提升清洁程度、政府收益，只是物联网监管+事后检查导致的政府支出最高。

接下来，根据场景Ⅱ和场景Ⅲ，分析不同 A 和 Ω 下，物联网监管带来的清洁程度和政府收益的提升幅度。如图 7.6 所示，当 A 小、Ω 大时，物联网监管带来的清洁程度提升最高，随着 A 的增大或 Ω 的减小，物联网监管带来的清洁程度提升值递减。政府收益的情况类似，如图 7.7 所示，当 A 小、Ω 大时，物联网监管带来的政府收益提升最高，反之政府收益提升较低。这个结论是反直觉的，目前从实践来看，物联网的主要试点是在经济发达地区，但是从数值仿真结果来看，经济不发达地区使用物联网反而能起到更大的效果，尤其对于一些人均生产总值比较低但是人均收入比较高的地区。内在原因是，物联网监管可以在一定程度上替代事后检查（但不一定是完全替代）。因此，相对事后检查成本越高，物联网监管的作用越大。

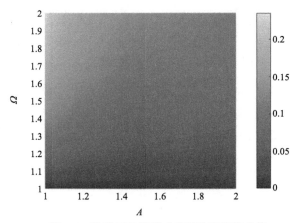

图 7.6　物联网监管带来的清洁程度提升值

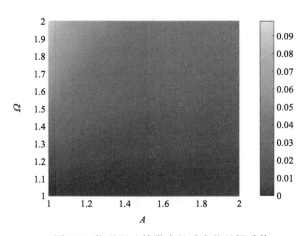

图 7.7　物联网监管带来的政府收益提升值

7.6　现实情况分析

7.6.1　深圳市情况分析

自 2017 年开始，深圳市宝安区采用物联网系统平台，通过智能工卡等物联网设备监控环卫作业。我们搜集深圳市各区 2017 年人均生产总值和 2019 年上半年的环卫数据（平均排名和环卫指数平均分），如表 7.1 所示。2017 年人均生产总值为原始数据，平均排名和环卫指数平均分为加工后的数据。深圳市各区都有若干街道，各街道都有一个环卫指数分和排名。各区的平均排名和环卫指数平均分均是该区内所有街道对应数据的平均值。

表7.1　深圳市各区基本情况

区	2017 年人均生产总值/万元	平均排名	环卫指数平均分
南山区	33.9269	16.63	83.5013
盐田区	25.8494	4.75	84.6450
福田区	25.4416	28.50	82.3140
大鹏新区	23.4223	33.33	81.7433
罗湖区	21.5258	24.20	82.7500
龙岗区	17.9990	34.55	81.9491
光明区	15.1591	7.17	84.3150
坪山区	14.8335	31.00	81.9117
龙华区	13.7522	42.50	81.2083
宝安区	11.4294	46.60	80.9850

首先，在命题 7.1~命题 7.4 中，各场景下 A 都对 h 有着显著的正向影响，而人均生产总值（对应 A）和环卫指数平均分（对应 h）的相关系数达到 0.5，这一现象与相关命题吻合。从表 7.1 中可以发现，在所有区中，宝安区人均生产总值最低。根据图 7.3，人均生产总值越低，物联网监管相比于事后检查带来的政府收益越高，这是宝安区被选为环卫物联网系统平台试点的深层次原因。

然后，当物联网系统平台上线后，宝安区压缩了环卫检查人员数量。参考图 7.4，当 A 很高时，只利用物联网监管不进行事后检查的总收益最高。宝安区人均生产总值虽然在深圳所有区中最低，但是在全国范围来看依然处于很高的水平，因此宝安区这一做法可以提高总收益。

最后，表 7.1 说明尽管宝安区上线了物联网系统平台，但是其环卫指数平均分排名最后，导致这个现象的原因有两个：一是宝安区人均生产总值最低，其对应的 A 较小，所以其环卫指数平均分较低；二是如果上线物联网系统平台后不重视事后检查，清洁程度有可能小于不应用物联网系统平台时的清洁程度。参考图 7.2，当 (A,Ω) 位于分割线下方时，$h^{IV} < h^{II}$。

7.6.2　全国城市情况分析

根据《中国城市统计年鉴 2017》，用人均地区生产总值（perGDP）代表 A，用在岗职工平均工资（perW）代表 k_g，记 $\Omega^* = \mathrm{perW}/\sqrt{\mathrm{perGDP}}$，则 Ω^* 与 Ω 成正比。将 perGDP 和 Ω^* 映射到区间[1,2]。全国大部分地级市在 (A,Ω) 平面的位置如图 7.8 所示。越靠近区间左上角的城市，物联网监管对清洁程度的提升越大。我们列出了物联网监管前 10 名的城市，这些城市的普遍特征是人均生产总值相对较低，而人均收入（在岗职工平均工资）相对较高，见表 7.2。

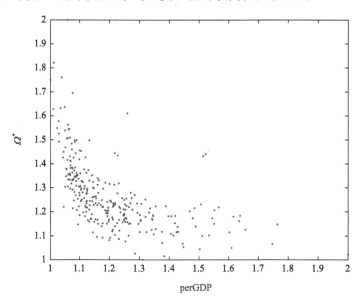

图 7.8　全国大部分地级市在 (A,Ω) 平面的位置示意图

表7.2　物联网监管对清洁程度提升最高的前10名城市

编号	清洁程度	是不是卫生文明城市	在岗职工平均工资/元	人均生产总值/元
1	日喀则市	否	95598	23838
2	昭通市	否	63410	14040
3	定西市	否	54735	11892
4	固原市	否	71168	19720
5	陇南市	否	52205	13805
6	河池市	否	78809	27366
7	铜仁市	否	61259	18842
8	普洱市	是	66033	21685
9	平凉市	否	55693	17486
10	巴中市	是	52213	16415

　　本章发现物联网监管可以有效提高环卫服务供应链的效率，通过与事后检查这一手段相结合，能够提高清洁程度；但是如果单纯使用物联网监管而忽略事后检查，则有可能降低清洁程度。

参 考 文 献

[1] Cohen M C，Lobel R，Perakis G. The impact of demand uncertainty on consumer subsidies for green technology adoption[J]. Management Science，2015，62（5）：1235-1258.

[2] 朱庆华，窦一杰. 基于政府补贴分析的绿色供应链管理博弈模型[J]. 管理科学学报，2011，14（6）：86-95.

[3] 孙迪，余玉苗. 绿色产品市场中政府最优补贴政策的确定[J]. 管理学报，2018，15（1）：118-126.

[4] 温兴琦，程海芳，蔡建湖，等. 绿色供应链中政府补贴策略及效果分析[J]. 管理学报，2018，15（4）：625-632.

[5] 田一辉，朱庆华. 政府价格补贴下绿色供应链管理扩散博弈模型[J]. 系统工程学报，2016，31（4）：526-535.

[6] 程永伟，穆东. 基于 SD 动态博弈的新能源汽车供应链补贴策略优化[J]. 中国人口·资源与环境，2018，28（12）：29-39.

[7] 张国兴，张绪涛，程素杰，等. 节能减排补贴政策下的企业与政府信号博弈模型[J]. 中国管理科学，2013，21（4）：129-136.

[8] Zhang F，Zhang R. Trade-in remanufacturing，customer purchasing behavior，and government policy[J]. Manufacturing & Service Operations Management，2018，20（4）：601-616.

[9] 朱庆华, 夏西强, 李幻云. 政府补贴与专利费用下制造与再制造博弈模型[J]. 系统工程学报, 2017, 32（1）：8-18.

[10] Berenguer G, Feng Q, Shanthikumar J G, et al. The effects of subsidies on increasing consumption through for-profit and not-for-profit newsvendors[J]. Production and Operations Management, 2017, 26（6）：1191-1206.

[11] Yu J J, Tang C S, Shen Z J M. Improving consumer welfare and manufacturer profit via government subsidy programs：Subsidizing consumers or manufacturers?[J]. Manufacturing & Service Operations Management, 2018, 20（4）：752-766.

[12] Taylor T A, Xiao W. Subsidizing the distribution channel：Donor funding to improve the availability of malaria drugs[J]. Management Science, 2014, 60（10）：2461-2477.

[13] Krishnan H, Kapuscinski R, Butz D A. Coordinating contracts for decentralized supply chains with retailer promotional effort[J]. Management Science, 2004, 50（1）：48-63.

第8章 物联网环境下垃圾转运站与填埋场选址方法

8.1 概 述

城市垃圾的清扫、清运、收集、处置等全过程不仅给环境带来了污物和气味，而且伴随着昂贵的成本、嘈杂的噪声及城市空间的消耗。从地理的角度来看，它涉及收集阶段的集中转运及处理地点的位置选择两个方面，即垃圾转运站（以下简称转运站）和处理地点（如垃圾填埋场，以下简称填埋场）的选址，如何同时做到减少转运成本与降低环境污染（令公众和政府满意）是一个亟待解决的多目标优化问题。同时，伴随着城市规模的不断扩张和城市人口的增长，城市内垃圾的产生量和产生地点具有不可预测的多变性，这造成多目标优化问题的复杂性。

此时可以引入物联网的概念来解决这个问题。物联网系统平台可以实时采集各地区内的垃圾存量，以便提前进行收集和处理路线的调整，避免传统僵化固定的转运站和填埋场所造成的问题。

现有的文献资料对于设施选址研究大致分为两类：静态选址和动态选址。对于静态选址问题，可以运用逆向物流的网络系统，选择覆盖模型优化转运站选址，紧接着根据目标函数的要求进行第二次转运站选址规划的优化，选择转运站最佳方案组合，分别计算转运站对应的垃圾量[1]。对于动态选址问题（如仿真城市扩张情况下的选址问题），可以将以城市扩张模型代入一般意义上的选址-分配中，满足实时变化的选址框架，使选址结果变得客观、有预见性，且更贴合可持续发展的概念。单独优化模型内部的子模型，使该模型具有高度的延展性，从而能够满足特定领域的要求[2]。

除了动态选址和静态选址，根据目标数量，还可以将选址分为单目标选址、双目标选址和多目标选址。多目标选址中可以采用层次分析法等，用各指标的综合考量来解决垃圾综合处理项目选址问题，建立以交通运输、地理环境、社会因素等为一级指标的综合垃圾治理模型[3]。

　　设施选址模型也有分类，如纯整数规划模型、混合整数规划模型及区间算法。多目标纯整数规划模型以总成本最小和设施的不良影响最小为目标[4]。为解决参数的不确定性问题，有文献使用区间算法，求得设施选址模型的最优解，即以成本最小为目标，在假设的城市中心的 10 个可选地点中选择 5 个地点，再进行敏感性分析[5]。

　　基于上述研究成果，针对城市转运站和填埋场选址问题，本章建立以成本最小、污染最小（政府或市民满意度最大化）为双目标的混合整数规划模型，通过 LINGO 和 MATLAB 求解，得到最佳选址方案。之后，建立选址方案运行过程的离散事件仿真系统，将物联网环境的特征（环卫管理部门通过物联网系统平台实时采集转运站和居民居住地垃圾收集点的垃圾储存容量）考虑在仿真系统中，通过仿真实验，对不同的选址方案进行评价。

8.2　转运站选址的规划模型建立

8.2.1　模型建立

　　考虑一个区域，其人口中心位于已知站点 $i=1,\cdots,n$。通常，为了方便计算，设定所有人口聚集在这些中心里。我们假设站点 i 存在 ω_i 人口，每人每年生成 γ 吨垃圾，所以需要在人口中心 i 处理 $\gamma\omega_i$ 吨垃圾。此外，寻找合适的填埋场的选址，将其候选站点精确为有限数量的站点 $j=1,\cdots,r$，转运站可能位于候选站点 $m=1,\cdots,k$，虽然一个地点可能都适合两种设施（转运站和填埋场），但它只能建立这两种设施中最多一种设施。

　　就各站点之间（如人口中心到转运站，或转运站到填埋场）的运输情况而言，我们假设在每一次运输中，一个人口中心收集的垃圾将全部直接被拖到一个转运站，然后这个转运站的垃圾再运往一个填埋场。

　　站点运输网络关系如图 8.1 所示。我们设置人口中心和转运站是多对一关系（一个转运站可以接收多个人口中心的垃圾），同样地，转运站和填埋场也是多对一关系（一个填埋场可以接收多个转运站的垃圾，而一个转运站的垃圾一次只能运往一个填埋场）。

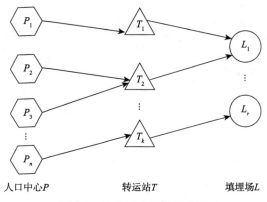

图 8.1　站点运输网络关系图

模型的参数部分设置如下：q_m 为转运站 m 的容量；Q_{jk} 为容量级别为 k 的填埋场 j 的容量；f_j^L 为建造和运营填埋场 j 的年化固定成本；Δf_{jk}^L 为容量级别为 k 的填埋场 j 建设体积的可变年化成本（美元/吨）；f_m^T 为建造和运营转运站 m 的年化固定成本；Δf_m^T 为转运站 m 处理垃圾的可变年化成本（美元/吨）；π^L、π^T 分别为填埋场、转运站对于人口中心的污染影响系数（千米^2/吨）；P_c 为人口中心能承受的最大污染量；t_{im} 为从人口中心 i 到转运站 m 的单位运输成本（美元/（吨×千米））；t_{mj} 为从转运站 m 到填埋场 j 的单位运输成本（美元/（吨×千米））；D_{im} 为人口中心 i 到转运站 m 的距离（仅用于计算污染影响）；D_{ij} 为人口中心 i 到填埋场 j 的距离（仅用于计算影响函数）；α_i 为居民区 i 对污染影响的讨厌度。

关于模型的变量部分，一共设置两组变量，分别为地址变量和运输变量。y_{jk} 代表容量级别为 k 的填埋场 j 是否存在，用 0-1 变量表示，存在即 1；V_m 代表转运站 m 是否存在，用 0-1 变量表示，存在即 1；Z_{im} 代表人口中心 i 的垃圾是否运往转运站 m，用 0-1 变量表示，是则为 1；X_{mj} 代表转运站 m 的垃圾是否运往填埋场 j，用 0-1 变量表示，是则为 1。

目标函数 1（以成本最小化为目标）如下：

$$\min Z_c = \sum_j \sum_k \left(f_j^L + \Delta f_{jk}^L Q_{jk} \right) y_{jk} + \sum_m \left(f_m^T V_m + \sum_i \Delta f_m^T \gamma \omega_i Z_{im} \right)$$
$$+ \sum_i \sum_m \gamma \omega_i Z_{im} \left(t_{im} + \sum_j X_{mj} t_{mj} \right) \tag{8.1}$$

目标函数 2（以污染最小化为目标）如下：

$$\min Z_p = \sum_i \alpha_i \omega_i \left(\sum_j \frac{\pi^L \sum_m \sum_i \gamma \omega_i Z_{im} X_{mj}}{(D_{ij} + \varepsilon)^2} + \sum_m \frac{\pi^T \sum_i \gamma \omega_i Z_{im}}{(D_{im} + \varepsilon)^2} \right) \tag{8.2}$$

总目标函数如下：

$$\min Z = \lambda_c \cdot Z_c + \lambda_p \cdot Z_p \tag{8.3}$$

约束函数如下：

$$\left(\sum_{(j,k) \in N^L} y_{jk} + \sum_{m \in N^T} V_m \right) \leqslant 1 \tag{8.4}$$

$$\sum_j \frac{\pi^L \sum_m \sum_i \gamma \omega_i Z_{im} X_{mj}}{(D_{nj} + \varepsilon)^2} + \sum_m \frac{\pi^T \sum_i \gamma \omega_i Z_{im}}{(D_{nm} + \varepsilon)^2} \leqslant P_c \tag{8.5}$$

$$\sum_m Z_{im} = 1 \tag{8.6}$$

$$\sum_j X_{mj} = 1 \tag{8.7}$$

$$\sum_i \gamma \omega_i Z_{im} \leqslant \sum_m q_m V_m \tag{8.8}$$

$$\sum_m \sum_i \gamma \omega_i Z_{im} X_{mj} \leqslant \sum_k Q_{jk} y_{jk} \tag{8.9}$$

$$V_j + \sum_k y_{jk} \leqslant 1 \tag{8.10}$$

$$R^T \geqslant 4 \tag{8.11}$$

$$100 \geqslant R^L \geqslant 4 + \frac{1}{1500} Q_{jk} \tag{8.12}$$

8.2.2　模型解释

设定参数和两组变量之后，我们制定的数学模型包含两个目标，即成本（建立废物处理设施成本和垃圾运输成本）最小和（人口中心站点）污染最小。目标函数（8.1）为成本最小化目标，具体成本包括：在任何地点 m 建造和运营转运站的年化成本和在任何地点 j 建造和运营填埋场的年化成本，这些年化成本由固定组成部分和与每年处理的垃圾数量有关的可变部分组成；从人口中心 i 到转运站 m（通过收集车）的单位运输成本和从转运站 m 到填埋场 j（通过运输车）的单位运输成本。其中，关于填埋场的可变年化成本部分的设置，根据文献[6]，随着填埋场容量的增加，每容量可变年化成本根据负指数曲线下降，填埋场容量和其可变年化成本关系如图 8.2 所示。

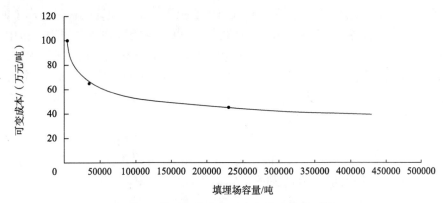

图 8.2　填埋场容量和可变年化成本关系图

目标函数（8.2）为污染最小化目标。我们使用重力表达式，假设污染的不良影响随着与污染设施距离的平方的增加而减少，且随废物数量的增加呈线性增长。只考虑填埋场 j 和转运站 m 对人口中心 i 的污染影响。

设定在人口中心 i 有 ω_i 人口，则所有人口中心的市民所受的总的权重污染可以表示为填埋场 j 对于所有市民所造成的污染影响及转运站 m 对于所有市民所造成的污染影响的总和。

目标函数（8.3）为复合目标。就解决方案而言，我们同时考虑成本与污染，得到成本和污染的权衡曲线。目标函数（8.3）中使用成本与权重加权法[7]，分别表示为权重 $\lambda_c > 0$、$\lambda_p > 0$ 和 $\lambda_c = 1 - \lambda_p$。

对于约束函数，除了式（8.4）~式（8.10），假设在每一个填埋场 j 及每一个转运站 m 附近都有一个隔离区，见式（8.11）和式（8.12）。划定这样的隔离区可以避免人口中心出现在一个不良设施附近的区域。这个隔离区的面积通常大于受污染直接影响的面积，除污染本身外，它与公众对厌恶设施的认识有关。此外，假设填埋场的容量越大，隔离区的面积就越大。隔离区半径和填埋场容量关系如图 8.3 所示。

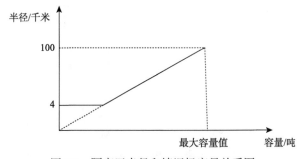

图 8.3　隔离区半径和填埋场容量关系图

下面解释约束函数。

如式（8.4）所示，我们确保没有人口中心位于一个填埋场或转运站产生的多个隔离区。为此，将 N^L 定义为所有填埋场（站点 j、容量级别 k）超出人口中心 i 允许的污染水平的集合。同样地，将 N^T 定义为转运站 m 超出人口中心 i 允许的污染水平的集合。这组约束声明每个人口中心 i 最多只能在一个污染地的隔离区。此外，还定义一个在任何人口中心限制污染的约束，如式（8.5）所示，任意人口中心的污染影响不得超过人口中心能承受的最大污染量 P_c。

式（8.6）和式（8.7）保证运输路线只被运往站点（如果存在站点）。式（8.6）指明人口中心 i 只能选取一个直接路线到转运站 m（如果存在转运站 m）。式（8.7）确保转运站 m 只能选取一个直接路线到填埋场 j（如果存在填埋场 j）。

式（8.8）是对于单个转运站的容量约束。考虑转运站 m 的垃圾流入是从人口中心 i 到转运站 m，转运站 m 的垃圾流入不能超过转运站 m 的容量。如果站点 m 不存在转运站，则式（8.8）的右侧为零，这样就不会有垃圾流入站点 m。

式（8.9）是对于单个填埋场的容量约束。考虑填埋场 j 的垃圾流入是从人口中心 i 到转运站 m 再到填埋场 j。填埋场 j 的垃圾流入不能超过填埋场 j 的容量。如果站点 j 没有填埋场，则式（8.9）的右侧为零，这样就不会有垃圾流入站点 j。

式（8.10）保证在每个站点 j 中最多只能有一个转运站或一个填埋场，不会有填埋场和转运站同时出现的情况。当 $V_j = 0$ 时，站点 j 仅允许建立填埋场，当 $y_{jk} = 0$ 时，只允许建立转运站。

8.2.3　深圳市选址算例的参数设置

图 8.4 和图 8.5 分别为深圳市部分人口中心分布区域和设施候选地址示意图。图 8.4 选取深圳市有代表性的 14 个人口中心分布情况（均达到 10 万以上人口）。图 8.5 显示了 9 个填埋场和转运站候选地址。

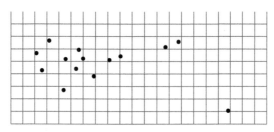

图 8.4　人口中心分布示意图

小圆点表示人口中心

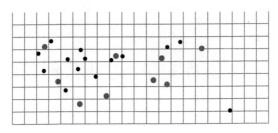

图 8.5　设施候选地址分布示意图

小圆点表示人口中心；大圆点表示候选地址

根据深圳市 2010 年人口普查数据及深圳市人民政府统计数据，深圳市年人均垃圾总量为 0.5 吨，$\gamma\omega_i$ 为各人口中心的人口数量与人均垃圾量的乘积，即各人口中心对垃圾转运服务的需求量。同样地，选取的 14 个人口中心为 2532374 人，则该系统的最大年容量为 1266187 吨。

由于对环境影响有限制要求，我们设置填埋场不超过 4 个，每个填埋场最大容量为 1266187 吨，假设填埋场有 20 种可能的离散容量，分布在 316547~1266187 吨；设置转运站至少存在 2 个，同样地，假设转运站的转运容量有 20 种，分布在 158273~633094 吨，从人口中心到转运站的单位运输成本为 0.5 美元/（吨×千米），而从转运站到填埋场的单位运输成本为 0.2 美元/（吨×千米）。建造和运营转运站的年化固定成本为 10 万美元，同时可变年化成本为 10 美元/吨。建造和运营填埋场的年化固定成本为 30 万美元，而可变年化成本如图 8.2 所示，为 $y = 586.38x^{-0.209}$。污染影响系数取 $\pi^L = 0.1$ 千米 ^{2}/吨和 $\pi^T = 0.25$ 千米 ^{2}/吨。

为了避免将加权方法应用于非凸优化问题只能发现可行的非控制点的情况，我们使用文献[8]~[11]提出的补救措施。在找到用常规加权方法支持的非控制点后，我们"放大"并进一步研究一个小间隔，即艾普西隆（Epsilon）约束法。它优化了其中一个目标（污染），并将另一个目标（成本）限制在一个值 C，即目标函数（8.1）的最大值为 C。

我们在每个转运站和填埋场周围定义一个环形隔离区。此外，由于模型包括多种类型的污染，我们使用欧几里得距离作为近似。如前所述，转运站的隔离区的最小半径为 4 千米；假设不考虑填埋场的面积，填埋场的隔离区的最小半径也为 4 千米。随着容量的增加，隔离区的半径线性增加，如图 8.3 所示，填埋场的隔离区的最大直径为 100 千米。

将模型根据不同权重组合运行若干次，以进一步分析研究得到的结果。

8.3　选址方案的模型求解与分析

8.3.1　LINGO 求解

1）LINGO 程序运行

图 8.6 展示了部分 LINGO 程序运行界面。

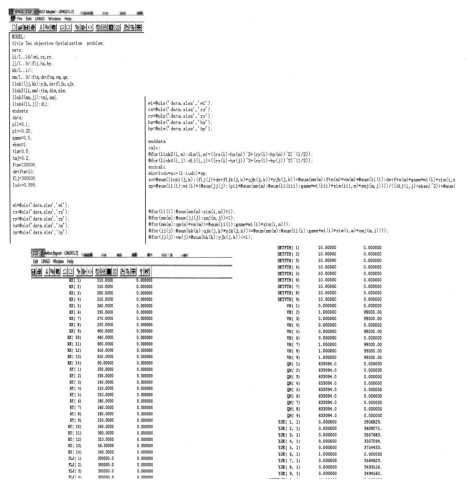

图 8.6　部分运行界面展示

2）算例结果

根据如上的参数和模型设置，我们选取 LINGO11 进行模型求解。不同权重组合下的选址方案如表 8.1 所示。

表8.1　不同权重组合下的选址方案

(λ_c, λ_p)	转运站数量/个	填埋场数量/个	Z_c（成本）/万元	Z_p（污染）	转运站选址	填埋场选址
（0.99，0.01）	3	2	5.18E+11	3.89E+10	2，8，9	4，6
（0.9，0.1）	3	2	5.35E+11	2.78E+10	5，8，9	3，6
（0.8，0.2）	3	1	5.36E+11	2.72E+10	2，8，9	6
（0.7，0.3）	2	2	5.64E+11	1.99E+10	3，8	5，6
（0.6，0.4）	3	2	5.85E+11	1.78E+10	7，8，9	2，6
（0.5，0.5）	4	1	5.85E+11	1.59E+10	3，6，8，9	4
（0.4，0.6）	4	1	5.89E+11	1.54E+10	2，7，8，9	6
（0.3，0.7）	3	1	6.34E+11	1.50E+10	4，8，9	6
（0.2，0.8）	1	1	6.53E+11	1.48E+10	8	9
（0.1，0.9）	1	1	6.67E+11	1.46E+10	8	9
（0.01，0.99）	2	1	6.90E+11	1.19E+10	3，8	6

表 8.1 所示选址方案中所选用的人口中心数据和设施候选地址详见附表 2.1 和附表 2.2。

3）LINGO 结果分析

表 8.1 所示选址方案包含不同权重组合下的最优复合目标值，对应转运站和填埋场数量（考虑环境因素，假定转运站至少存在 1 个，填埋场最少存在 1 个、最多存在 4 个），以及转运站和填埋场选址。对所得权重和目标值组合作趋势图进行分析。

图 8.7 为成本值和成本权重的关系图。随着成本权重的逐渐增加，成本值整体呈现下降趋势，在成本权重为 0.99 时成本值达到最小值。这说明随着管理者对成本的重视程度增强，成本函数得到较好的控制、平稳减少。

图 8.8 为污染值和污染权重的关系图。随着污染权重的逐渐较小，污染值整体呈现上升趋势，在污染权重为 0.01 时污染值达到峰值。这说明随着管理者对污染的重视程度增强，污染函数得到较好的控制、平稳减少。

图 8.9 为成本值和污染值的关系图。随着成本值逐渐提高，污染值逐渐下降，在初期对于成本投入的有限增加就可以得到污染影响的迅速减小，而在后期对于

成本投入的持续增加对污染影响的变化率趋于平稳。这对管理者对于污染的控制有着启示意义。另外，由于成本平均值比污染平均值大，随着成本权重的减小，复合目标呈现出下降趋势。这意味着管理者注重成本控制会使得污染值和成本值带来的复合目标效果降低。

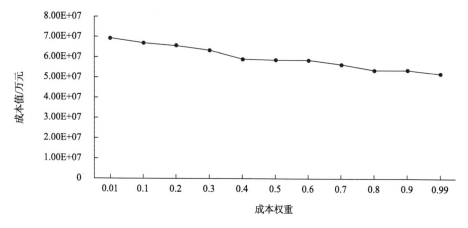

图 8.7　成本值和成本权重关系图

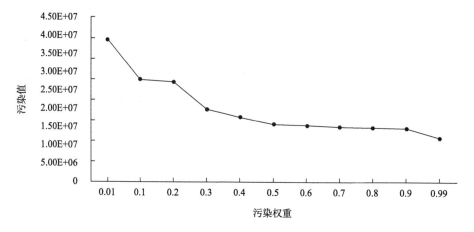

图 8.8　污染值和污染权重关系图

　　管理者要更加注重成本与污染的平衡。为了取得复合目标最优化，管理者应当放松对成本的控制，转而注重污染造成的影响。另外，管理者可以对所在城市和地域进行不同权重的组合选择，并对成本值和污染值进行限制，从而进行选址方案的筛选。

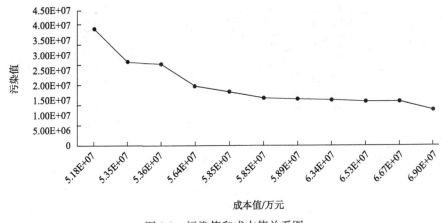

图 8.9　污染值和成本值关系图

图 8.10~图 8.12 为不同权重组合时的设施选址图。

图 8.10 中有 3 个转运站（最上、最左和最右的大圆点）、2 个填埋场（次右和最下的大圆点）。如图 8.10 所示，当成本权重取 0.99（占复合目标极大比重）时，运输成本的增加明显高于建造和运营的固定成本。出于成本考虑，为了减少最终成本，方案设立了 2 个填埋场和 3 个转运站以减少运输成本。与此同时，由于污染权重较小，转运站和填埋地都距离人口中心较近，此时污染影响较大。

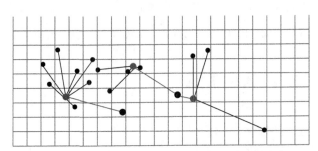

图 8.10　成本权重取 0.99 时存在 3 个转运站、2 个填埋场示意图

图 8.11 中有 4 个转运站（最上、最左、最右和次右的大圆点）、1 个填埋场（最下的大圆点）。如图 8.11 所示，当成本权重取 0.5（和污染权重一样）时，成本值和污染值对于复合目标的影响同样重要。此时考虑污染影响，对比图 8.10，填埋场数量降低为 1，显著减小了对人口中心造成的污染影响，同时唯一的填埋场远离大多数人口中心。

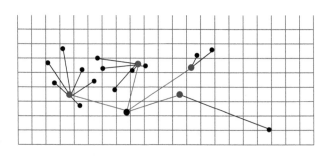

图 8.11　成本权重取 0.5 时存在 4 个转运站、1 个填埋场示意图

图 8.12 中有 3 个转运站（最左、最右和最下的大圆点）、1 个填埋场（中间的大圆点）。当成本权重取 0.3（占复合目标较小比重）时，污染函数比重大大提高。出于减小污染的考虑，转运站和填埋场的数量相比图 8.11 继续减少，以密集的运输费用为代价，减少对人口中心造成的污染影响，此时污染权重较高。

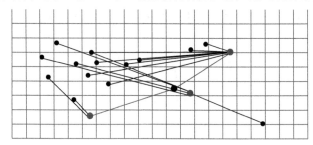

图 8.12　成本权重取 0.3 时存在 3 个转运站、1 个填埋场示意图

8.3.2　MATLAB 求解

1）MATLAB 程序运行界面及参数设置

由于在实际操作 LINGO11 软件进行模型求解时，求解大规模问题的运算速度较慢，我们继而开发 MATLAB 程序进行模型求解，通过遗传算法实现选址问题优化。我们通过 MATLAB 来进行规模扩大问题的计算。其中，人口中心扩展到 22 个，转运站候选地址扩大到 33 个，填埋场单独选取 9 个候选地址。值得注意的是，我们新引入居民的厌恶值进行影响函数的计算。首先，将一个地区的人口分为三类，即厌恶程度较高、厌恶程度一般和厌恶程度较低，用百分比表示。然后，用分值来体现厌恶程度，如非常厌恶表示为 5 分，厌恶一般程度为 3 分，厌恶程度较低为 1 分，并乘以对应的百分比，从而得出该地区的厌恶值。具体参数选取详见附表 2.5。例如，第一行数据即在 $i=1$ 地区内，对垃圾厌恶程度较高的人

口占到该地区总人口的 20%，对垃圾厌恶程度一般的人口占到该地区总人口的20%，对垃圾厌恶程度较低的人口占到该地区总人口的 60%。

2）MATLAB 求解结果

MATLAB 求解结果见表 8.2。

表8.2 MATLAB求解结果展示

(λ_c, λ_p)	转运站数量/个	填埋场数量/个	Z_c（成本）/万元	Z_p（污染）	Z（总目标值）
(0.001, 0.999)	12	4	8.41E+11	7.14E+10	7.22E+10
(0.01, 0.99)	14	4	7.21E+11	7.85E+10	8.49E+10
(0.1, 0.9)	15	4	6.52E+11	7.93E+10	1.37E+11
(0.2, 0.8)	16	4	6.47E+11	8.43E+10	1.97E+11
(0.3, 0.7)	17	4	6.33E+11	8.46E+10	2.49E+11
(0.4, 0.6)	17	4	6.26E+11	8.73E+10	3.03E+11
(0.5, 0.5)	17	4	6.24E+11	8.78E+10	3.56E+11
(0.6, 0.4)	16	4	6.02E+11	8.92E+10	3.97E+11
(0.7, 0.3)	16	4	5.93E+11	9.02E+10	4.42E+11
(0.8, 0.2)	19	4	5.85E+11	9.34E+10	4.86E+11
(0.9, 0.1)	18	4	5.79E+11	9.66E+10	5.31E+11
(0.99, 0.01)	20	4	5.71E+11	9.93E+10	5.66E+11
(0.999, 0.001)	19	4	5.53E+11	1.01E+11	5.52E+11

对于该模型结果进行趋势分析后可以发现，成本值随着成本权重的增加而下降，污染值随着污染权重的上升而下降，和运用 LINGO11 的求解结果趋势相似，证明该模型在扩大规模后依旧合理。

在新结果中，填埋场数量通过多次重复运算基本固定在 4。这是因为填埋场的垃圾量过多，将极大地增加对周边居民造成的影响，以及扩大该填埋场周围的隔离区，使选址变得困难。因为设定填埋场数量不大于 4，所以在进行选址时，模型将会选择尽可能多的填埋场来平均需要处理的垃圾量，减小污染影响，并减轻运输压力和运输成本。

3）敏感性分析

敏感性分析是一种不确定性的分析技术，它从定量分析的角度描述模型的关键参数影响模型参数的变化程度，通过改变相关参数的取值来阐明这些参数对关键参数造成影响的程度。不同参数对模型影响的程度称为参数的敏感系数。敏感系数越大，对模型的影响就越大。敏感性分析的核心目的是通过分别或共同分析目标模型中的每个属性来获得每个属性的敏感系数，从而确定影响生产或应用的关键参数，并最终在实际生产或应用中监控这些关键参数。提高敏感系数较大的参数，分析多种方案的敏感性，根据不同方案的结果选择最佳解决方案或实施多种方案组合以获得最佳结果。

下面对所得数据进行敏感性分析，这些指标包括固定设施费用、单位运输费用、厌恶程度分值、人均垃圾量，见附表2.6~附表2.9。

我们选用一个固定的选址方案进行敏感性分析，将其权重选取三种组合，来仿真中国各地区的情况。例如，成本权重选取0.1、污染权重选取0.9时，代表该地区非常富有，相比成本投入，在城市建设中更注重污染对周边居民的影响；成本权重和污染权重都取0.5时，代表该地区经济条件尚可，对成本和污染同样重视；成本权重取到0.9、污染权重只有0.1时，表示该地区发展程度较落后，非常注重成本，从而忽略污染影响。

根据敏感性分析结果发现，若以0.5作为判断参数是否敏感的临界点，三种经济发展情况的城市敏感性分析如表8.3所示。

表8.3 不同城市敏感性分析

城市经济发展情况	人均垃圾量	固定设施费用	厌恶程度分值	单位运输费用
经济发达	敏感	不敏感	敏感	不敏感
经济一般	敏感	不敏感	不敏感	敏感
经济落后	敏感	不敏感	不敏感	敏感

其中，人均垃圾量既影响成本，也影响污染，因此对于所有城市经济发展情况都是敏感系数；固定设施费用相比较运输成本较小，因而对于所有城市经济发展情况都不敏感；厌恶程度分值对于经济发达地区是敏感系数，而对于经济一般及落后地区由于观念和经济程度的制约因素，属于不敏感因素，这也是符合实际的；单位运输费用作为成本的一部分，对于经济发达地区来说并不敏感，而对于经济一般及落后地区，单位运输费用将极大地制约成本发挥，因此是敏感系数。

8.3.3 求解效率分析

研究初期采用LINGO11软件对模型进行求解，但求解速度极慢，当网络图中人口中心为8个、候选地址为12个时，求解时间不到20分钟；当人口中心增加到15个、候选地址增加到18个时，求解需50分钟。经分析主要是模型本身变量组合较复杂。

最终我们采取MATLAB软件通过遗传算法进行求解，其求解速度极快。因此，将模型规模扩展到22个人口中心、33个转运站候选地址、9个填埋场候选地址用于运算，平均一次耗时 60 秒。

LINGO 和 MATLAB 的求解时间关系如图 8.13 所示。

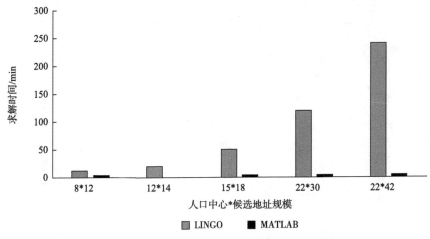

图 8.13　LINGO 和 MATLAB 求解时间关系图

8.4　垃圾转运仿真系统及分析

8.4.1　深圳市垃圾处理仿真系统介绍

垃圾从产生到处理的过程大致可以分为以下 3 个阶段。

（1）各居民区产生垃圾，就近丢弃到垃圾收集点（对应人口中心）。这个阶段垃圾收集点收集的垃圾与地区内活动的居民数量有一定的正相关关系。

（2）环卫工人将垃圾收集点的垃圾定时处理，运输到转运站后进行垃圾的压缩、滤污等初级处理工作。这个阶段实现物联网调节下的智能监控环境，即当垃圾收集点的垃圾量达到固定值的某一比例时，环卫工人会马上过来将垃圾拖走，防止垃圾溢出造成污染，实现了垃圾量的实时监测和反馈。

（3）当转运站所储存的垃圾达到固定数量时，同样地，由于实时监测系统将立刻反馈给垃圾处理方，同一时间会有作业车辆进行垃圾的运输处理，继续运输到终端处理设施，如填埋场或垃圾焚烧厂。

各实体的仿真关系如图 8.14 所示。

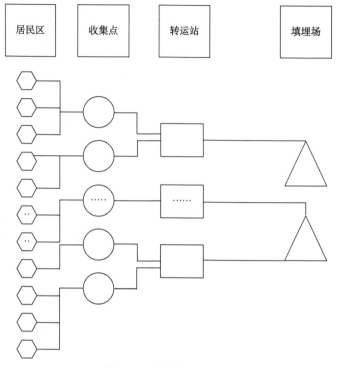

图 8.14　实体仿真关系图

8.4.2　数值设置及仿真结果

本小节确定仿真周期、每天时间的划分，以及转运站的垃圾承载上限。设定环卫工人每天会运输两次垃圾到转运站，转运站的垃圾承载上限为 5 吨。在对仿真时间的设定上，把一天分为 6 个时间段，居民在 6 个时间段会投放垃圾，环卫工人会在第 3 和第 6 时间段末进行收集运输。

为了实现物联网环境下的实时监测，我们给每一个地区是否启动垃圾处理设定容量阈值。容量阈值的比例设置如下：厌恶值区间在（0, 0.14）为厌恶程度较低，（0.14, 0.28）为厌恶程度一般，（0.28, 0.42）为厌恶程度较高，并根据厌恶程度匹配不同的阈值，如垃圾厌恶程度较高的地区将容量阈值设置在 60%，一旦达到容量阈值的 60% 立刻处理垃圾，垃圾厌恶程度一般的地区将容量阈值设置为 80%，垃圾厌恶程度较低的地区将容量阈值设置为 100%，以此来减少居民所受的影响，并且在一定程度上节约人力、物力的分配。

8.4.3　方案分析与评价

我们具体选取 10 组方案进行运行情况的仿真。这 10 组方案的设施数量完全一致，都拥有 16 个转运站及 4 个填埋场，但设施地址分布情况互不相同，具体见附表 2.10。附表 2.10 中包含 10 组方案各自的转运站及填埋场选址、各垃圾收集点到转运站对应的运输情况、各转运站到填埋场对应的运输情况、选取的 16 个转运站的具体容量、选取的 4 个填埋场的具体容量，以及每组方案所对应的复合目标值。

我们通过重复仿真过程运行 100 次，计算 3 个指标（分别为垃圾在收集点及转运站的处理时间（简称处理时间）、转运站的负荷率（简称负荷率）及转运站的垃圾积压量（简称垃圾积压量））100 次运行数据的平均值，加上通过求解模型所得的复合目标值，共求出 4 个指标，将其作标准化处理，如表 8.4 所示。

表8.4　10组方案4个指标结果

方案编码	处理时间/min	负荷率	垃圾积压量/吨	复合目标
1	26.10	0.730	76.02	1.36E+11
2	33.32	0.744	76.09	1.41E+11
3	26.81	0.734	76.01	1.40E+11
4	28.36	0.742	76.07	1.36E+11
5	33.72	0.756	76.10	1.38E+11
6	25.29	0.743	75.92	1.39E+11
7	32.21	0.749	76.15	1.39E+11
8	27.21	0.742	75.93	1.36E+11
9	28.97	0.750	75.90	1.47E+11
10	28.16	0.751	76.16	1.38E+11
Max-min 标准化				
1	0.09	0	0.48	0.08
2	0.95	0.51	0.71	0.45
3	0.17	0.12	0.41	0.38
4	0.36	0.44	0.63	0
5	1	1	0.78	0.24
6	0	0.47	0.09	0.30
7	0.82	0.70	0.94	0.32
8	0.22	0.41	0.13	0.02
9	0.44	0.78	0	1
10	0.34	0.83	1	0.19

标准化处理可以避免出现各指标因量纲不一致而无法进行对比的问题，把各

特征值的尺度控制在相同范围内，以方便后期的数据处理工作。我们将 10 组方案的各指标与不同的权重组合相乘并求和（如权重都取 0.25 时，最后评分为 0.25 ×（标准化统一处理后的处理时间平均值+负荷率平均值+垃圾积压量平均值+复合目标值））来计算出最终评分。我们设置 3 组权重组合来进行方案优选。以深圳市情况做具体参考，深圳市较看重处理时间和垃圾积压量 2 个指标，要求其尽量小，因此在 2 个权重组合中将这 2 个指标权重设置得较大。由于 4 个指标都是越小越优，根据最后评分进行倒序排名，即最优方案排序为 1。结果如表 8.5 所示。

表8.5　候选方案优选结果

方案编号	权重 0.25		权重 0.4, 0.1, 0.4, 0.1		权重 0.3, 0.2, 0.3, 0.2	
	方案评分	排序	方案评分	排序	方案评分	排序
1	0.16	1	0.24	3	0.19	2
2	0.66	8	0.76	8	0.69	8
3	0.27	4	0.29	4	0.28	4
4	0.36	5	0.44	6	0.39	5
5	0.76	10	0.84	10	0.78	10
6	0.21	3	0.11	1	0.18	1
7	0.70	9	0.81	9	0.73	9
8	0.20	2	0.19	2	0.19	2
9	0.55	6	0.35	5	0.49	6
10	0.59	7	0.64	7	0.61	7
最优方案编号	1		6		6	

可以看到，当 4 个指标权重统一都取 0.25 时，方案 1 最优，详细设施布局见图 8.15。

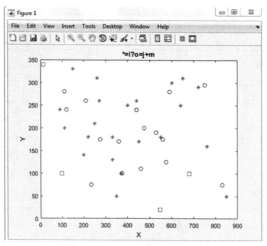

图 8.15　方案 1 设施布局图

星号为人口中心，圆圈为转运站，正方形为填埋场在第 2 和第 3 个权重组合中，都给处理时间和垃圾积压量 2 个指标设置了较大权重，组合二的 4 个权重分布为 0.4（处理时间）、0.1（负荷率）、0.4（垃圾积压量）、0.1（复合目标值），组合三的 4 个权重分布为 0.3（处理时间）、0.2（负荷率）、0.3（垃圾积压量）、0.2（复合目标值），最终最优方案确定为方案 6，详细设施布局见图 8.16。

方案 6 的 4 个填埋场的分布更加平均，使得转运站到填埋场的运输距离总和更短，收集和处理速度更快，相比其他方案大大降低了处理时间和垃圾积压量 2 个指标，这也符合深圳市迫切要求改善垃圾处理网络的愿景。

后期我们将现有的设施布局输入仿真系统中，通过重复多次仿真运行，计算各指标平均值，对现有设施布局做出评价。若评分较低或评分低于已有的最优方案，我们可以再次回到优化选址模型，来求解新设施的位置及容量，或对现有设施布局进行改动，从而实现对现有垃圾处理网络的调整和改善，有效缩短垃圾处理时间和排队长度，提高民众满意度。

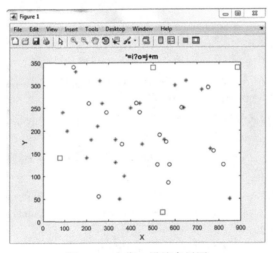

图 8.16　方案 6 设施布局图

星号为人口中心，圆圈为转运站，正方形为填埋场

随着城市的快速发展，由人口激增而源源不断产生的大量固体垃圾的处理问题一直是市政服务的一大难题，而中国特有的人口基数所带来的每日巨大垃圾产量让这个问题更加棘手。垃圾处理设施将对周边居民造成气味、液体及噪声污染，且目前大量垃圾处理设施正在超负荷运行，尤其是大型填埋场，因此新设施的选址问题对于未来的城市发展就显得尤为重要。对于管理者而言，最终垃圾处理设施的选址方案确定将充分考虑成本要求和对居民造成的影响。因此，一个优化的选址方案能够有效地帮助管理者进行决策和未来规划。

　　本章构建了一个双目标的混合整数规划模型，其中一个目标是成本最低，另一个目标是污染最小，通过引入行为分析变量，来体现某地区居民对垃圾处理设施的厌恶值，使得优化结果兼顾管理者和居民的期望。首先，通过 LINGO11 和 MATLAB 软件进行模型求解，逐渐扩大问题规模，获得了优化后的垃圾处理设施选址结果及其设施容量，对结果进行了敏感性分析，证明了模型的稳定性和实际性，并表现出不同经济发展情况下各城市在建设垃圾处理网络时的侧重点。接着，建立仿真系统来仿真垃圾处理过程的运行情况，通过大量的仿真实验，得到各指标来反映每组方案的运行情况，并根据实际要求针对各指标设定不同的权重，来得到不同方案的综合评价，对目前垃圾处理网络提出建议和调整方案。

参 考 文 献

[1] 贾传兴，彭绪亚，刘国涛，等. 城市垃圾中转站选址优化模型的建立及其应用[J]. 环境科学学报，2006，26（11）：1927-1931.

[2] 伍少坤，黎夏，刘小平，等. 基于城市扩张的动态选址模型：以深圳垃圾转运站选址为例[J]. 地理科学，2008，28（3）：314-319.

[3] 王健，陈海滨. 层次分析法在生活垃圾综合处理项目选址中的应用[J]. 环境卫生工程，2011，19（2）：7-10.

[4] 何波，杨超，张华. 废弃物回收的多层逆向物流网络优化设计问题研究[J]. 中国管理科学，2007，15（3）：61-67.

[5] Yadav V, Karmakar S, Vanjari D S. A feasibility study for the locations of waste transfer stations in urban centers：A case study on the city of Nashik, India[J]. Journal of Cleaner Production, 2016, 126: 191-205.

[6] Eiselt H A, Marianov V. A bi-objective model for the location of landfills for municipal solid waste[J]. European Journal of Operational Research, 2014, 235（1）: 187-194.

[7] Cohon J L. Multiobjective Programming and Planning[M]. North Chelmsford：Courier Corporation, 2004.

[8] Soland R M. Multicriteria optimization：A general characterization of efficient solutions[J]. Decision Sciences, 1979, 10（1）: 26-38.

[9] Özlen M, Azizoglu M. Multi-objective integer programming：A general approach for generating all non-dominated solutions[J]. European Journal of Operational Research, 2009, 199（1）: 25-35.

[10] Coutinho-Rodrigues J, Tralhão L, Alçada-Almeida L. Solving a location-routing problem with a multiobjective approach：The design of urban evacuation plans[J]. Journal of Transport

Geography，2012，22：206-218.

[11] Gomes D，Silva C，Clímaco J. Using weighted-sum functions to compute nonsupported efficient solutions in multiobjective combinatorial-{0，1} problems[J]. International Journal of Information Technology & Decision Making，2013，12（1）：27-44.

第9章 物联网环境下城市环卫应急事件人力资源调度管理方法

9.1 概 述

随着城市扩张和人口增多，城市环卫管理正变得越来越困难，环卫应急事件频发。在传统的城市环卫管理中，信息缺乏使得我们无法快速准确地定位这类应急事件的发生位置和各类工作人员的精确位置，从而难以快速地找出最合适的工作人员前往现场处理环卫应急事件。

随着新兴信息技术的发展，基于物联网的智慧城市建设正逐渐在国内普及，物联网系统平台的前端实时数据采集工具能够实时采集街道上垃圾环卫应急事件的位置、垃圾量，以及环卫工人、巡视人员的位置等数据，那么针对环卫应急事件，环卫工人、巡视人员或其他环卫人员的调度在此条件下可以是实时模式。

人员的调度问题存在于各行各业。Blazewicz 等[1]在 1983 年证明了资源受限的调度问题属于多项式复杂程度的非确定性（non-deterministic polynomial complete，NPC）问题，使得目前对调度问题主要利用启发式算法寻找优解。

在排班问题中，Bechtol 等[2]利用若干种启发式算法分别求解环卫人员排班问题，发现在不同标准下都能取得不错的结果；Burke 等[3]提出了一种结合整数规划和可变领域搜索的混合多目标模型，解决现代医院环境中高度约束的护士排班问题；He 和 Qu[4]利用基于混合约束规划的柱生成方法来解决护士排班问题；Campbell[5]提出了一种用于在具有随机需求的多部门服务环境中安排和分配交叉训练环卫人员的两阶段随机程序，第一阶段对应较长时间范围的休假安排，第二阶段则根据一天内的需求来对环卫人员进行排班。

除了利用启发式算法来解决人员调度问题，现在越来越多的研究尝试利用机器学习算法来解决调度问题。Hao 等[6]提出了一种基于混合整数规划模型转化的神经网络模型来解决机场地勤人员排班问题，并就其与三种流行的启发式算法比较，揭示了神经网络在解决人员调度问题方面的潜力。

本章以正在建设智慧城市的深圳市为例，提出一种新的人员调度算法，开发计算机仿真系统，仿真不同的人力资源配置方案对处理环卫应急事件的影响，利用仿真方法为不同区域找到最合适的人力资源配置方案。利用深圳市的历史数据测试仿真系统和调度算法的有效性，证明该仿真系统有助于深圳市管理决策者找到最优的人力资源配置方案，且该调度算法比深圳市现有的调度算法更合理。

9.2　深圳市应急环卫管理

9.2.1　早期的城市应急环卫管理

城市管理者在接到环卫应急事件的举报后，首先会派采集员前往现场确认事件的真实性和事件规模，并将结果通知调度中心。如果事件是真实的，调度中心将派清洁员前往现场处理事件，处理完毕后告知调度中心结果，再派采集员前往现场确认事件是否处理完毕，如果处理完毕就反馈给调度中心，至此，环卫应急事件才算处理完成。在没有环卫应急事件任务时，采集员和清洁员会围绕着自己所属的区域巡逻，维护该区域的公共卫生。

早期，由于信息缺失和劳动力成本较低，城市管理者会雇佣较多的采集员和清洁员，在将物联网引入城市环卫管理前，调度中心无法得知采集员和清洁员的实时位置，此时处理环卫应急事件的做法类似轮值排班，即事先排好值班表，当接到环卫应急事件的举报时，按照值班表轮流安排环卫人员前往处理。假设某个区域采集员已经根据排班顺序处理了 5 件环卫应急事件（表 9.1），此时接到群众的举报电话，根据值班表，应该指派 C 去查看。但是 C 不是距离该环卫应急事件最近的采集员，如果为了尽快处理环卫应急事件，可能派 B 去是更合适的，但此时的调度中心没有距离信息，无法做出最佳决策。

表9.1　采集员排班表

采集员	已处理事件数	与当前事件距离/米
A	2	500
B	2	400
C	1	700

9.2.2　物联网环境下城市应急环卫管理

智慧城市的概念由 IBM 公司于 2008 年提出，旨在将物联网和云计算等新的信息技术应用到城市管理中，使得城市管理者对城市环卫应急事件等各类需求做出快速的响应。智慧城市的核心就是利用物联网等技术将城市各类设施连接到互联网中，实时收集与传递各类信息，帮助城市管理者快速响应各类事件、提高人民的生活质量。

随着中国的人口红利快速消失，根据国家统计局在 2012 年发布的调查数据，我国 15~59 岁的劳动力人口数量开始下降，劳动力成本开始大幅上涨。这使得原本城市管理中粗放式人力资源配置方案不再适用，必须寻找制定更加精细的人力资源配置方案。深圳市从 2018 年开始智慧城市建设，并将物联网技术运用到城市公共卫生管理中，旨在让深圳市城市管理更加智能化和现代化。

图 9.1 是深圳市引入物联网技术后环卫应急事件的处理流程。调度中心在接到居民举报后，会根据物联网技术采集的采集员的实时位置，找到距事发地点最近的采集员，将确认事件真实性的任务指派给他。如果该采集员没有其他任务，会前往事发地点确认事件的真实性，将结果反馈给调度中心。调度中心收到采集员的信息反馈后，如果事件是真实的，再根据清洁员的位置信息，将处理该事件的任务指派给离该事件最近的清洁员。该清洁员处理完当前工作后会前往指定地点处理环卫应急事件，处理完毕后会反馈给调度中心。此时调度中心会再次将该事件分配给最近的采集员，采集员前往现场确认事件处理是否达标。如果达标则反馈给调度中心，调度中心会将该事件标记为已处理，否则需要重新进行上述过程，直到环卫应急事件处理达标。根据实地调研，采集员和清洁员在没有任务时会围绕所属区域巡逻，在收到任务后，他们会沿着非车行道而非直线前往事发地点。在采集员和清洁员处理完当前事件后，会尽快回到巡逻路线上。只有在回到巡逻路线后，采集员和清洁员才会前往下一个事发地点。

引入物联网技术后，深圳市环卫应急事件的处理速度相比以前已经进步很大，但在实地考察后，我们发现整个环卫应急事件处理在人员调度和配置两个方面依旧存在不合理的地方。

（1）调度方面。每次分配事件时，仅由当前各环卫人员与事发地点的距离决定而忽视环卫人员当前的状态是很不合理的。调度中心收到环卫应急事件举报后会直接将该事件派给最近的采集员，而距离最近的采集员目前可能是繁忙状态，正在处理另一事件，此时做出的选择可能并非最优。同样，清洁员的指派也存在这个问题。

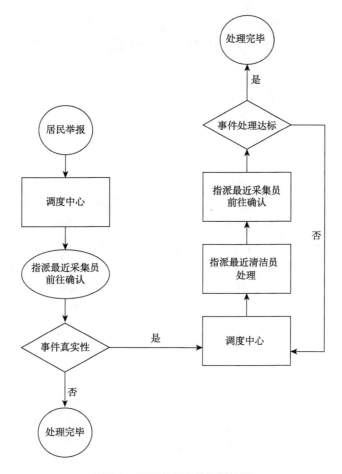

图 9.1　环卫应急事件处理流程

（2）配置方面。不同区域内各类环卫人员数量只与区域面积有关，面积大的区域分配较多的采集员和清洁员，面积小的区域则分配较少的采集员和清洁员，忽视了每个区域环卫应急事件频率。有的区域虽然面积大，但是环卫应急事件频率较低，采集员和清洁员工作不饱和，造成成本浪费；而有的区域虽然面积小，但是环卫应急事件频率较高，环卫人员工作负荷率很高且不能快速处理环卫应急事件。

借助物联网技术，城市管理者可以采集大量数据，若不加以利用便难以发挥其优势。我们希望利用物联网采集的数据进行仿真，从而帮助城市管理者更好地进行决策。

在物联网环境下，深圳市城市管理者可以收集环卫应急事件的各类信息，如环卫应急事件的位置、每次从出现到采集员赶到现场所需的时间等，利用这些数据可以总结每个区域环卫应急事件发生的规律；此外，我们可以实时知道采集员的具体位置。根据这些特点，我们使用计算机仿真技术来帮助决策最优的人力资源配置，并与深圳市合作开发计算机仿真系统来仿真不同的人力资源配置方案对处理环卫应急事件的影响。

9.3　仿真系统设计

为了解决目前深圳市环卫应急事件管理中存在的问题，我们希望设计一种更合理的调度算法。物联网系统平台可以采集环卫人员的实时位置从而得到各环卫人员的移动速度，使得我们在调度算法中可以考虑更多的因素。此外，根据深圳市各区域 2016~2017 年环卫应急事件处理的历史数据（包括发生时间和清洁员处理这些事件花费的时间），我们开发一套集成优化后的调度算法的仿真系统，对各区域的历史数据进行仿真，找出最适合各区域的人力资源配置方案。

接下来我们将介绍仿真系统的核心算法以及实现这套仿真系统的技术选型。

9.3.1　调度算法设计

目前国内外已有许多针对人员调度的算法，但这些算法并不适合解决深圳市针对城市环卫应急事件的人员调度问题。这主要是由于：①采集员和清洁员都是动态的，是启发式算法无法捕捉的；②城市管理要求在环卫应急事件发生后迅速找到合适的环卫人员，但启发式算法得到优解需要很长时间；③新兴的神经网络算法需要大量的训练样本来训练神经网络，这对于目前刚开始智慧城市建设的深圳市来说也是不合适的。

因此，针对环卫应急事件的调度算法不能过于复杂、时间复杂度要低。将从事件被举报到事件被采集员确认和被清洁员处理所需时间作为分配任务的标准，而这个时间由以下三个因素决定。

（1）环卫人员处理完当前任务所需的时间。

（2）环卫人员的移动速度。

（3）环卫人员处理完当前任务后所在位置与事件的距离。

在传统的环境下，既无法采集环卫人员处理完当前任务后所在位置，也无法估算环卫人员处理完当前任务所需的时间。但是借助物联网技术采集相应的信息，这些都是可以得到的。假设当前环卫人员完成当前任务所需时间为 t_0；完成当前任务后所在的位置与事件的距离为 s ，环卫人员的移动速度为 v ，则环卫人员移动到事发地点的时间 $T = \dfrac{s}{v} + t_0$ ，仿真系统就是根据时间 T 来选出处理当前环卫应急事件最合适的环卫人员。比如，表 9.2 中有 A、B、C 三位采集员，首先分别得到完成当前任务所需的时间和完成当前任务后所在地与事发地点的距离。假设 3 位采集员目前的移动速度都为 30 米/分钟，根据 $T = \dfrac{s}{v} + t_0$ 得出 C 可以最快赶到事件现场，因此应该将该环卫应急事件分配给 C。本章提出的调度算法的标准就是当环卫应急事件发生后一定要尽快处理，而计算该指标是相对容易的，只需遍历一遍即可得出每个环卫人员的该指标，时间复杂度为 $O(n)$ 。得到所有环卫人员该指标的集合后，就需要从集合中找到最小值。

表9.2　采集员A、B、C现在的状态

变量	A	B	C
t_0	10 分钟	15 分钟	12 分钟
s	300 米	150 米	210 米

可以利用冒泡法找到集合中的最小值[7]。利用该算法对集合进行排序后第一个值即最小值。对于 n 个元素的集合，该算法的复杂度为 $O(n^2)$ 。这是一个很高的算法复杂度，在数据量很小时不会影响系统的运算速度，但是在数据量很大时会导致系统的运算速度下降很多。分析后发现，该问题是要从集合中找到最小值，这并不需要进行排序，只需遍历两遍数据，算法步骤如下。

（1）当前时间集合为 $T_1, T_2, T_3, \cdots, T_n$ ，将目前最小值 $T_{\min} = T_1, \text{index} = 1$ 。

（2）从第二个元素开始依次将元素与 $T_{\min}$ 比较，如果小于 $T_{\min}$ ，则令 $T_{\min}$ 等于该元素的值，index 等于该元素索引，否则 $T_{\min}$ 不变，继续比较下一个元素，直到集合最后一个元素比较完毕。

（3）最终得到的 $T_{\min}$ 即整个集合的最小值，编号 index 的环卫人员即最合适的环卫人员。

该算法的时间复杂度为 $O(n)$ ，相比冒泡法的平方级别的时间复杂度，其时间复杂度是线性级别，即使在数据量很大的情况下，也能保证仿真系统快速得到最优解。

9.3.2　人力资源配置算法设计

人力资源配置算法主要有随机事件生成算法和环卫人员移动算法。

1）随机事件生成算法

随机事件生成算法包括三部分：第一部分是确认仿真周期内环卫应急事件发生的次数；第二部分是确认每次事件需要清洁员处理的时长，这个时长是指清洁员到达现场后需要多久才能把事件处理完毕；第三部分是确认事件发生位置和发生时间。

假设环卫应急事件发生的次数符合正态分布，根据深圳市收集的历史数据，我们统计每个区域每半个月内环卫应急事件发生的次数，即可算出每个区域内环卫应急事件发生的次数的均值与方差和事件处理时长的均值与方差。根据这个正态分布随机生成每件环卫应急事件所需的处理时长。由于每个区域的位置是确定的，我们在区域内随机取点，取得的点则为事件发生位置，而发生时间则在仿真周期内随机生成。

2）环卫人员移动算法

本算法中采集员和清洁员都有 3 种状态。第一种是空闲状态，即此时没有被分配处理环卫应急事件，采集员和清洁员会在所属区域内沿着街道巡逻，进行日常的维护工作，仿真系统在每次移动前会进行边界判定，避免越界问题。第二种是收到任务后需要前往事发地点，需要确认如何前往该地点，如图 9.2 所示。假定 A 点是采集员目前的位置，而 B 点是事发地点，此时采集员需要前往 B 点，由于区域内往往是车行道，没有办法直线前往 B 点，而应该先前往 C 点，再由 C 点前往 B 点。第三种就是在处理完环卫应急事件后需要从 B 点回到巡逻路线上重新开始巡逻，而路边可能有 C、D、E 三个地点选择，此时应该选择距离 B 点最近的点，故应该选择 E 点，即采集员在处理完环卫应急事件后应该前往 E 点。

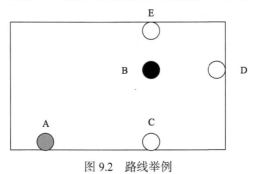

图 9.2　路线举例

9.3.3　技术选择

使用仿真技术来帮助深圳市政府选择更好的人力资源配置方案和行动模式来处理环卫应急事件。

首先，将深圳市环卫应急事件的处理流程当作一个系统。该系统中有环卫应急事件、清洁员和采集员三个元素，且这三个元素是相互影响的，因此整个系统是涌现性状态。这使得无法使用离散仿真和连续仿真来仿真该系统的运行过程。如果将这三个元素看作三类智能体（Agent），整个系统正是在这三类 Agent 有规则地相互作用下运转的，所以选择 Agent 仿真来仿真该系统。

其次，选择开发平台。通常仿真系统会选择 AnyLogic 或者 Arena 等通用的仿真软件，但是这类软件并不能满足本次需求，主要原因如下。

（1）在物联网环境下，我们能实时采集各类 Agent 的坐标信息，同时采集员和清洁员是实时移动的，移动路径随着分配的任务不同需要发生改变。

（2）这类软件价格昂贵且属于买断制，后续维护升级需要额外收费，城市规划可能随着城市的发展随时发生变化，一旦变化可能就需要重新开发。

经过调研，我们决定使用面向对象编程语言 C#和数据库管理软件 SQL Server 来进行仿真系统的开发。

9.3.4 系统实现

1）系统结构

深圳市分为若干大区，每个大区又分为若干街区，每个街区分配采集员和清洁员，因此仿真按大区来进行。仿真系统主要分为三个模块：第一部分是数据初始化模块，进行仿真实验前，需要输入对应的参数；第二部分是仿真模块，分为调度模块和配置模块，分别用来解决目前流程中的调度问题和配置问题，保证仿真实验按照设计的逻辑正常运行；第三部分则是数据交互模块，与数据库进行交互，写入数据和读取查询信息。系统结构如图 9.3 所示。

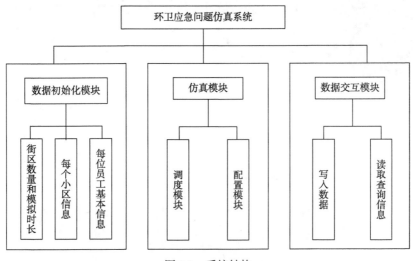

图 9.3 系统结构

2）数据库的设计

仿真系统所使用的数据库是 SQL Server 2014。数据库的作用主要是存储必要的信息，主要有六张表：①block_info 表用来存储街区基本信息；②collector_info 表用来存储所有采集员的基本信息；③cleaner_info 表用来存储所有清洁员的基本信息；④collector_state 表用来存储采集员工作时的状态；⑤clean_state 表用来存储清洁员工作时的状态；⑥event_state 表用来存储已发生的环卫应急事件的基本信息。

3）仿真系统界面

仿真系统的界面是用 C#开发的，在 WinForm 的帮助下，开发桌面图形界面。图 9.4 为数据初始化截图，首先需要输入街区数量（区域数）和模拟时长，默认为 4 个街区和 1 天，输入完成后，侧边栏会出现相应的菜单，根据菜单依次输入每个区域的基本信息。图 9.5 是仿真时截图，左边是简易的动画效果，右边则是可以查看每位环卫人员当前位置的查询入口，选择对应的街区编号，即可查看当前街区所有环卫人员的实时状态与坐标。图 9.6 为仿真结果展示，分别以表和直方图的形式展现出来。

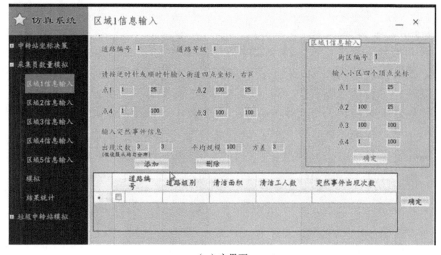

（a）主界面

（b）仿真参数的设置

图 9.4　数据初始化截图

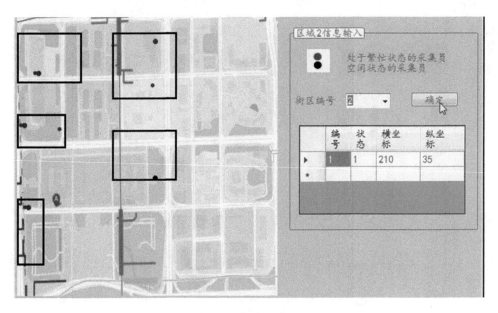

图 9.5　仿真时截图

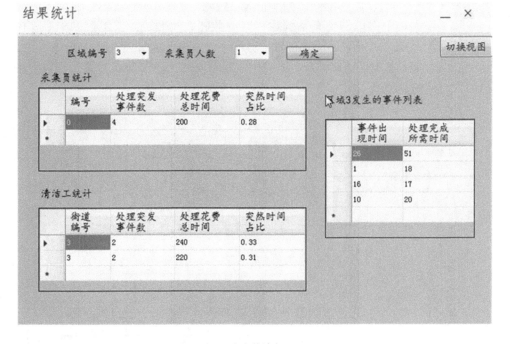

（a）统计表

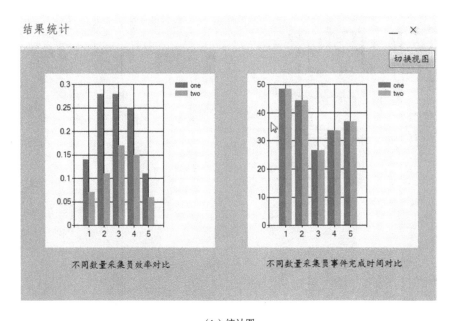

（b）统计图

图 9.6　仿真结果展示

除了以上单个大区的仿真系统运行时的截图，我们还开发了控制中心（图9.7）。仿真系统可以同时运行在多台计算机上仿真多个大区，相应的需要一个控制中心同时查看各大区仿真情况。选择对应的区域编号和采集员数量，即可查询当前区域的仿真结果。

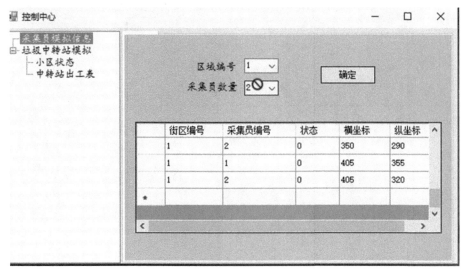

图 9.7　控制中心

9.4　仿真系统的验证与实验

9.4.1　参数设置

仿真实验的参数设置如下。

（1）仿真周期。令半个月为一个仿真周期。

（2）仿真区域的个数与每个仿真区域的大小。根据深圳市统计信息，选取两个具有代表性的区域，仿真系统将每个区域抽象成一个矩形，设置两种区域的长和宽：第一种是长为 75 米、宽为 50 米的较小区域；第二种是长为 100 米、宽为 75 米的大型区域。为了验证仿真系统的普适性，仿真实验在一组条件下同时在这两种区域内进行。

（3）采集员数量范围和采集员的移动速度。根据调研结果，发现每个区域内采集员最多为 5 人、最少有 1 人，故设置的采集员数量范围为 1~5 个，而采集员的移动速度平均为 50 米/分钟。

（4）清洁员数量范围和清洁员的移动速度。根据深圳市的实际情况，仿真每个区域配备 1~5 个清洁员。每个清洁员的移动速度为 30 米/分钟。

（5）环卫应急事件发生的相关参数。从历史数据得到以下两组参数：第一组是环卫应急事件发生次数的均值为 7 件、方差为 2 件^2，处理时长的均值为 10 分钟、方差为 3 分钟^2；第二组是环卫应急事件发生次数的均值为 10 件、方差为 3 件^2，处理时长的均值为 9 分钟、方差为 4 分钟^2。

除了以上根据深圳市收集的数据得来的参数来进行仿真实验，还需要设计大规模仿真实验的参数。大规模仿真实验的参数与常规参数的差别如下。

（1）大规模仿真实验的采集员和清洁员数量范围是 6~15 个。

（2）环卫应急事件发生次数的均值为 40 件、方差为 8 件^2，处理时长的均值为 10 分钟、方差为 4 分钟^2。

根据需求，在一组仿真实验中只要采集员和清洁员的数量是可变的，其他实验条件应该是不变的，即区域的四个顶点位置，事件发生次数、规模和时间也应该完全一样。为了寻找不同区域与事件发生条件下采集员和清洁员的数量最优解，我们对每组条件进行 10 次仿真实验，最终结果取平均值。

9.4.2　评价标准

针对两种调度算法的评价标准是事件平均处理时长（简称平均处理时长），即环卫应急事件从接到群众举报到清洁员到达现场处理完毕所需的时间，平均处理时长越短，证明调度算法能更好地利用现有人力资源，能更及时地处理环卫应急事件。

针对各人力资源配置算法的评价标准有三个。第一个是环卫人员的负荷率，即每个环卫人员每天处理环卫应急事件的时间占工作时间的比率，这个值越大，表明环卫人员的工作越繁忙。在深圳市调研得知，采集员的负荷率不应该高于0.6，否则采集员无法完成日常的巡逻维护任务；清洁员的负荷率不能高于 0.55，否则清洁员无法完成日常的街道清扫和维护任务。对于环卫人员来说，负荷率越小越好。第二个是平均处理时长，这个值越小越好。第三个则是人力成本（简称成本）。在深圳市调研得知，一位采集员每个月工资是4500元，一位清洁员每个月工资是5000元，该指标越低越好。评价一个方案的好坏应该综合这3个指标，而不是只看某个指标。

我们采用的评价方法如下：一个方案在满足采集员和清洁员的负荷率后成为一个合格的方案，再将成本和平均处理时长用线性公式组合得到目标值，这个值越小越好。如表9.3所示，虽然方案A的平均处理时长和成本都最低，但是采集员和清洁员的负荷率过高，这个方案是不可取的。至于方案B和方案C，则需要看决策者更偏向哪个指标。本章评价方案的指标 $M = a \times$ 平均处理时长 $+ b \times$ 成本 $/1000$，指标 M 融合了平均处理时长和成本两个指标，式中的 a 和 b 为两个权重系数，具体的取值则看决策者偏向于哪个指标。如果更偏向于平均处理时长则 a 的取值更大，如 a 取 0.8、b 取 0.2，此时方案B的指标 M 为 22.1，方案C的指标 M 为 22.8，因此方案B是更优的方案。反之，如果更偏向于成本则 b 的取值更大，即 a 取 0.2、b 取 0.8，此时方案B的指标 M 为 16.4，方案C的指标 M 为 16.2，因此方案C是更优的方案。成本由于计算原因往往值会很大，为了平衡，我们在计算指标 M 时先将成本缩小除以 1000。在深圳市实地考察后，发现政府更偏重平均处理时长，因此本章 a 取 0.7、b 取 0.3。

表9.3　A、B、C三种方案对比

方案	采集员平均负荷率	清洁员平均负荷率	平均处理时长/分钟	成本/元
A	0.50	0.70	22	9500
B	0.33	0.32	24	14500
C	0.37	0.20	25	14000

9.4.3　仿真结果

1）两种调度算法比较

图 9.8 和图 9.9 分别为小型区域和大型区域在低频事件下，分别使用本章提出的调度算法和深圳市现有调度算法处理环卫应急事件平均处理时长变化趋势。从图中可以看出，本章提出的调度算法大部分方案下优于深圳市现有调度算法，且整体上，在采集员和清洁员数量增加时，使用本章提出的调度算法会先使平均处理时长减少；而使用深圳市现有调度算法的平均处理时长波动很大，选人的依据仅仅是距离，这是不合理的，没有考虑环卫人员正在前往上一个环卫应急事件的现场的可能性。

根据仿真结果可以知道，本章提出的调度算法相比深圳市现有调度算法更加合理，在各类环卫人员较多的情况下，使用本章提出的调度算法可以更有效地调度环卫人员来处理城市中的环卫应急事件。

2）历史数据仿真结果分析

根据深圳市的历史数据进行仿真，与调研结果进行对比，以此来评估仿真系统能否为城市管理者提供决策依据。

图 9.10（a）为小型区域在低频事件下的综合指标 M 变化趋势。根据 9.4.1 节的参数设置，采集员的数量为 1~5 个，清洁员的数量为 1~5 个，共有 25 种方案。但根据评价标准，不满足负荷率要求的方案是不合格的，所以图 9.10（a）只有16 种方案的结果。根据这个指标可以发现，对于低频事件下的小型区域来说，最好的人员配置是 2 个采集员和 2 个清洁员。

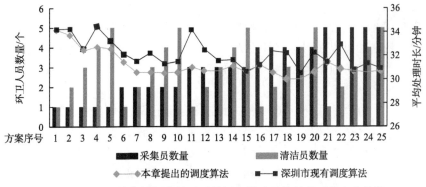

图 9.8　小型区域在低频事件下两种调度算法平均处理时长变化趋势

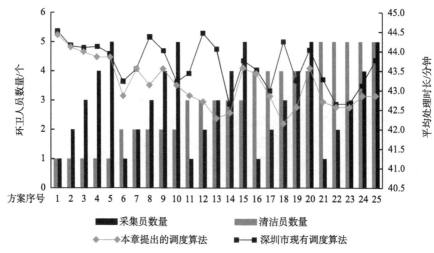

图 9.9　大型区域在低频事件下两种调度算法平均处理时长变化趋势

图9.10（b）为小型区域在低频事件下的平均处理时长变化趋势，同样排除了负荷率不满足情况的方案。从平均处理时长来看，由于区域面积不大，这些方案的平均处理时长相差不是很大，最大值为 31.14 分钟，而最小值为 30 分钟，相差不到 2 分钟，平均处理时长最小的方案需要配备 4 个采集员和 3 个清洁员，成本远高于 2 个采集员和 2 个清洁员的情况，而平均处理时长相差不到 1 分钟，除非完全不考虑成本，否则 2 个采集员和 2 个清洁员是小型区域在低频事件下的最优人力资源配置方案。通过观察平均处理时长的变化趋势，我们发现平均处理时长并不随着环卫人员数量的增加一直减少。从图 9.10（b）中可以看出，对于低频事件的小型区域，当配置 4 个采集员和 3 个清洁员时，平均处理时长降到最低，后面无论是采集员数量的增加还是清洁员数量的增加，都会使得平均处理时长不变或者增大。

图 9.10（c）为小型区域在低频事件下的环卫人员负荷率变化趋势。同种环卫人员的数量增加可以使得这类环卫人员的负荷率降低。比如，当采集员的数量增加后，采集员的负荷率都会下降，而采集员的负荷率不会因为清洁员数量的增加而增加，反之亦然。

图 9.11（a）为大型区域低频事件下的综合指标 M 变化趋势，整体上与图 9.10（a）中的变化趋势是相同的，只是对于这种频率来说其最佳的人力资源配置方案是 2 个采集员和 1 个清洁员。查看历史数据发现，由于事件次数是正态分布，在低频事件下，大型区域中实际的事件次数是小于小型区域的，但是变化规律依然一致，证明结论仍然有效。

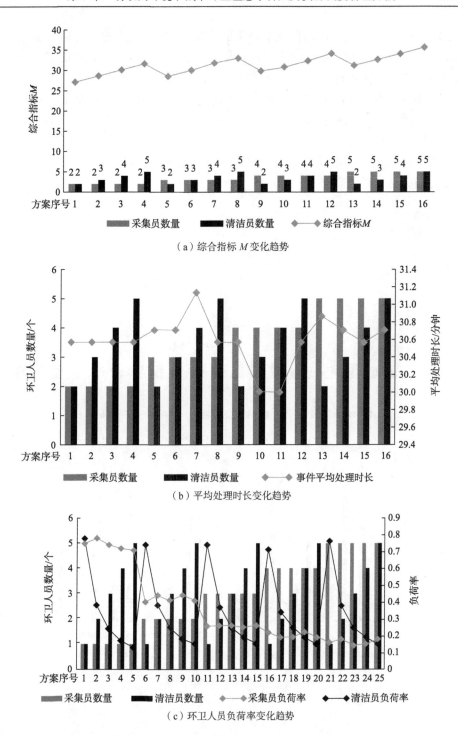

（a）综合指标 M 变化趋势

（b）平均处理时长变化趋势

（c）环卫人员负荷率变化趋势

图 9.10　小型区域在低频事件下的综合指标 M、平均处理时长和环卫人员负荷率变化趋势

图 9.11（b）为大型区域低频事件下的平均处理时长变化趋势。由于大型区域的面积比小型区域大，在移动速度相同的情况下，环卫人员会花费更多的时间前往事发地点，这使得环卫应急事件的平均处理时长更大。同样地，对于大型区域来说，环卫应急事件的平均处理时长并不随着环卫人员数量的增加而一直降低，而是先降低再上升。对于大型区域来说，配置 4 个采集员和 3 个清洁员时，平均处理时长是最小的。

图 9.11（c）为大型区域低频事件下的环卫人员负荷率变化趋势，与小型区域的变化趋势是一样的。

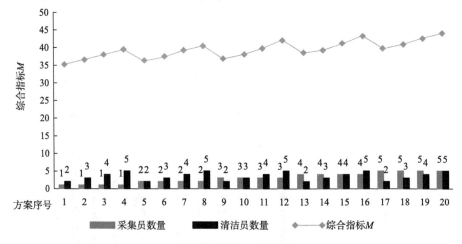

（a）综合指标 M 变化趋势

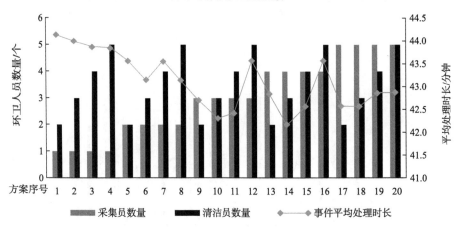

（b）平均处理时长变化趋势

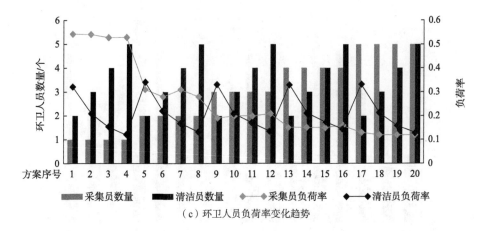

（c）环卫人员负荷率变化趋势

图 9.11　大型区域在低频事件下的综合指标 M、平均处理时长和环卫人员负荷率变化趋势

图 9.12（a）～（c）分别为小型区域在高频事件下的综合指标 M、平均处理时长和环卫人员负荷率的变化趋势。根据综合指标 M，此时小型区域的最优人力资源配置方案是 2 个采集员和 3 个清洁员，相比低频事件时需要更多的环卫人员，这个变化是因为环卫应急事件出现的次数变多了，这使得需要更多的环卫人员才能及时处理环卫应急事件。而环卫应急事件出现的次数变多同样使得平均处理时长增加，从图 9.12（b）可以看出，平均处理时长最小为 40.7 分钟，而低频事件时平均处理时长最小仅为 30 分钟。而对于环卫人员负荷率，整体变化趋势与低频事件时是一样的，但是相同人力资源配置方案下，高频事件的负荷率明显高于低频事件，而且在高频事件下，如果只配置 1 个采集员和 1 个清洁员，会导致环卫人员的负荷率超过 1，即使环卫人员的所有时间都用来处理环卫应急事件也无法处理完所有的环卫应急事件。在这种情况下，配置 5 个采集员和 4 个清洁员时平均处理时长是最短的。

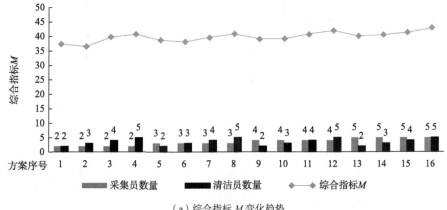

（a）综合指标 M 变化趋势

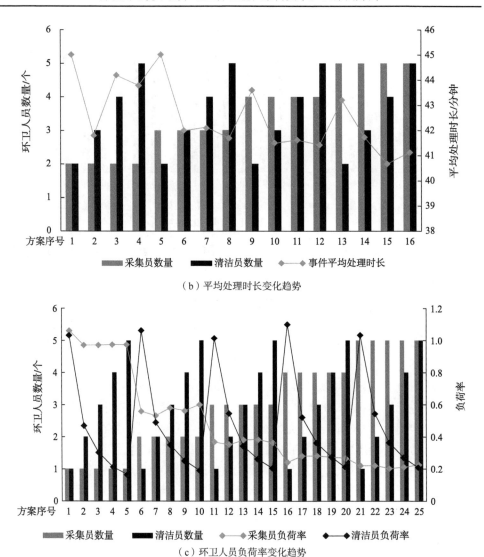

（b）平均处理时长变化趋势

（c）环卫人员负荷率变化趋势

图 9.12　小型区域在高频事件下的综合指标 M、平均处理时长和环卫人员负荷率变化趋势

图 9.13（a）～（c）分别为大型区域在高频事件下的综合指标 M、平均处理时长和环卫人员负荷率的变化趋势。除了平均处理时长比小型区域大以外，整体变化趋势与小型区域是一样的。高频事件下，大型区域的平均处理时长最小的人力资源配置方案是 5 个采集员和 3 个清洁员。

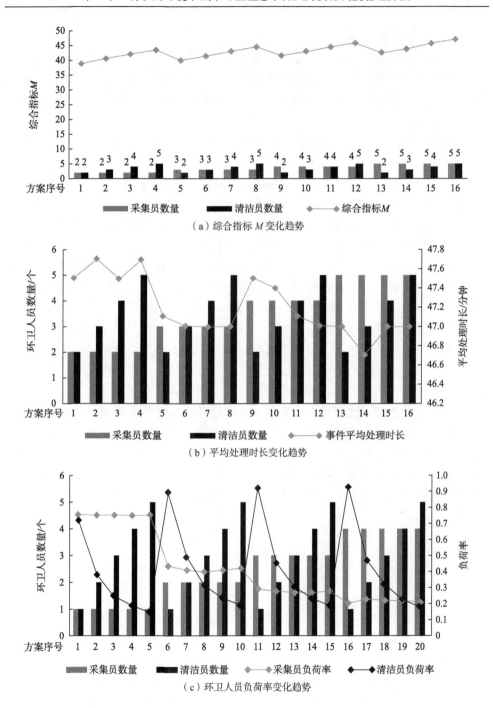

（a）综合指标 M 变化趋势

（b）平均处理时长变化趋势

（c）环卫人员负荷率变化趋势

图 9.13　大型区域在高频事件下的综合指标 M、平均处理时长和环卫人员负荷率变化趋势

3）大规模仿真实验

随着城市的发展，将来可能会将更多的事件被列为环卫应急事件来处理，这有可能使得一个区域内环卫应急事件数量暴增。接下来将进行每个区域一个周期内有大量的环卫应急事件发生的仿真实验，来验证该结论是否具有稳定性，能否适用于未来的物联网环境。

根据参数设置，每个区域内环卫应急事件的数量是根据均值为 40 件、方差为 10 件^{2}的正态分布产生的，而平均处理时长则是根据均值为 10 分钟、方差为 4 分钟^{2}的正态分布产生的，此时采集员和清洁员的数量范围为 6~15 个。图 9.14（a）~（c）和图 9.15（a）~（c）分别为小型区域和大型区域在大量环卫应急事件发生情况下综合指标 M、平均处理时长和环卫人员负荷率的变化趋势。综合指标 M 和环卫人员负荷率的变化趋势整体上和历史数据仿真结果是相同的，因此该仿真系统在大量环卫应急事件下的仿真结果依然有效，依然有助于决策者找到最优的人力资源配置方案。平均处理时长的变化趋势说明，即使在大量环卫应急事件的情况下，平均处理时长也不是随着环卫人员数量的增加而减小，仍然是先减小，到达某个阈值后反而可能增大。

本章提出了一种综合考虑环卫人员的移动速度、环卫应急事件处理时长和环卫人员与事发地点距离的调度算法，该算法可以快速从众多候选人中找到处理环卫应急事件最合适的人选；同时本章提出了一套集成该调度算法的人力资源配置方案仿真系统，利用智慧城市中采集的各区域环卫应急事件处理的历史数据进行仿真实验，帮助城市管理者从自身需求出发为每个区域找到最合适的人力资源配置方案来处理环卫应急事件。我们通过仿真实验证明了本章提出的调度算法相比深圳市现有调度算法更加合理，同时发现了环卫应急事件与环卫人员数量的关系，最后通过大规模仿真实验证明了该仿真系统是稳定的。

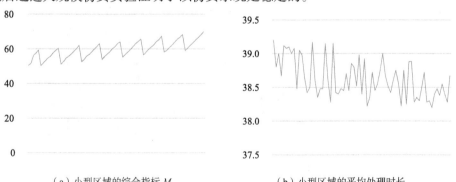

（a）小型区域的综合指标 M　　　　　　　（b）小型区域的平均处理时长

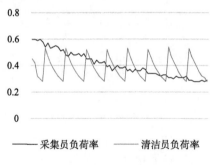

（c）小型区域的环卫人员负荷率

图 9.14　小型区域在大量环卫应急事件发生情况下综合指标 M、平均处理时长和环卫人员负荷率的变化趋势

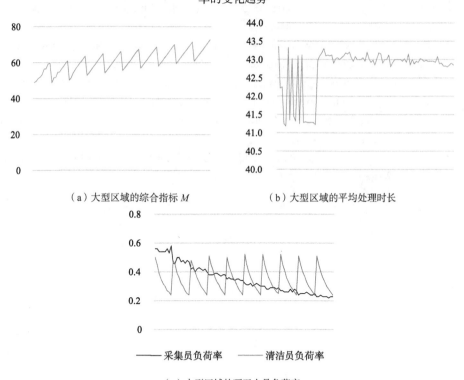

（a）大型区域的综合指标 M　　　　　（b）大型区域的平均处理时长

（c）大型区域的环卫人员负荷率

图 9.15　大型区域在大量环卫应急事件发生情况下综合指标 M、平均处理时长和环卫人员负荷率的变化趋势

参 考 文 献

[1] Blazewicz J, Lenstra J K, Kan A R. Scheduling subject to resource constraints：Classification and complexity[J]. Discrete Applied Mathematics，1983，5（1）：11-24.

[2] Bechtold S E，Brusco M J，Showalter M J. A comparative evaluation of labor tour scheduling methods[J]. Decision Sciences，1991，22（4）：683-699.

[3] Burke E K，Li J，Qu R. A hybrid model of integer programming and variable neighbourhood search for highly-constrained nurse rostering problems[J]. European Journal of Operational Research，2010，203（2）：484-493.

[4] He F，Qu R. A constraint programming based column generation approach to nurse rostering problems[J]. Computers & Operations Research，2012，39（12）：3331-3343.

[5] Campbell G M. A two-stage stochastic program for scheduling and allocating cross-trained workers[J]. Journal of the Operational Research Society，2011，62（6）：1038-1047.

[6] Hao G，Lai K K，Tan M. A neural network application in personnel scheduling[J]. Annals of Operations Research，2004，128（1-4）：65-90.

[7] 徐立东，王一良. 一种基于 GPS/GIS 的人员调度解决方案[J]. 计算机应用与软件，2012，29（1）：294-297.

第10章 物联网追溯条件下环卫运作流程阻断风险管理方法

10.1 概 述

在城市垃圾清扫、转运、处理、回收等过程中，各种意外事件时有发生，如清扫机械故障、环卫人员操作不当、垃圾违规处理、台风地震等自然灾害等。在传统城市环卫管理模式下，人为因素造成的潜在风险事件通常只会影响城市环卫管理的某一个环节或某一个区块，因此传统的风险应对方案可以很好地预防或弥补这种小范围的意外事件，其造成的损失也通常保持在较低的水平。但是，在物联网环境下，环卫作业开始向大规模组织协同和大范围业务运作方向转化，局部环节的滞后性在这种新型的管理环境和运作模式中就会导致意外事件的逐级扩散或连环发酵，最终造成环卫运作流程上的大规模阻断。

传统的风险应对方案聚焦于增加环卫人员安全培训、加强机械检查频率等无针对性预防措施层面，其在环卫运作流程大规模阻断问题上缺乏有效的应对机制。随着城市环卫管理的日趋复杂化、立体化，传统的风险应对方案越来越不足以应对环卫风险带来的巨大挑战，而智能环境下的追溯技术为解决这一难题提供了新的应对方案。

追溯技术作为一种减轻食品供应网络阻断的新方法，在食品管理领域十分常见[1]。追溯技术可以通过提供食品的实时状态和准确识别污染源来降低供应网络意外事件带来的风险[2]。准确性和及时性是追溯技术的两个重要属性，决定了追溯技术缓解供应阻断的能力。

追溯技术的这种特性也可以被应用到城市环卫管理和城市垃圾处理实时监测领域，从而解决运作流程中的潜在风险带来的大规模阻断问题。例如，城市餐厨垃圾可以应用 RFID 追溯技术来防止地沟油的盗用和制造，从而增强城市环卫运作流程的透明度，降低毛油违规处理带来的运作流程阻断风险。

然而，追溯技术在环卫领域的应用是一个全新的课题，大量研究还停留在文字描述和概念探讨阶段，没有给出追溯技术这种新型的风险管理方式在环卫领域具体的运作流程、方法设计和结果评价。本章在系统性地梳理环卫运作流程大规模阻断的原因、类型，全面性地分析传统应对方案的基础上，提出基于物联网追溯技术的环卫运作流程阻断应对方案，建立典型追溯方案的仿真模型，通过仿真实验，探究在不同的垃圾清运网络中典型追溯方案的有效性，最终对物联网环境下的环卫阻断的风险管理机制做出评价，并且给出相应情景下的政策建议。

10.2　环卫运作流程大规模阻断风险及传统应对方案

10.2.1　环卫管理及其运作流程大规模阻断原因与类型

PPP 模式是目前国内城市环卫管理部门的主要运作模式，即政府和社会资本合作，以项目发包承包的方式提供公共服务的项目运作模式[3]。但是 PPP 模式在城市环卫管理方面的应用却一直存在行业暴利、缺乏监管、难以透明的难题，在极大可能造成地方政府债务膨胀的同时，带来更多的政府公信隐患和政务管理风险。这是因为 PPP 模式强调政府与社会的全程合作，涉及双方投入的资金、经营期限，合作方关系错综复杂。公共管理领域本身独特的性质决定了政府引入市场机制完成城市环卫管理工作时，既要照顾企业的积极性，又要做好监督管理工作，防止市场外部性和调解失灵。这个过程中，政府既是企业商业上的合作伙伴，又是企业的监督者，这种复杂的关系和独有的公共管理事务特性导致生活垃圾收集转运的运营具备诸多的潜在风险。当潜在风险爆发时，区域内甚至整个城市的环卫管理会面临严峻挑战，出现工作停摆、流程大规模阻断等严重的后果。环卫运作模式和流程的潜在风险是城市运作出现大规模阻断的主要原因。为了更好地研究应对阻断的应急管理，有必要首先厘清城市环卫运作流程的风险因素和类型。

我们通过对深圳市宝安区城市管理与综合执法局的调研走访，在参与深圳市城市管理和综合执法局、宝安区城市管理与综合执法局环卫处等管理人员开展的风险研讨会，以及研读深圳市环卫精细化工作报告、管理细则等文件的基础上，深入了解深圳市环卫工作的基本情况。结合管理学风险管理、阻断管理等学术理论，我们针对环卫工作在具体实施推进过程中可能出现的环卫应急事件和阻断风险进行识别与分析，归纳出环卫运作层面的三类风险：政策信用风险、工作流程风险和不可抗力风险。

1）政策信用风险

被政府寄予社会治理改革创新希望的 PPP 模式以其市场化的方式得到了政府的大力推行，这反映了各级政府职能部门进行变革的决心，也反映了各级政府对自身角色的重新定位与评价。但是 PPP 模式在城市管理中的实际操作却不断出现问题，由此导致的纠纷也层出不穷，部分事件甚至导致环卫管理部门的信用风险。

例如，2013 年广东省人大代表揭露垃圾处理行业的行政垄断和暴利现象，部分环卫企业垄断了广州市垃圾处理业务，导致民企"一点垃圾都抢不到"，伴随垄断而来的是环卫企业的暴利。这种不合理的市场行为和利润分配本身就给环卫管理部门带来信用隐患。此外，城市环卫工作不仅涉及日常的垃圾清扫转运，还有垃圾回收站、垃圾转运站、垃圾填埋场的选址问题，以及垃圾清运的路线规划问题。环卫管理部门监督不到位、管理不科学，就会造成垃圾处理过程中异味大、扰民多，引发民众的排斥、投诉等群体性不满，从而影响公众对环卫管理部门的评价。

2）工作流程风险

城市环卫工作包括街道垃圾的清扫、清运、中转、焚烧填埋，以及公厕的清扫、消毒等环节，工作内容的纷繁多样和运作流程的精细划分使得环卫作业容易出现流程衔接、节点操作上的意外事件。我们经过分析，得出工作流程风险成因如下。

（1）垃圾收集转运车辆、设备、人员造成的安全生产风险。在环卫作业中，垃圾收集转运车辆和设备常年存在故障隐患，加上其工作环境长期受到各种垃圾的腐蚀，在实际使用过程中容易发生事故。此外，因环卫工人所佩戴的智能手环发生损坏、错误使用、故意交换佩戴等而造成的环卫工作停摆时常发生。

（2）社会资本进入造成片面追求效率。作为一个典型的 PPP 模式项目，社会资本的进入和参与管理必然引起工作流程与工作理念的改变。PPP 模式的特点与社会资本的逐利性相结合会促使日常环卫作业过程中更注重速度与效率，甚至会出现资本盲目的逐利性。例如，目前依然存在垃圾跨省偷运倾倒现象，非法企业为了节省垃圾处理费用，跨省倾倒超额垃圾，造成大量的环境污染和严重的经济后果。

（3）特殊垃圾造成的安全风险。例如，餐饮行业的餐厨垃圾就是不同于居民生活垃圾的特殊垃圾，餐厨垃圾通常含有大量油分。环卫清理清运工作的流程漏洞或者监督不力，就会给不法分子以可乘之机，通过偷运、转卖餐厨垃圾违法生产地沟油，从而引发垃圾卫生领域的安全隐患。

3）不可抗力风险

不可抗力是指甲乙双方在签订合同时无法准确预见、无法有效控制，在具体发生时无法完全克服、无法及时避免的情况或事件，如意外事故、自然灾害、战争爆发、社会动荡、发现古迹等。目前，自然灾害是造成深圳市环卫运营阻断的最主要因素。

以深圳市 2018 年的气候情况为样本，台风"山竹"登陆深圳市，造成全市停市停工停业停课。作为深圳市环卫管理工作的重要承担者，宝安区环卫站面对自然灾害造成的破坏，需要承担辖区街道灾后清理、路边倒塌树木的修整等不可抗力造成的突发情况处理工作。如果环卫工作不能够及时、顺利地完成，就会造成大范围的交通阻塞等严重后果。

上述三类风险会造成不同类型的运作流程阻断。其中，政策信用风险和不可抗力风险造成的是一般性阻断事件，这类事件具有波及广泛、难以预测、难以管理的特征；而工作流程风险造成的是特殊性阻断事件，波及范围小，在特定的范围或者主体中发生，可以通过较多的技术手段、管理手段加以预防和缓解。

10.2.2　环卫运作流程阻断传统应对方案

传统的流程阻断应对方案、管理手段和预防措施均是针对运作流程风险以及由此带来的大规模阻断来展开工作的。

第一种，也是最直接的运作流程风险，是环卫人员的人身安全问题。在环卫作业中发生危险的原因是多方面的，有工艺技术控制失误造成伤害的，如垃圾处理设施爆炸；有第三方疏忽造成伤害的，如车辆追尾造成伤害；有发生交通事故造成伤害的，如汽车碰撞环卫人员造成伤害。其中，交通事故引发的环卫行业安全生产事故最为常见。此外，在作业过程中经常接触垃圾滋生的病菌微生物、粉尘颗粒、化学毒物、高温紫外线等极易引发职业病。因此，培养环卫人员的安全生产意识与职业防护技巧就是做好环卫安全生产的重要手段。

第二种重要的传统应对方案是在项目运营期间要做好环卫人员的安全教育与培训工作。安全生产管理的主要对象是人，人员的安全是项目安全生产的本质，确立和培养每一位环卫人员的安全生产意识与职业防护技巧是项目安全生产管理的最终目的，而安全生产的教育培训工作的核心任务是确立和培养安全意识，防范事故发生。通过培训教育，环卫人员将"要我安全"的思维转变成"我要安全"和"我会安全"的思维。在项目预算中划分专项资金用于安全培训，通过切身实践，提高和强化安全生产知识水平与技能熟练度。做好后勤保障也是降低安全生产风险的有效方法。后勤保障主要有两个方面：一是做好环卫人员日常使用的工作服、眼镜、口罩、手套、胶鞋、反光背心等劳保用品配套配发工作，这项工作的开展能够有效减轻环卫人员与病菌微生物、粉尘颗粒、化学毒物、高温紫外线等危险源的接触，降低环卫人员的身体损害；二是做好环卫设施设备、专业车辆的维护保养和消毒清洗工作，环卫工作的三个转变离不开这些设备车辆的辅助，环卫人员的清洁工具从以前手里的扫把提桶变成现在把握的方向盘和操作杆，如果这些设备车辆的维护保养和消毒清洗工作不到位，极有可能造成安全生产事故。

10.3　物联网环境下环卫运作流程大规模阻断的新型应对方案

10.3.1　基于物联网追溯系统的新型应对方案

物联网追溯系统是通过预警预防机制来降低运作流程阻断的发生概率的。基于物联网追溯系统的新型应对方案的主要作用对象是特殊垃圾（如餐厨垃圾产生的毛油）造成的安全隐患和意外事件。

新型应对方案的作用机制和物联网追溯系统的特征紧密相关。物联网追溯技术能够实现对环卫工作各环节的实时监测，快速精准识别垃圾来源、及时反馈垃圾状态、监测全流程的垃圾清扫和运输设备，同时打通各环节之间的信息交互。这种典型的功效和特点恰好有助于环卫站从源头上及时发觉有毒有害垃圾的不正常流通或生产设备损坏，并进行迅速的信息公告，以使问题在小范围内得到妥善解决，防止问题扩散。此外，物联网追溯系统还可以作为建立高质量信任关系的工具。因此，应用基于物联网追溯系统的新型应对方案替代传统应对方案，预防工作流程阻断是可以实现的。

学界和业界认为，物联网追溯系统具有预警预报能力。关于通过预警预报方式进行阻断管理的研究在物联网技术兴起前就已经初露端倪，如对供应链关键节点和脆弱节点进行分析，利用神经网络分析、数据包络分析（data envelopment analysis，DEA）模型等方法对风险进行预测，但这种预测技术在硬件和数据上均不够完善，预测准确性并不稳定[4]。物联网技术系统地弥补了预警预报方法的不足，使其真正进入主流学界的视野。从物联网追溯系统的构成和基础特性出发，可以总结出物联网追溯系统拥有精准追溯和实时追溯两大类能力[5]。依据这一分类原则，有关物联网追溯系统建模的研究也可以分为两种。一种是基于实时追溯能力的建模，例如，通过挖掘并模型化 WSN-RFID 设备在实时质量监测和控制中的能力，刻画其在生鲜品运输领域的使用场景，并通过公式化这种应用模式来量化物联网实时追溯能力对订货成本、库存成本和缺货成本的影响，建立质量监督的最优化决策模型[6]；进一步把上述模型应用于生鲜系统订购决策和实时路线规划的整合运输问题，将研究对象从冷链物流商延伸到由供货商、物流商组成的生鲜供应链系统，并据此拓展模型功能[7]。另一种是基于精准追溯能力的建模，例如，可以探究物联网技术在三阶段生鲜产品网络中的应用，并公式化 RFID 标签追溯信息对成本的影响[8,9]。这些模型都是以生鲜行业为背景进行建模的，均考虑产品腐败这类供给风险，为追溯系统模型化奠定了基础。但是现有物联网追溯系统的研究几乎没有涉及环卫管理领域，建立的模型也无法表征物联网追溯系统在环卫运作流程阻断中独特的预警预报能力。

我们将物联网追溯系统的预警预报能力应用到环卫管理领域，并将准确性和及时性用来反映追溯技术缓解环卫运作流程阻断的能力。追溯技术可以根据其收集数据和实时交互信息的能力分为静态追溯技术和动态追溯技术[5]。动态追溯技术比静态追溯技术具有更好的时效性，并且可以根据时效性程度细分动态追溯技术。静态追溯技术可以根据其准确报告数据的能力进一步分为基于条形码的解决方案和基于 RFID 的解决方案。与动态追溯技术相比，静态追溯技术的优点是人为误差少、精度高。借鉴上述成果，我们提出五种典型追溯方案，即传统追溯方案、静态追溯方案、四点动态追溯方案、六点动态追溯方案和八点动态追溯方案。

10.3.2　典型追溯方案设计

本小节将对 10.3.1 节提出的典型追溯方案进行详细的说明，同时介绍这些方案的技术属性，以描述它们在特殊垃圾清运流程阻断方面的独特功能。

传统追溯方案是在条形码技术的基础上建立的。条形码技术是过去 20 年常用的基本数据存储技术[10]。附加在最终产品上的条形码由于存在灵活性和自动化方面的缺陷，只能追溯垃圾转运后生成的产品历史信息[11]。例如，对视线和手动操作的需求使得追溯方案不可能或者很难在垃圾转运过程中快速、准确地跟踪详细而复杂的信息[5]。此外，条形码系统不能提供实时信息，是一次性的，只能以只读方式记录数据[12]。

总之，传统追溯方案准确性低、及时性差，无法在垃圾转运过程中精确识别污染路径，只能将阻断识别限制到一个区域。这种不及时性会延误污染的发现，在垃圾运到末端处理环节之前，特殊垃圾是否被偷运、是否发生异常是无法发现的。

静态追溯方案采用 RFID 技术，具有替代条形码的潜力。与条形码系统的工作原理一样，RFID 系统在产品上附加识别标签，以存储产品原产地信息[13]。但标签中的信息是通过射频读取的[5]。这一点放宽了对光线的要求,并使 RFID 系统能够在同一时间自动读写许多标签。自动扫描和批处理有助于快速、准确地处理与垃圾来源和目的地相关的大量复杂信息,即使在垃圾转运的情况下也可以完成这一任务。然而,RFID 技术的主要缺点是标签无法及时与阅读器通信,并且没有检测和感知能力[5]。这就使得 RFID 技术无法获得垃圾发生偷运、非法窃取的准确位置并及时发出干扰警报。

　　总之,静态追溯方案具有中等的准确性和较差的及时性。中等的准确性允许静态追溯方案将阻断识别限制在一条确定的污染路径上。当在某一节点或弧中发现特殊垃圾的状态异常时,利用 RFID 技术可以确定从源节点开始的清晰、完整的路径。垃圾转运站及相关人员的检查仅在特定路径中发生。然而,较差的及时性仍然会导致延迟发现异常事件。

　　动态追溯方案也称为网关跟踪解决方案,依赖 RFID 和 WSN 的集成[14]。WSN是由感知、计算和通信能力组成的基础设施[15]。最常见的 WSN-RFID 集成架构是RFID 标签与 WSN 的集成[5]。在 RFID 标签上添加 WSN,并为这些标签提供将数据传输到启用 RFID 的检查点的能力。WSN 的作用是监测垃圾重量等各类状态,收集相关状态信息,然后将信息发送到 RFID 标签上。RFID 标签用来存储从 WSN获取的重量信息及与运输垃圾有关的来源信息。当垃圾通过检查点时,许多应用RFID 的检查点与运输路径会被一并部署,以读取 RFID 标签上存储的信息。在这个过程中,如果发现任何异常,检查点将即时发出警报。我们构建了一个WSN-RFID 集成系统,以支持实时监控和准确定位。

　　因此,动态追溯方案具有较高的准确性和良好的及时性。技术属性决定了动态追溯方案可以将阻断路径缩短到两个检查点之间。部署的检查点越多,阻断发现的延迟就越小,阻断识别区就越小。

10.4　基于物联网的典型追溯方案建模及仿真实验

10.4.1　垃圾清运网络及典型追溯方案建模

1）垃圾清运网络

现实中的垃圾清运网络在网络结构上差异很大,其多样的结构可能进一步影响追溯性。如果要评价追溯方案在应对网络阻断方面的有效性，就必须建立切合实际的垃圾清运网络模型。

众多学者从图论的角度定义了组织网络。图论为组织网络的概念化奠定了基础。它起源于欧拉提出的著名的"七桥问题"，这一基础问题引发了图论的研究。

学术界很早就开始应用图论来解释供应链网络。从图论的角度，组织网络可以被刻画为由节点和连接节点的弧线构成的网络集合。学者提出了一些在物理供应网络中常见的基本结构[16]：区块对角结构、无标度结构、集中式结构和对角结构。对角结构通常出现在军事物流网络中，和垃圾回收网络的差距较大，因此本书重点关注前三种结构。这三种结构可以通过 NK 模型（N 代表网络节点数，K 代表所有节点的平均度）来表述其连接方式，如图 10.1 所示。

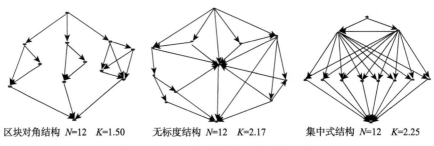

区块对角结构 $N=12$ 　$K=1.50$　　　无标度结构 $N=12$ 　$K=2.17$　　　集中式结构 $N=12$ 　$K=2.25$

图 10.1　垃圾清运网络的三种基本结构

（1）无标度网络。

无标度网络里，少数的节点拥有绝大多数的连接，而剩余的大部分节点只有很少的连接。这是一种体现不均匀分布的网络。对应到垃圾清运网络中，一般是指网络中存在少数核心清运商共同治理或者联合影响垃圾清运网络中剩余的多数清运企业，这些核心清运商可以共同影响整个垃圾清运网络的运作。

（2）区块对角网络。

区块对角网络的主要特征是存在节点的聚集现象。节点的连接多发生在集群内部而非集群之间。在垃圾清运网络中，这种网络刻画的是城市垃圾转运部分的模块化清运模式。目前，所有生活垃圾在城市中的转运过程都由固定街区、固定线路组成，很少能够实现路线的实时规划或者作业车辆等资源的实时调度，因此区块对角网络可以很好地刻画以社区、街道、网络模式化管理为基础的城市垃圾转运网络。

（3）集中式网络。

集中式网络是一种以极高度中心化节点为象征的网络。这种网络里，极少数的节点几乎和剩余所有节点具有连接关系。在垃圾转运网络中，典型的政府统管、行政垄断模式具备这种网络特征，例如，垃圾焚烧发电厂的所有作业标准、业务流程、企业目标都是受到政府严格把控的，因此其下属或者下游的污水、残渣处理厂也会受到政府行政政策的强力影响。在这一工业网络中，几乎所有的处于源头位置的垃圾焚烧发电厂都与其下游的污水处理厂、固体金属回收厂、残渣处理厂等发生直接联系。

2）典型追溯方案模型

对传统追溯方案的特殊功能分析表明，这一方案在汇节点可以发现垃圾的异常状态，但是只能识别垃圾转运若干环节后的污染路径。这些路径中存在一个或多个转换节点，每个直接或间接连接转换节点的预转换节点都可能是初始异常点。因此，如果应用传统追溯方案，阻断识别区将具有广泛的覆盖范围，包括转换和接收节点及所有相关预转换节点之间的转运路径。从网络模型的角度来看，传统追溯方案下的阻断可以通过移除相关区域中的节点和弧来反映，如图 10.2 所示。

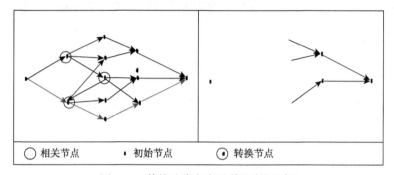

图 10.2　传统追溯方案及其阻断识别区

静态追溯方案能够准确地识别从源节点到汇节点的完整、清晰的异常路径。垃圾偷运等异常行为最初可能发生在路径中的任何节点或弧（源节点和汇节点除外）。因此，如果采用静态追溯方案，阻断识别区将被缩小到一条确定的路径上。这表示除路径中的源节点和汇节点以外的所有节点和弧都将阻断。从网络模型的角度来看，当垃圾污染发生在某个节点或弧上时，在静态追溯方案下，只有污染路径中的节点和弧被移除以反映阻断，如图 10.3 所示。

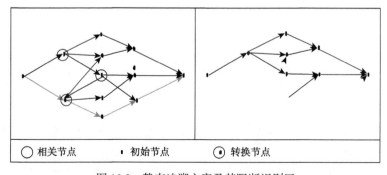

图 10.3　静态追溯方案及其阻断识别区

根据 10.3.2 节的功能分析，由于检查点的应用，动态追溯方案可以实时检测垃圾的重量、位置等状态信息。在已识别的污染路径中，有两个最接近异常起始点的检查点，一个位于异常起始点的下游，另一个位于异常起始点的上游。我们称前一个检查点为下游检查点，后一个检查点为上游检查点。一旦污染发生，下游检查点会在异常垃圾通过时发出警报，然后识别出一条清晰的污染路径。初始污染只发生在下游检查点（或汇节点）和上游检查点（或源节点）之间的污染路径上。

因此，如果使用动态追溯方案，阻断识别区将进一步缩短为路径的一段，其中相关节点和弧也会消失以表示阻断，如图 10.4 所示。此外，不同数量的检查点意味着不同的追溯方案的及时性，因此可以细分动态追溯方案，即四点动态追溯方案、六点动态追溯方案和八点动态追溯方案，分别表示供应网络中存在 4 个、6 个和 8 个检查点。

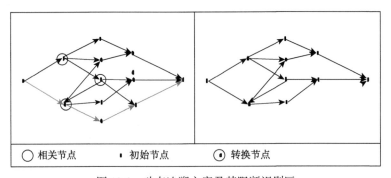

图 10.4　动态追溯方案及其阻断识别区

3）网络指标和追溯方案有效性指标

我们通过已建立的网络指标（网络密度、网络平均度、网络集中度和网络中介中心度）对垃圾清运网络的网络结构进行评估[17]。这些指标已被证明与大规模阻断缓解具有内在的关联关系。此外，在借鉴网络弹性领域相关研究的基础上，我们建立衡量各种追溯方案有效性的指标。

（1）网络密度和网络平均度。

网络密度描述网络中节点之间连接弧的密度。它是指网络中现有弧数与潜在弧总数的比率。网络平均度是网络中所有节点的平均弧数。这两个指标都反映了网络的复杂性，它们关注的是同等规模网络中交互关系的数量。

（2）网络集中度和网络中介中心度。

在给出网络集中度和网络中介中心度的概念之前，首先介绍节点级别的度中心度和中介中心度。

网络集中度是建立在节点级别的度中心度 $C_D(n_i)$ 的基础上的，其测量的是网络整体的中心化程度，模型如下：

$$C = \frac{\sum_{i=1}^{g}\left[C_D\left(n^*\right) - C_D\left(n_i\right)\right]}{\max\sum_{i=1}^{g}\left[C_D\left(n^*\right) - C_D\left(n_i\right)\right]} \tag{10.1}$$

式中，$C_D\left(n^*\right)$ 为 $C_D\left(n_i\right)$ 的最大值。

　　网络中介中心度也是从节点视角出发的网络中心化程度，只是其由网络中每个节点的中介中心度的平均值计算而得。节点的中介中心度 $C_B\left(n_i\right)$ 是指网络中某一节点 n_i 处于网络最短路径的频率，模型如下：

$$C_B\left(n_i\right) = \sum_{j<k}\frac{g_{jk}\left(n_i\right)}{g_{jk}} \tag{10.2}$$

式中，g_{jk} 为网络最短路径的总数；$g_{jk}\left(n_i\right)$ 为节点 n_i 通过的最短路径的数量。

　　（3）追溯方案有效性。

　　借鉴诸多网络弹性领域的研究[17]，供应网络弹性（供应网络缓解阻断的能力）可以使用仿真模型来计算评估。借鉴这类理论和方法，我们使用仿真模型来计算垃圾清运网络阻断时追溯方案的有效性。当意外事件在网络的任意节点或弧上随机发生时，通过估计追溯方案导致的网络阻断不发生的概率来评价该方案的有效性等级。换言之，仿真模型的每次仿真计算都能够确定追溯方案是否能够在固定的网络结构下成功地防止网络阻断。因此，我们使用在实验中未发生网络阻断的仿真总数 Num^* 与意外事件仿真总数 Num^T 的比率来表示在与实验相对应的固定结构下追溯方案的有效性 E。总结来说，追溯方案的有效性为

$$E = \frac{\mathrm{Num}^*}{\mathrm{Num}^\mathrm{T}} \tag{10.3}$$

　　与技术有效性相对应的是技术的实施成本。目前的大多数研究[5]使用定性评估方法（如文本描述方法）来评估追溯方案的实施成本。我们假设应用动态追溯方案需要非常高的成本，应用静态追溯方案需要中等成本，而实现传统追溯方案则需要相对较低的成本。为了简化数值比较，我们对典型的静态追溯方案和动态追溯方案（含不同结构的方案）的成本相应地进行赋值。

10.4.2　典型追溯方案的仿真实验设计与实现

1）实验设计

本小节试图确定在具备不同基本结构的垃圾清运网络中，典型追溯方案对垃

垃清运大规模流程阻断的缓解效果。为此，我们进行一系列仿真实验。具体来说，针对垃圾清运网络结构和典型追溯方案，我们进行 15 组实验（5 种典型追溯方案×3 种垃圾清运网络基本结构）。每个实验重复仿真意外事件 20000 次。在每个仿真中，除了源节点和汇节点，初始意外事件在任何节点或弧中随机发生。意外事件发生节点和弧线的识别区域由相应的模型运作规则决定。

从提出的概念框架和仿真模型可以判断仿真实验的输入值，即垃圾清运网络结构（表 10.1）和典型追溯方案的技术属性（表 10.2）。垃圾清运网络结构包括区块对角网络（$N=12$，$K=1.50$）、无标度网络（$N=12$，$K=2.17$）和集中式网络（$N=12$，$K=2.25$），三种基本网络结构的矩阵形式见附表 3.1。表 10.1 给出了表征网络结构的指标（网络密度、网络平均度、网络集中度和网络中介中心度）得分（根据式（10.1）~式（10.3）计算所得）。追溯方案的功能特性主要体现在该方案下的污染识别区和被去除掉的相关污染节点和弧。表 10.2 列出了用于测量典型追溯方案能力的技术属性。这些技术属性（及时性和准确性）由 10.2 节中传统追溯方案、静态追溯方案和动态追溯方案等典型追溯方案的功能分析确定。其他影响因素的值是固定的，如供应网络的规模（$N=12$）、源节点和汇节点的数量（都等于 1）。输出变量是不同网络结构中追溯方案的有效性。有效性是通过观察和记录不发生阻断的仿真次数与实验中意外事件总数的比率来计算的，结果见表 10.3。

2）仿真实现

上述设计的仿真实验均采用 MATLAB 软件实现，典型追溯方案技术参数和垃圾清运网络结构参数的输入值详见附表 3.2。通过对传统追溯方案、静态追溯方案和动态追溯方案下网络出现大面积阻断的概率进行估计，对三种基本网络结构中典型追溯方案的有效性进行评估。中间结果见附表 3.3，所有实验结果见表 10.1。

表10.1 垃圾清运网络结构指标得分

网络结构	网络密度	网络平均度	网络集中度	网络中介中心度
区块对角	0.14	1.5	10.91	1.33
无标度	0.19	2.17	52.73	1.67
集中式	0.22	2.25	67.27	0.75

表10.2 典型追溯方案及其技术属性

追溯方案	及时性	准确性	成本
传统	弱	弱	2
静态	弱	中	5
四点动态	中	强	8
六点动态	强	强	9
八点动态	极强	强	10

表10.3　典型追溯方案在不同网络结构下的有效性

追溯方案	区块对角	无标度	集中式
传统	1.0000	0.4265	0.4070
静态	1.0000	1.0000	0.7045
四点动态	1.0000	1.0000	0.8400
六点动态	1.0000	1.0000	0.8525
八点动态	1.0000	1.0000	0.8775

10.5　应对垃圾清运网络大规模阻断的典型追溯方案有效性评价

10.5.1　典型追溯方案的有效性评价

表 10.1~表 10.3 详细展示了仿真实验的输入、输出变量。表 10.1 显示了三种垃圾清运网络结构指标得分，表 10.2 展示了典型追溯方案的技术属性，表 10.3 给出了不同网络结构下典型追溯方案的有效性。

表 10.2 显示，静态追溯方案和传统追溯方案的及时性都很弱，但是前者在准确性上优于后者。在任意一种网络结构下，相对于传统追溯方案，静态追溯方案都具有更好的有效性，如表 10.3 所示。这说明无论网络结构如何，当追溯方案具有相同的及时性时，准确性较高的追溯方案的性能不会比准确性较低的追溯方案差。相似地，三种动态追溯方案具有相似的准确性，但具有不同的及时性，因此它们在面对网络阻断时的有效性存在显著差异。如表 10.2 和表 10.3 所示，较高的及时性会导致每个网络结构下，追溯方案产生更好的缓解效果。总之，在追溯方案的及时性或准确性方面的改进提高了它们的有效性。

表 10.3 还显示，只有传统追溯方案的有效性低于 0.5，而其他所有方案的有效性均高于 0.7。这意味着，尽管追溯方案的性能会随着其技术属性的降低而降低，但是大多数追溯方案（传统追溯方案除外）仍然可以被实践者接受。

综上所述，当追溯方案具有更好的及时性或更高的准确性时，它们可以更有效地缓解垃圾清运网络的运作阻断。然而，尽管静态追溯方案由于其中等的准确性和及时性而不是最优追溯方案，但相对于传统追溯方案，其有效性大大提高，特别是在无标度和集中式网络中。准确性和及时性带来的边际效用持续下降，同时考虑动态追溯方案的高成本，静态追溯方案在大多数情况下是最实用的选择。

10.5.2 垃圾清运网络基本结构对追溯方案有效性的影响

从网络结构的角度来看，通过比较追溯方案的有效性，我们研究垃圾清运网络的基本结构对追溯方案有效性的影响。

如表 10.1 所示，三种垃圾清运网络结构的指标得分不同。区块对角网络在网络密度、网络平均度和网络集中度上得分最低，而集中式网络在这些指标上得分最高。随着网络结构的变化，整个网络的复杂性和集中度不断降低。相应地，所有追溯方案的有效性都显示出类似的下降趋势。这些观察结果表明，随着整个网络的复杂性或集中度的增加，每个追溯方案的有效性都将降低。此外，追溯方案有效性与网络中介中心度之间没有关系。例如，表 10.1 显示无标度网络的中介中心度得分最高（1.67），而表 10.3 显示传统追溯方案在该网络结构中的有效性处于中等水平。

总结来说，准确性和及时性是追溯技术的两个重要技术属性，垃圾清运网络中可以用到的追溯系统一般都根据这些属性进行分类。技术属性对追溯方案的有效性有着积极的影响，即具有更好的及时性或更高的准确性的追溯方案将表现得更好。

然而，考虑到垃圾的低附加价值等属性，我们认为，具有中等及时性和准确性的静态追溯方案通常是最具成本效益的追溯方案，可以在垃圾清运网络中广泛应用，以有效地防止垃圾偷运、垃圾违规处理等导致大规模阻断的潜在风险事件发生。

此外，垃圾清运网络的基本结构对追溯方案有效性的影响是复杂的。在垃圾清运网络发生大规模阻断的情况下，高度的网络复杂性会削弱追溯方案的有效性。因此，我们建议，在垃圾清运网络中采用追溯系统时，应该首先保持网络结构的简单和稳定，比如，依旧使用片区-网格划分、路线固定的方式来规划垃圾清运网络，而不是追溯系统和动态资源调度理念一起施行。在网络追溯系统运行成熟后，再在此基础上进行资源的动态调度和路线的实时规划。否则动态路线规划造成的网络复杂度问题将导致巨大的运作阻断隐患。

垃圾清运网络的集中度也会对追溯方案的有效性产生负面影响。因此，我们建议，垃圾清运网络应该积极地吸纳企业主体加入，同时在垃圾的清扫、转运、焚烧、填埋等处理环节加强企业主体的竞争，打破垄断导致的网络高度集中化现象，从抽象的网络角度来说，就是增多备选节点，避免意外事件导致核心节点阻断，以及大规模阻断的发生。

物联网环境下，利用追溯技术可以良好地应对环卫运作过程中的大规模阻断风险。和传统应对方案相比，这种新型应对方案的特点在于实时预警意外事件，精准报告事件主体，通过提高环卫运作流程的透明度来达到降低风险发生和及时处理事件的目的。总结来说，准确性和及时性是追溯技术的两个重要技术属性，根据这两个重要技术属性，可以将追溯方案划分为传统追溯方案、静态追溯方案和动态追溯方案等典型追溯方案。

实验表明，及时性或准确性越高的追溯方案越能够有效地避免环卫运作流程中的大规模阻断现象；但是考虑成本因素，具有中等及时性和准确性的静态追溯方案通常是最具成本效益的追溯方案，可以在垃圾清运网络中广泛应用。

此外，垃圾清运网络的基本结构对追溯方案有效性的影响是复杂的。在垃圾清运网络发生大规模阻断的情况下，高度的网络复杂性会削弱追溯方案的有效性。因此，在垃圾清运网络中采用追溯系统时，应该首先保持网络结构的简单和稳定。垃圾清运网络的集中度也会对追溯方案的有效性产生负面影响。因此，垃圾清运网络应该积极地吸纳企业主体加入，同时在垃圾的清扫、转运、焚烧、填埋等处理环节加强企业主体的竞争，打破垄断导致的网络高度集中化现象。

参 考 文 献

[1] Piramuthu S, Farahani P, Grunow M. RFID-generated traceability for contaminated product recall in perishable food supply networks[J]. European Journal of Operational Research, 2013, 225（2）: 253-262.

[2] Wen Z, Hu S, de Clercq D, et al. Design, implementation, and evaluation of an Internet of Things（IoT）network system for restaurant food waste management[J]. Waste Management, 2018, 73: 26-38.

[3] 吕维霞, 宁晶. PPP 环卫改革、环境治理效果对环保税支付意愿的影响——基于 H 市 1663 个居民的实证研究[J]. 华中师范大学学报（人文社科版）, 2019, 58（4）: 51-62.

[4] Guo J, He L, Gen M. Optimal strategies for the closed-loop supply chain with the consideration of supply disruption and subsidy policy[J]. Computers & Industrial Engineering, 2019, 128: 886-893.

[5] Óskarsdóttir K, Oddsson G V. Towards a decision support framework for technologies used in cold supply chain traceability[J]. Journal of Food Engineering, 2019, 240: 153-159.

[6] Mejjaouli S, Babiceanu R F. Cold supply chain logistics: System optimization for real-time rerouting transportation solutions[J]. Computers in Industry, 2018, 95: 68-80.

[7] Amrouss A，El-Hachemi N，Gendreau，et al. Real-time management of transportation disruptions in forestry[J]. Computers & Operations Research，2017，83：95-1010.

[8] Gnimpieba Z D R.，Nait-Sidi-Moh A，Durand D，et al. Using internet of things technologies for a collaborative supply chain：Application to tracking of pallets and containers[J]. Procedia Computer Science，2015，56：550-557.

[9] Lu Y，Papagiannidis S，Alamanos E. Internet of things：A systematic review of the business literature from the user and organisational perspectives[J]. Technological Warning and Social Change，2018，136：285-297.

[10] Chongwatpol J，Sharda R. RFID-enabled track and traceability in job-shop scheduling environment[J]. European Journal of Operational Research，2013，227（3）：453-463.

[11] Dandage K，Badia-Melis R，Ruiz-García L. Indian perspective in food traceability：A review[J]. Food Control，2017，71：217-227.

[12] Aung M M，Chang S. Traceability in a food supply chain：Safety and quality perspectives[J]. Food Control，2014，39：172-184.

[13] Gautam R，Singh A，Karthik K，et al. Traceability using RFID and its formulation for a kiwifruit supply chain[J]. Computers & Industrial Engineering，2017，103：46-58.

[14] Mejjaouli S，Babiceanu R F. RFID-wireless sensor networks integration：Decision models and optimization of logistics systems operations[J]. Journal of Manufacturing Systems，2015，35：234-245.

[15] Akyildiz I F，Su W，Sankarasubramaniam Y. Wireless sensor networks：A survey[J]. Computer Networks，2002，38（4）：393-422.

[16] Barabási A L. The architecture of complexity[J]. IEEE Control Systems Magazine，2007，27（4）：33-42.

[17] Kim Y，Chen Y S，Linderman K. Supply network disruption and resilience：A network structural perspective[J]. Journal of Operations Management，2015，33：43-59.

第11章 物联网环境下环卫作业考核体系设计

11.1 概 述

　　环卫作业考核是提升城市环卫作业质量和水平的重要方式。环卫作业考核的首要工作是建立环卫作业考核体系、细化考核标准[1]。然后使用正确的考核方法，把巡查、例查、专项检查相结合，通过对数据的汇总分析，对环卫企业进行精细化评价[2]。

　　深圳市的清扫保洁服务高度市场化，涌现了大量的环卫企业。在传统环境中，由于成本及信息传递效率的限制，环卫作业的考核方法是以结果为导向的，即通过对环卫作业结果的检查考核来进行评价。这样的方式虽然便于执行，但是往往忽略过程控制。出现不良的结果后，由于对过程的了解不足，对于结果的改进也十分有限。另外，针对市场主体的监管相对薄弱，存在市场化与监管滞后的矛盾，也有环卫企业履约不到位、行业监管不严格等问题。为此，要将过程与结果相结合来进行环卫作业考核[3]，每月针对环卫作业过程进行随机检查，每日对环卫结果进行检查，月末同时考虑两项进行汇总，得到对环卫企业测评的结果，以提升监管水平。随着科技的发展，更多的工具技术被应用于环卫监督中，微信公众号被用来激发公众对环卫的热情，实现环卫监督的实时性、准确性、灵活性[4]。

　　随着信息化的进一步发展，以及物联网环境的成熟，对环卫作业的全过程量化、实时监控成为现实。深圳市推行环卫精细化管理，使用工程量消耗标准计算标段中标总价和单项费用，对每个项目分别管理、分别核算；创建精细化监管系统，对全市环卫实行统一分级管理的消耗量作业标准，把统一监管模式纳入统一的合同管理，实现全市统一的信用评价和全市一致的奖惩机制，形成"分项管理和单项核算"相结合、"投入的过程管理与质量的结果考评"相结合、"量化监管与效果监管"相结合的精细化监管体系。

深圳市的环卫监管主体主要由以下的四级角色所组成，分别为：①市级环卫管理部门，主要负责制定业务监管范围和标准、考核范围和标准等；②区级环卫管理部门，主要负责执行市级规定的监管、考核标准和内容，对区管下级单位进行日常监管和考核，执行市级对本区的指挥调度指令；③街道级环卫管理部门，主要负责执行市级规定的监管、考核标准和内容，对下级单位进行日常监管和考核，执行上级的指挥调度指令；④环卫企业，主要职责为依照合同履约，根据政府的各项规章制度、作业标准、安全生产守则进行运营、作业，接受上级督查和考核，接受上级的指挥调度指令。

根据这些角色分配，考核体系主要有市级制定的测评考核机制、区级和街道级对测评考核机制的执行（包括对环卫企业执行情况的考核），以及针对环卫企业的征信管理。

11.2 整体环境的测评考核机制

深圳市的环卫测评方案以街道办事处管辖的地理范围为基本测评单位，具体情况如下。

11.2.1 深圳市环卫指数模型

深圳市环卫指数模型如下：

$$X=A+B$$

式中，X 为深圳市环卫指数；A 为现场测评指数；B 为居民满意度指数。

现场测评指数由每个街道采集 11 类场所的 55 个测评点的考察结果组成，占总得分的 80%。以深圳市 74 个街道管辖的地理范围内 11 类场所（主干道；社区；集贸市场及周边；公共广场及社区公园；商业街；垃圾收集点及桶点；垃圾转运站；垃圾清运车辆；市政人行天桥、地下人行通道、立交桥底和涵洞；公厕；建筑工地、待建地、预留地）为测评对象，每个街道为一个独立的测评单位。每次测评每个街道考察 55 个测评点，全市每月考察 4070 个测评点。

居民满意度指数根据调查每个街道 100 位居民对卫生环境的满意程度得出，占总得分的 20%。采用实地问卷调查法，在每个街道进行问卷调查，以随机抽取的方式访问各街道的常住居民，对各类区域卫生环境等相关指标进行评价。每月每类区域有效调查 25 人，每个街道每月调查 100 人，全市每月调查 7400 人。采用五级量表，并根据回答情况计算分值，具体为：①非常满意；②比较满意；③基本满意；④比较不满意；⑤非常不满意。计算方法如下。

（1）满意率。得分在基本满意及以上的选项占全部调查对象的百分比。

（2）满意度。各街道有效调查的 100 人中，五级量表各选项计算分值的平均数。分值转换标准为：非常满意=100 分；比较满意=80 分；基本满意=30 分；比较不满意=30 分；非常不满意= 0 分。

深圳市环卫指数模型涵盖报告期测评指数、进步指数。报告期测评指数呈现当期的基本情况。进步指数呈现动态变化情况，进步指数=（报告期指数–前一期指数）/前一期指数×100。

11.2.2　测评考核的执行情况

测评考核执行后，每个月的街道环卫指数都上传至深圳市城市管理和综合执法局的官网（http://cgj.sz.gov.cn/）进行公示，部分结果的展示见图 11.1。

执法监督

› 深圳市2020年6月街道环境卫生指数	2020-07-10
› 深圳市2020年5月街道环境卫生指数	2020-06-10
› 深圳市2020年1月街道环境卫生指数	2020-02-10
› 深圳市2019年12月街道环境卫生指数	2020-01-10
› 深圳市2019年11月街道环境卫生指数	2019-12-10
› 深圳市2019年10月街道环境卫生指数	2019-11-10
› 深圳市2019年9月街道环境卫生指数	2019-10-10

图 11.1　深圳市街道环卫指数网站公示图

深圳市将每个月的街道环卫指数进行测评之后，公布在深圳市城市管理和综合执法局的官网上，使得整体信息更加透明，不同街道的比较也一目了然。深圳市 2019 年 10 月的街道环卫指数测评结果如图 11.2 所示。

11.2.3　环卫指数测评内容

环卫指数测评内容主要分为现场测评指数（在模型中用 A 表示）和居民满意

度指数（在模型中用 B 表示）。

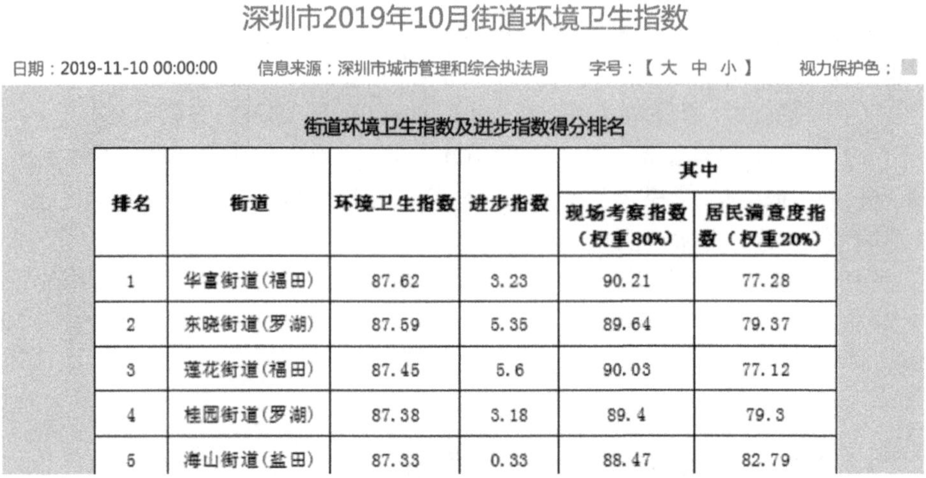

深圳市2019年10月街道环境卫生指数

日期：2019-11-10 00:00:00　　信息来源：深圳市城市管理和综合执法局　　字号：【大 中 小】　　视力保护色：▊

街道环境卫生指数及进步指数得分排名

排名	街道	环境卫生指数	进步指数	其中	
				现场考察指数（权重80%）	居民满意度指数（权重20%）
1	华富街道（福田）	87.62	3.23	90.21	77.28
2	东晓街道（罗湖）	87.59	5.35	89.64	79.37
3	莲花街道（福田）	87.45	5.6	90.03	77.12
4	桂园街道（罗湖）	87.38	3.18	89.4	79.3
5	海山街道（盐田）	87.33	0.33	88.47	82.79

图 11.2　深圳市 2019 年 10 月的街道环卫指数测评结果

1）现场测评指数

在之前实施测评的基础上，结合在测评中发现的环卫工作的重点和难点，制定该年度的指标体系。

在全市 74 个街道 11 类场所建立抽样框，对所有抽样测评点进行随机排列和编号，遵循科学抽样原则进行抽样，对抽样测评点进行客观现场测评。每月抽样时，保持 50% 的抽样测评点与前一个月的抽样测评点相同，同时更换 50% 的抽样测评点，这样既保证连续性，又使得抽样测评范围不断扩大，减少因抽样误差带来的数据波动。

深圳市环卫指数现场测评指标体系如表 11.1 所示。

表11.1　深圳市环卫指数现场测评指标体系

序号	区域类别	抽样数量	权重	测评范围	测评内容
1	主干道（A）	2 个	12%	分 3 段检查市政主干道，每段不少于 300 米，不含城中村、商业步行街、内街小巷等	1. 路面是否有未清理的暴露垃圾、泥土、沙石、污水和乱堆放的其他杂物，是否有烟头及口香糖污渍，绿化带内是否有垃圾杂物，道路石压是否有明显青苔、杂草、沙尘。 2. 地面是否有脏污现象（0.5 米² 以上记 1 处，不足 0.5 米² 不计入问题）。 3. 沙井、沟眼是否有陈旧污渍或垃圾堵塞现象。 4. 沿线工地路口是否有淤泥渣土污染。 5. 主干道沿线是否有违法广告张贴悬挂以及派发，是否有乱张贴乱涂写乱刻画。 6. 垃圾箱、垃圾桶等环卫设施有无残缺、破损，有无满溢，封闭性是否良好，内外壁是否干净，垃圾箱及 240 升（含）以下垃圾桶是否套袋。 7. 市政环卫工人是否穿着工作服、反光衣或反光背心

续表

序号	区域类别	抽样数量	权重	测评范围	测评内容
1	主干道（A）	2 个	2%	道路扬尘污染	1. 采用移动监测设备，对各街道的道路扬尘情况进行检测，每个街道抽检道路里程数相等。 2. 以 PM_{10} 监测值进行评分：监测值小于 70 微克/米^3 为达标，监测值为 70~150 微克/米^3 为预警，监测值大于 150 微克/米^3 为超标。 计分方式：得分=分值×（1−预警率×1−超标率×2），最低为 0 分
2	社区（B）	5 个	13%	商品房住宅区、普通社区、城中村、老旧小区、工业区各 1 个，每个社区从某个标志性地点开始沿着某个方向行走 300 米。检查时间包括白天（19:00 前）和晚上（19:00 后）	1. 路面是否有未清理的暴露垃圾、泥土、沙石、污水和乱堆放的其他杂物，是否有烟头及口香糖污渍，绿化带内是否有垃圾杂物，道路石压是否有明显青苔、杂草、沙尘。 2. 地面是否有脏污现象（0.5 米^2 以上记 1 处，不足 0.5 米^2 不计入问题）。 3. 垃圾箱、垃圾桶等环卫设置有无残缺、破损，有无满溢，封闭性是否良好，内外壁是否干净，垃圾箱及 240 升（含）以下垃圾桶是否套袋。 4. 横幅标语广告宣传海报有无破损脱落，有无乱张贴乱涂写乱刻画，拉线上有无广告标语及垃圾钩挂。 5. 市政环卫工人是否穿着工作服、反光衣或反光背心，夜间作业是否佩戴肩闪灯
3	集贸市场及周边（C）	2 个	10%	集贸市场内蔬菜、肉类、生鲜区域卫生以及集贸市场周边环境。（每月抽查早上、上午或下午一个时间段，各街道检查时间统一）	1. 路面是否有未清理的暴露垃圾、泥土、沙石、污水和乱堆放的其他杂物，绿化带内是否有垃圾杂物，道路石压是否有明显青苔、杂草、沙尘。 2. 地面是否有脏污现象（0.5 米^2 以上记 1 处，不足 0.5 米^2 不计入问题）。 3. 垃圾箱、垃圾桶等环卫设置有无残缺、破损，有无满溢，封闭性是否良好，内外壁是否干净，垃圾箱及 240 升（含）以下垃圾桶是否套袋。 4. 排污渠道是否顺畅，是否有污水直排雨水管道的现象。 5. 市场内有无高台摆卖，有无超线摆卖，市场周边经营者有无乱搭乱挂各类伸缩和支架雨篷、太阳伞和支架等设施，有无乱摆卖，车辆是否有序摆放，周边有无乱张贴乱涂写乱刻画。 6. 市政环卫工人是否穿着工作服、反光衣或反光背心
4	公共广场及社区公园（D）	2 个	6%	——	1. 路面是否有未清理的暴露垃圾、泥土、沙石、污水和乱堆放的其他杂物，是否有烟头及口香糖污渍，绿化带内是否有垃圾杂物，道路石压是否有明显青苔、杂草、沙尘。 2. 地面是否有脏污现象（0.5 米^2 以上记 1 处，不足 0.5 米^2 不计入问题）。 3. 垃圾箱、垃圾桶等环卫设置有无残缺、破损，有无满溢，封闭性是否良好，内外壁是否干净，垃圾箱及 240 升（含）以下垃圾桶是否套袋。 4. 周边有无违法广告张贴悬挂以及派发，有无乱张贴乱涂写乱刻画，有无乱摆卖现象。 5. 市政环卫工人是否穿着工作服、反光衣或反光背心

序号	区域类别	抽样数量	权重	测评范围	测评内容
5	商业街(E)	4个	9%	街道辖区内商业街检查300米。检查时间包括白天（19:00前）和晚上（19:00后）	1. 路面是否有未清理的暴露垃圾、泥土、沙石、污水和乱堆放的其他杂物，是否有烟头及口香糖污渍，绿化带内是否有垃圾杂物，道路石压是否有明显青苔、杂草、沙尘。 2. 地面是否有脏污现象（0.5米²以上记1处，不足0.5米²不计入问题）。 3. 垃圾箱、垃圾桶等环卫设置有无残缺、破损，有无满溢，封闭性是否良好，内外壁是否干净，垃圾箱及240升（含）以下垃圾桶是否套袋。 4. 沿线周边有无违法广告张贴悬挂以及派发，有无乱张贴乱涂写乱刻画。 5. 商户门前三包责任落实是否到位。 6. 夜间门店有无外扫、保洁是否到位。 7. 汽修、餐饮门店是否有污水横流现象，是否有污水直排雨水管道的现象。 8. 市政环卫工人是否穿着工作服、反光衣或反光背心，夜间作业是否佩戴肩闪灯
6	垃圾收集点及桶点（F）	10个	10%	垃圾收集点10个（分早、中、晚三个时段，原则上每个街道先抽取5个社区工作站，每个工作站抽取2个收集点）	1. 垃圾桶是否有序摆放，屋式垃圾收集点垃圾桶是否摆放在垃圾屋内，桶式垃圾收集点是否占用市政道路、人行道。 2. 垃圾桶有无残缺、破损，是否密闭，内外壁是否干净，是否及时清运，是否有满溢现象。 3. 240升（含）以下容积垃圾桶是否内衬黑色垃圾袋，垃圾袋是否无破损、撒漏现象。 4. 收集点及周围是否整洁，3米范围内有无暴露垃圾，有无散落、存留垃圾和污水外流、地面污脏等不洁情况。 5. 屋式垃圾收集点以及摆放5个（含）660升或者8个（含）240升以上垃圾桶的垃圾收集点是否有专人管理，是否设置管理指示牌，是否配有冲水及排污设施，是否定期消杀并设置毒鼠屋
7	垃圾转运站（G）	6个	10%	现场检查结合监管平台视频监控辅助	1. 排水系统是否完善，排水沟是否畅通，有无积水或污水外溢，有无设置沉砂池、隔油池，是否有污水直排雨水管道的现象；已完成升级改造的转运站有无U形浅明沟。 2. 是否配备除臭系统并正常使用，有无臭味。 3. 压缩箱噪声是否明显，压缩箱是否整洁、部件是否齐全、有无破损锈蚀，压缩箱是否有遗撒垃圾、渗漏污水现象，作业中是否保持排污阀常开，并经管道接暗管排出，外运是否关闭。 4. 垃圾转运站是否整洁、有无暴露垃圾等脏污现象，站内及周边有无堆放大件垃圾及其他杂物，内外墙是否有明显积灰，是否定期消杀并设置毒鼠屋。 5. 转运站管理制度指示牌和台账是否上墙，是否有专人管理，是否设置统一的转运站标识牌。 6. 进入转运站的工具设备是否有跑冒滴漏、吊挂、撒漏和裸露垃圾、滴漏（洒漏）污水的现象，有无手推车进站

续表

序号	区域类别	抽样数量	权重	测评范围	测评内容
8	垃圾清运车辆（H）	6个	5%	垃圾清运车辆（每个街道根据实际情况检查勾臂车、后装式压缩车、平板车（含桶装垃圾收集车））	（1）硬件设施：集中普查街道环卫服务公司所有垃圾清运车辆车厢及底盘有无裂缝、变形、油漆脱落、破损、锈迹；保险杠、倒车镜、车窗挡风玻璃、车门车灯等主要部件是否残缺、脱落；机动垃圾运输车辆两侧车门是否喷印清晰的单位名称。
					（2）动态管理：路面随机检查 6 辆垃圾清运车辆。 1. 车辆驶出转运站、焚烧厂（填埋场）前以及收运作业结束后，是否对车厢及底盘进行全面清洗；有无臭味；车厢及底盘是否干净整洁，有无脏污现象，前后车牌是否干净完整、易于辨认，是否按规定悬挂。 2. 桶装垃圾收集车辆尾板是否闭合，车内垃圾桶是否有垃圾满溢、超高装载（袋装垃圾的 2/3 袋身超出桶口等）的现象。 3. 车辆驾驶员及作业人员是否统一穿着工服、文明作业，是否存在赤膊、赤脚、驾车抽烟等违法违规现象。 4. 垃圾运输车辆是否密闭运输，运输过程中是否有跑冒滴漏、吊挂、撒漏和裸露垃圾、滴漏（洒漏）污水的现象
9	市政人行天桥、地下人行通道、立交桥底和涵洞（I）	1个	6%	—	1. 路面是否干净露本色，是否有未清理的暴露垃圾、泥土、沙石、污水和乱堆放的其他杂物，是否有烟头及口香糖污渍，绿化带内是否有垃圾杂物，道路石压是否有明显青苔、杂草、沙尘。 2. 地面是否有脏污现象（0.5 米^{2}以上记 1 处，不足 0.5 米^{2}不计入问题）。 3. 垃圾箱、垃圾桶等环卫设置有无残缺、破损，有无满溢，封闭性是否良好，内外壁是否干净，垃圾箱及 240 升（含）以下垃圾桶是否套袋。 4. 有无乱张贴乱涂写乱刻画，沿线周边有无违法广告张贴悬挂以及派发，有无乱摆卖、乞讨、卖艺等现象
10	建筑工地、待建地、预留地（J）	2个	4%	建筑工地考察 1个，待建地、预留地考察 1个	1. 施工工地围挡是否美观，工地路口硬底化效果是否良好，有无泥土污染，进出泥头车有无带泥上路现象。 2. 建筑工地周边有无暴露垃圾，有无积存污水。 3. 预留地、待建地有无暴露垃圾、积存污水和乱倒的淤泥渣土
11	公厕（K）	15个	13%	各行业公厕覆盖抽样	包括硬件设施和管理维护，具体按照《深圳市公共厕所环境指数测评方案》执行
合计		55个	100%		

2）居民满意度指数

居民满意度测评采用问卷调查形式，调研对象为各街道的常住居民（调查时点在各街道居住满 6 个月的居民）。在各街道的四大类场所实施调查。具体调查问卷如下。

深圳市民环境卫生满意度调查问卷（2019）

您好!我是市场调查公司的访问员，我们受深圳市城市管理和综合执法局的委托，想了解一下您对本街道主要公共场所过去一个月环境卫生的满意度，并听取您对改善本街道环境卫生工作的建议，为深圳市打造"全国最干净城市"献计献策。能否占用您几分钟时间回答几个问题，希望得到您的支持与配合，谢谢!

S1 请问您在本街道居住是否满6个月了?

1.是（继续访问） 2.否（表示感谢，终止访问）

A1 请问您对本街道辖区内市政道路过去一个月的环境卫生是否满意?

1.非常满意 2.比较满意 3.基本满意 4.比较不满意 5.非常不满意 6.无法判断

A2 请问您对您在本街道所居住社区过去一个月的环境卫生是否满意?

1.非常满意 2.比较满意 3.基本满意 4.比较不满意 5.非常不满意 6.无法判断

A3 请问您对本街道辖区内集贸市场及周边内街小巷过去一个月的环境卫生是否满意?

1.非常满意 2.比较满意 3.基本满意 4.比较不满意 5.非常不满意 6.无法判断

A4 请问您对本街道辖区内公共广场过去一个月的环境卫生是否满意?

1.非常满意 2.比较满意 3.基本满意 4.比较不满意 5.非常不满意 6.无法判断

A5 请问您对本街道辖区内社区公园过去一个月的环境卫生是否满意?

1.非常满意 2.比较满意 3.基本满意 4.比较不满意 5.非常不满意 6.无法判断

A6 请问您对本街道辖区内商业街过去一个月的环境卫生是否满意?

1.非常满意 2.比较满意 3.基本满意 4.比较不满意 5.非常不满意 6.无法判断

A7 请问您对本街道辖区垃圾转运站过去一个月的环境卫生是否满意?

1.非常满意 2.比较满意 3.基本满意 4.比较不满意 5.非常不满意 6.无法判断

A8 您对本街道辖区内垃圾桶及周边环境卫生情况是否满意?

1.非常满意 2.比较满意 3.基本满意 4.比较不满意 5.非常不满意 6.无法判断

A9 请问您对本街道辖区内公厕过去一个月的环境卫生是否满意?

1.非常满意 2.比较满意 3.基本满意 4.比较不满意 5.非常不满意 6.无法判断

A10 请问您对本街道辖区内人行天桥过去一个月的环境卫生是否满意?

1.非常满意 2.比较满意 3.基本满意 4.比较不满意 5.非常不满意 6.无法判断

A11 请问您对本街道辖区内建筑工地周边过去一个月的环境卫生管理是否满意?

1.非常满意 2.比较满意 3.基本满意 4.比较不满意 5.非常不满意 6.无法判断

A12 请问您对本街道辖区立交桥底和涵洞内过去一个月的环境卫生管理是否满意?

1.非常满意 2.比较满意 3.基本满意 4.比较不满意 5.非常不满意 6.无法判断

A13 请问您对本街道辖区内环卫工人过去一个月的作业情况是否满意?

1.非常满意 2.比较满意 3.基本满意 4.比较不满意 5.非常不满意 6.无法判断

Q1 您出生于哪一年？（ ）

Q2 被访者性别 1.男 2.女 （请调研员检查配额）

F1 您的学历：

1.小学及以下 2.初中 3.高中 4.中专 5.大专 6.本科 7.硕士及以上

F2 您的工作单位属于：

1.党政机关 2.事业单位 3.国有企业 4.外资或合资企业 5.民营企业

6.私营业主 7.家庭主妇 8.离退休人员 9.自由职业 10.学生 11.不工作

F3 您目前的户口所在地是：

1.深圳 2.广东省内深圳市以外 3.广东省以外

F4 被访者称呼：（先生/女士） 联系电话：

访问到此结束，感谢您的配合！

其中的部分问卷调查的样本分布如表 11.2 所示。

表11.2 部分问卷调查样本分布（单位：份）

区域	代码	办事处	社区	商业街区	集贸市场及内街小巷	公共广场及社区公园	合计
罗湖区	1	翠竹街道	25	25	25	25	100
	2	东湖街道	25	25	25	25	100
	3	东门街道	25	25	25	25	100
	4	东晓街道	25	25	25	25	100
	5	桂园街道	25	25	25	25	100
	6	黄贝街道	25	25	25	25	100
	7	莲塘街道	25	25	25	25	100
	8	南湖街道	25	25	25	25	100
	9	清水河街道	25	25	25	25	100
	10	笋岗街道	25	25	25	25	100
福田区	11	福保街道	25	25	25	25	100
	12	福田街道	25	25	25	25	100
	13	华富街道	25	25	25	25	100
	14	华强北街道	25	25	25	25	100
	15	莲花街道	25	25	25	25	100
…	…	…	…	…	…	…	…
…	…	…	…	…	…	…	…

以上是深圳市城市管理和综合执法局针对整体环境的测评考核机制内容。

11.3 环卫企业考核及环卫考核效益

11.3.1 环卫企业考核

在物联网环境下，可以有效实时监管并考核环卫企业的行为，在环卫企业出现违规行为时及时处理，促使环卫企业进行整改。下面以宝安区为例，展示对环卫企业的考核机制。

考核为月考，满分 100 分，考核项及分值构成如下。

（1）人员作业情况考核：15 分。

（2）车辆作业情况考核：15 分。

（3）案件处置情况考核：20 分。

（4）合同履约考核：10 分。

（5）街道现场质量考核：30 分。

（6）市区相关监管考核：10 分。

按考核结果核付当月服务费用，具体扣分细则如表 11.3 所示。

表11.3 环卫企业扣分细则

分数	扣款比例	备注
$N=100$	0%	
$99 \leqslant N < 100$	0.2%	优秀等级分数段，$N=100$ 分不扣服务费用，$95 \leqslant N < 100$ 每降低 1 分按 0.2% 增幅比例扣除当月服务费用
$98 \leqslant N < 99$	0.4%	
$97 \leqslant N < 98$	0.6%	
$96 \leqslant N < 97$	0.8%	
$95 \leqslant N < 96$	1%	
$94 \leqslant N < 95$	2%	
$93 \leqslant N < 94$	3%	良好、合格等级分数段，每降低 1 分按 1%增幅比例扣除当月服务费用
$92 \leqslant N < 93$	4%	
$91 \leqslant N < 92$	5%	
$90 \leqslant N < 91$	6%	
$89 \leqslant N < 90$	7%	
$88 \leqslant N < 89$	8%	
$87 \leqslant N < 88$	9%	
$86 \leqslant N < 87$	10%	
$85 \leqslant N < 86$	11%	

续表

分数	扣款比例	备注
84≤N<85	12.5%	1. 不合格等级分数段，每降低 1 分按
83≤N<84	14%	1.5%增幅比例扣除当月服务费用
82≤N<83	15.5%	2. 此分数段出现一次提出黄牌警告，
81≤N<82	17%	合同期一年内累计出现三次黄牌警告，即可作为街道在服务合同中约定
80≤N<81	18.5%	为有权解除合同的情形
N<80	20%	出现一次即红牌淘汰，直接解除合同

11.3.2 环卫考核效益

1）环卫作业的效果

（1）环卫人员实际出勤人数、出勤率显著提升。

环卫人员数量以环卫企业清扫保洁责任范围为依据，实行区域"全覆盖"、连续保洁"不间断"的环卫清扫保洁工作网格排班，对各标段各时段人员到岗作业情况量化考核。

以宝安区为例，宝安区 2016 年 4 月开始对全区环卫人员出勤情况进行每日量化考核，系统考核后，2019 年 6 月日均出勤 9106 人，出勤率提升明显。

（2）机械化作业里程显著增加，机扫洒水作业覆盖率显著提升。

以机械化系统作业路段等级、主附车道数、日应机扫洒水次数为量化考核基础，通过定位设备和相关传感器智能识别洒水车、扫地车是否按照排班时间、路段完成足够的作业频次，从而精确核算机械化作业覆盖率。

以宝安区为例，全区应机械作业市政道路路网总长度 654 千米，日应机扫里程 2886 千米，日应洒水里程 654 千米，系统考核后日均机扫里程 2886 千米，机扫作业覆盖率达到 100%，机扫作业覆盖率提升显著；日均洒水里程 654 千米，洒水作业覆盖率达到 100%，洒水作业覆盖率提升明显。通过车辆考核大大激活了已有车辆的日使用率，车辆日均作业时长、里程均大幅增加。同时提高机扫洒水作业覆盖率，保障清扫保洁作业质量。

（3）环卫工人用工时长激活，环卫工人工资大幅上涨。

精细化管理增强了对环卫企业实际配员总数的监督，环卫工人缺口变大，倒逼环卫企业提高环卫工人工资，环卫工人得到一定实惠。全市环卫工人在岗率逐步提高，同时环卫工人工作量得到准确核算，环卫企业不得不逐步提高环卫工人工资。

全市环卫工人 2019 年实际工资基本能达到 3500 元，其中原特区内（指深圳市在 2010 年以前的特区，包括罗湖区、南山区、盐田区、福田区）普遍高于 4000元。2016 年前环卫工人工资平均不足 2500 元，工资提升幅度为 40%以上。

（4）为环卫行业标准更新优化提供大数据支撑。

目前深圳市执行的环卫行业管理标准仍为20世纪90年代制定的标准，相关工程消耗指标和人员车辆配置指标有待更新，环卫精细化管理系统的长期运行为环卫行业量化标准和管理模式的革新提供了重要参考数据。

2）环卫管理工作者的思想触动

深圳市环卫指数采用每月媒体公布排名的方式，有力地改变一些基层干部"小富即安"的思想，不少基层工作者原来认为"环卫提升就是环卫作业服务公司的事"的观念也得到扭转，开始正确认识到城市管理工作是一项综合性工作，需要市容、环卫、绿化甚至工商、消防等多个部门通力合作，形成合力，不仅在环卫上要扫得干净，而且要在市容秩序上整洁有序。

3）环卫系统的业务指导

深圳市环卫指数有助于环卫管理者找出问题，重点攻坚整治并完善长效管理机制。

深圳市城市管理和综合执法局通过分析全市环卫指数测评得分数据，找到环卫管理中存在的系统性问题和突出短板，从而通过"百日行动"、专项整治等方式集中力量加以解决。

基层管理部门通过分析街道的每一个失分点，找出辖区环卫短板和薄弱黑点，从而在管理力量上进行调配，重点管控"脏乱差"区域，整治和消除一个一个黑点，最终实现辖区环卫质量的全面提升。

基层街道在环卫指数测评的工作过程中，不断改进工作方法，完善工作机制，应用城市管理的新模式，通过平台在全市迅速推广，各街道主动学习借鉴，全市环卫管理水平迅速提升。

4）社会公众的效益

自2017年1月实施环卫指数测评以来，尽管标准越来越严，但深圳市环卫指数仍由72.30分提高至82.41分，其中，现场考察指数由76.77分提高至84.07分，居民满意度指数由65.60分提高至75.75分。这期间，市、区、街道环卫管理部门以环卫指数为指挥棒，多级联动，开展垃圾收集点"大换桶"、"公厕革命"、城中村"净化"整治、集贸市场环卫治理、环卫大检查大执法等系列行动，市容环境提升不舍昼夜，城市面貌日新月异；城中村综合整治成效显现；农贸市场持续高压整治，环境蝶变，收集点等薄弱环节显著改善；环卫基础设施建设快马加鞭，环卫作业服务水平稳步提升，居民满意度大幅提高，全市环卫格局发生了巨大变化。

通过环卫指数测评，市民能明显感受到全市环卫的显著变化。市政府主要领导先后两次对环卫指数测评工作提出表扬，并勉励全市学先进、创先进，为打造全国最干净城市做出应有贡献；各级环卫管理者也表示环卫指数测评很有效、很管用，给基层环卫管理注入了新活力；市民纷纷在美丽深圳公众号、微博等平台为环卫工作者加油、鼓劲，主动加入环卫整治的队伍，为美丽深圳贡献自己的一分力量，形成了一股共建、共治、共享的社会治理氛围。

对于深圳市生活垃圾处理监管中心的监管报告，我们以 2020 年 1 月为例，见附录 4。

11.4　针对环卫企业的征信管理

为了提高对全市环卫企业的有效监管，从制度上和管理手段上对环卫企业加强自身建设和管理水平形成倒逼态势，深圳市建立环卫企业征信系统，其功能如下。

（1）征信企业档案。为参与市场化外包服务的所有环卫企业建立企业档案，记录环卫企业的基本信息、历史中标标段、当前服务标段、当前标段时限、历史征信评分等。每一个参与服务的环卫企业都有一张企业画像，以便在未来的招标工作中能够快速进行候选人筛选。

（2）征信考评标准。为所有参与征信考评的环卫企业制定一套公平公正透明的考评标准是构建科学公正环卫企业征信系统的基础。征信考评标准分为企业合同履约情况、标段服务达标情况、市民投诉举报情况及违法违规情况等。根据不同项目的占比情况，设置综合评分的权重。

（3）征信结果公示。根据考评标准最终形成的征信企业档案将通过系统对接，同步给征信平台。政府机构、企业、公众可以在平台中进行企业征信情况的查询、打印。

2019 年 9 月 1 日，全国首个环卫行业诚信管理办法——《深圳市环卫服务行业不良行为记录管理办法（试行）》正式实施。依据其政策规定和管理流程，深圳市通过信息技术手段，开发环卫不良行为管理系统，通过该系统对全市在履约的环卫企业不良行为进行录入、申诉、审核、公示，并同步给征信平台统一查询。该系统通过深圳市城市管理和综合执法局官网和征信平台向社会和相关监管部门进行公示并提供查询功能。

在不良行为的认定方面，不良行为认定部门对不良行为实施认定时，应当立即向被认定的环卫企业送达《深圳市环卫服务行业不良行为记录认定通知书》，并在送达的同时将不良行为记录录入全市环卫服务行业不良行为记录档案中。

在对执行情况的监督方面，市环卫管理部门应当建立不良行为采集认定考核制度，根据不良行为记录认定情况，有针对性地组织监督抽查，对抽查项目情况与不良行为记录情况出入较大，疑似存在不认定、乱认定、认定不规范、弄虚作假、徇私舞弊等行为的，应当责令认定部门做出解释，对不能做出合理解释的，应当立即纠正错误，视情节移交有关部门并追究相关人员的行政过错责任。

在执行方面，各区环卫管理部门、街道办事处按规定及时报送环卫企业的不良行为记录并对其真实性负责；对应报而未报或所报送的不良行为记录不真实、不及时的，市环卫管理部门应当对采集核实认定部门进行通报批评并限期整改。

在不良行为的举报方面，环卫服务行业不良行为的采集、认定、报送及应用应当接受社会监督，任何单位和个人对采集、认定、报送及应用过程中的违规行为均有权举报和投诉。

在《深圳市环卫服务行业不良行为记录管理办法（试行）》中，不良行为分为黄牌警示与红牌警示。表 11.4 和表 11.5 所示的行为将分别被记录为黄牌警示不良行为和红牌警示不良行为。

表11.4 黄牌警示不良行为

行为目录	序号	行为描述	认定标准	警示期
合同履约	1	减少合同约定的项目服务人员	未经业主单位许可擅自减少（转移）合同约定的项目总服务人员数量的 1%~10%（不含 10%），或减少合同约定的专职项目经理、专职安全负责人的	12 个月
	2	减少合同约定的设施设备	减少（转移）合同约定的项目总服务设施设备数量 10%以下的（如作业车辆、垃圾收集设备、GPS 定位设备、环卫安全设备）	12 个月
	3	不配合抢险救灾	不按合同约定无正当原因拒绝政府部门抢险救灾等应急工作的	12 个月
	4	不配合合同交接过渡	合同交接过渡期影响或阻碍交接工作的	12 个月
	5	弄虚作假逃避监管	环卫工人 1 人佩戴 1 部以上定位设备的	12 个月
			环卫工人或环卫车辆无正当理由关闭定位设备的	
	6	不配合监管	跟踪、阻挠等妨碍环卫检查考评工作的	12 个月
	7	提供虚假材料	提供虚假材料。如提供虚假培训记录台账、谎报环卫工人福利待遇、谎报环卫安全保障物资发放数量等	12 个月
	8	毁坏监管设备	环卫企业内部人为恶意破坏转运站摄像头、定位设备等环卫作业监管设备的	12 个月
	9	违规运输垃圾	以营利为目的，违规收运建筑垃圾、大件垃圾、工业垃圾、医疗垃圾、危险/放射性废弃物以及来源不明的垃圾等并运至生活垃圾处理场所的	12 个月
	10	垃圾运输车辆被行政处罚	垃圾运输车辆破损、变形、车身不洁、前后车牌遮挡脏污、两侧车门未喷印清晰的单位名称或运输过程中不密闭、臭气外溢、跑冒滴漏等被行政处罚，同一标段中反复出现以上问题被累计处罚 3 次即视为一宗黄牌警示不良行为的	12 个月

续表

行为目录	序号	行为描述	认定标准	警示期
环卫安全	11	造成垃圾运输车辆行驶安全隐患	垃圾运输车辆不具有合法有效的机动车行驶证或使用年限超过 6 年的	12 个月
	12	造成垃圾转运站、公厕安全隐患	垃圾转运站、公厕堆放易燃易爆物品、危险化学品、有害物品或对电单车充电的	12 个月
	13		垃圾转运站、公厕内住人的	12 个月
	14	造成公厕安全隐患	聘请不具备专业资质条件的单位或人员清理市政环卫公厕化粪池作业的	12 个月
			作业时未按规定做好安全防范措施的	
			未按规定及时清理造成沼气满溢等安全隐患的	
	15	未按要求落实环卫安全工作	未按主管部门要求做好环卫行业安全生产管理台账或应急预案的	12 个月
	16	不按要求报送环卫安全信息	造成人员伤亡的环卫安全事故（含交通事故及生产安全事故等）超过 24 小时未报的	12 个月
	17	造成环卫安全事故	未按环卫作业安全操作规程，发生造成 3 人以下受重伤的环卫安全事故，经应急管理部门或交警等部门鉴定需要承担责任的	12 个月
投诉反映	18	人大代表反映	人大代表反映环卫问题经区（新区）及以上的环卫管理部门查实，已对环卫服务行业、环境等造成不良影响的环卫问题的	12 个月
	19	政协委员反映	政协委员反映环卫问题经区（新区）及以上的环卫管理部门查实，已对环卫服务行业、环境等造成不良影响的环卫问题的	12 个月
	20	媒体曝光	在环卫作业服务方面有媒体曝光的负面事件并经市或区（新区）环卫管理部门查实，已对环卫服务行业形象、环境等造成不良影响的	12 个月
	21	群众投诉	在环卫作业服务方面有群众投诉的负面事件并经市或区（新区）环卫管理部门查实，已对环卫服务行业形象、环境等造成不良影响的	12 个月
其他	22	其他行政部门的行政处罚	被交警、应急管理、环保、住建等行政主管部门移交的书面通报或行政处罚，经区（新区）及以上的环卫管理部门查实的	12 个月
	23	未定性不良行为	其他违反法律法规、环卫行业相关规定或造成环卫服务行业不良影响的行为，经由市环卫管理部门审查界定其为黄牌警示不良行为的	12 个月

表11.5　红牌警示不良行为

行为目录	序号	行为描述	认定标准	警示期
合同履约	1	减少合同约定的项目服务人员	未经业主单位许可擅自减少（转移）合同约定的项目总服务人员数量10%以上的	6个月
	2	减少合同约定的设施设备	减少（转移）合同约定的项目总服务设施设备数量10%以上的	6个月
	3	履约评价不合格	年度合同履约评价中被业主单位评为不达标的	6个月
	4	项目拆分	不经同意擅自将项目拆分或转包的	6个月
	5	不按投标时做出的承诺履约	未对投标时的承诺履约的，如投入项目环卫工人工资收入的承诺、环卫工人社保福利保障的承诺、培训承诺、环卫工人住房保障的承诺、合同交接过渡期的承诺、作业方案等	6个月
	6	未提供设备	未按照合同约定提供低噪密闭的高性能垃圾压缩设备的	6个月
	7	不配合监管	无正当理由不配合监管部门约谈或调查的	6个月
	8	违法运输垃圾	不按合同约定的路线及主管部门调配安排运输生活垃圾至市内指定处理场所，经城市环卫管理或环保等部门查证属实的	6个月
	9	违法运输垃圾	非法运输生活垃圾至市外倾倒的	12个月
环卫安全	10	不按要求报告环卫安全事故	造成人员伤亡的环卫安全事故（含交通事故及生产安全事故等）隐瞒不报、谎报的	6个月
	11	造成环卫车辆行驶安全隐患	环卫车辆驾驶员无证驾驶或超过驾驶证范围驾驶等	6个月
	12	造成环卫安全事故	未按环卫作业安全操作规程进行作业，引发3人以上重伤或人员伤亡环卫安全事故并经应急管理部门或交警等部门鉴定认定需承担责任的	12个月
环卫工人待遇保障	13	未按要求签订劳动合同	未按《中华人民共和国劳动合同法》规定与环卫工人签订劳动合同的，经人力资源保障或环卫管理等部门查实的	6个月
	14	拖欠克扣工资待遇	无故克扣或拖欠环卫人员工资及法律法规规定的津贴待遇，经人力资源保障或环卫管理等部门查实的	6个月
招投标	15	围标、串标	不遵循公平竞争原则，围标串标的	12个月
	16	恶意投诉	投标人故意捏造事实、伪造证明材料进行投诉或经主管部门认定为无效投诉且已严重扰乱招标秩序的	12个月
	17	违反政府采购相关规定	其他不正当手段参与竞争、妨碍其他投标人竞争等违反招标投标相关规定的	12个月
廉洁	18	违反廉洁自律	经纪委、监察机关、司法机关认定有行贿或受贿行为等违法违纪行为的	12个月
其他	19	黄牌警示不良行为升级为红牌警示不良行为	警示期内环卫企业每累计出现5宗黄牌警示不良行为记录的视为1宗红牌警示不良行为记录	6个月
	20	未定性不良行为	其他违反法律法规、环卫行业相关规定或造成环卫服务行业不良影响的行为，经由市环卫管理部门审查界定其为红牌警示不良行为的	由市环卫管理部门确定

不良行为记录信息作为评标、定标、合同续签的重要参考事项。黄牌警示不良行为记录警示期为 12 个月。红牌警示不良行为记录按照情节及危害程度不同，警示期分为 6 个月、12 个月。

对于受到黄牌警示不良行为记录的环卫企业，在警示期以内，环卫服务项目采购人在招标过程中应当根据其黄牌警示不良行为记录的数量和在本市的环卫作业规模，扣除相应城管环卫诚信评标分值。对于受到红牌警示不良行为记录的环卫企业，在警示期以内，环卫服务项目采购人在招标过程中应当扣除其全部城管环卫诚信评标分值。环卫服务项目招标时，在同等条件下环卫服务项目采购人应当优先选择没有受到黄、红牌警示的环卫企业承接项目。

对认定结果有异议的环卫企业可以进行申诉。被认定不良行为的环卫企业如果对认定结果有异议，可以在收到认定通知书起 5 个工作日内（从收到认定通知书次日起计算）向不良行为认定部门书面提出复核申请，逾期不再受理。不良行为认定部门应当在收到书面复核申请起 5 个工作日内（从收到书面复核申请次日起计算）进行核实及回复。经复核不良行为记录存在偏差的，不良行为认定部门应当及时予以纠正或撤销，并报送至市环卫管理部门。

若被认定不良行为的环卫企业对复核后的不良行为记录认定结果仍有异议，可以向不良行为认定部门的上一级环卫管理部门提出申诉，并提交相关证明材料。上一级环卫管理部门应当自收到申诉之日起 5 个工作日内（从收到申诉次日起计算）对异议进行核查，异议成立的，应当予以更正并告知异议申诉人；异议不成立的，应当书面答复异议申诉人。前述时限确有特殊情况需延长的，经申诉受理单位分管领导批准后，可以延长 5 个工作日。

将不良行为进行公示后，政府机构、企业、公众可以在深圳市城市管理和综合执法局官网上查看不良行为公示结果，见图 11.3。

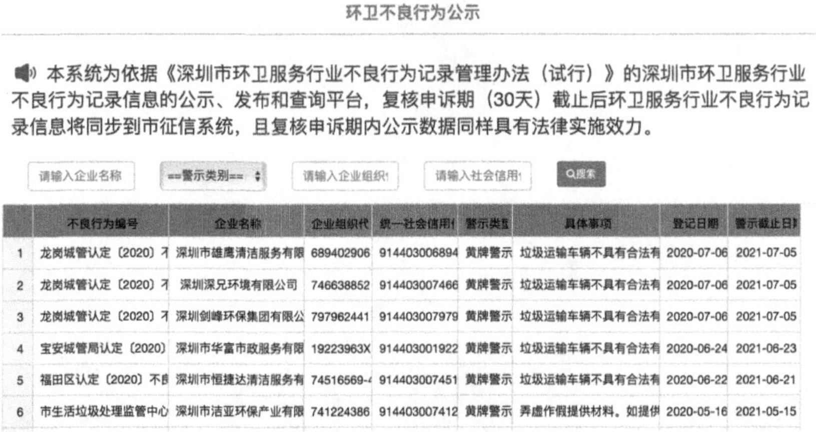

环卫不良行为公示

🔊 本系统为依据《深圳市环卫服务行业不良行为记录管理办法（试行）》的深圳市环卫服务行业不良行为记录信息的公示、发布和查询平台，复核申诉期（30天）截止后环卫服务行业不良行为记录信息将同步到市征信系统，且复核申诉期内公示数据同样具有法律实施效力。

	请输入企业名称	==警示类别== ▼	请输入企业组织	请输入社会信用↑	🔍搜索

	不良行为编号	企业名称	企业组织代	统一社会信用↑	警示类型	具体事项	登记日期	警示截止日
1	龙岗城管认定（2020）不	深圳市雄鹰清洁服务有限	689402906	914403006894	黄牌警示	垃圾运输车辆不具有合法有	2020-07-06	2021-07-05
2	龙岗城管认定（2020）不	深圳深兄环境有限公司	746638852	914403007466	黄牌警示	垃圾运输车辆不具有合法有	2020-07-06	2021-07-05
3	龙岗城管认定（2020）不	深圳市剑峰环保集团有限公	797962441	914403007979	黄牌警示	垃圾运输车辆不具有合法有	2020-07-06	2021-07-05
4	宝安城管局认定（2020）	深圳市华富市政服务有限	19223963X	914403001922	黄牌警示	垃圾运输车辆不具有合法有	2020-06-24	2021-06-23
5	福田区认定（2020）不良	深圳市恒捷达清洁服务有	74516569-4	914403007451	黄牌警示	垃圾运输车辆不具有合法有	2020-06-22	2021-06-21
6	市生活垃圾处理监管中心	深圳市洁亚环保产业有限	741224386	914403007412	黄牌警示	弄虚作假提供材料。如提供	2020-05-16	2021-05-15

图 11.3　不良行为公示

参 考 文 献

[1] 王伟,吴文伟,刘竞,等. 北京市市容环境卫生考核评价体系研究[J]. 城市管理与科技,2009, 11（1）：40-43.

[2] 孙建中，谢瑞林. 苏州市环卫作业监管考核评价方法研究[J]. 环境卫生工程，2014，22（6）：53-55.

[3] 左浩坤. 基于双维度的环卫业务考核评价方法研究——以海淀环卫中心为例[J]. 环境卫生工程，2014，2：78-80.

[4] 杨亚东，徐斌，谷锐. 基于微信公众平台的环卫质量监督[J]. 信息技术，2015，12：85-90.

附录 1　第 7 章命题的证明

附录 1.1　命题 7.2 证明过程

（1）由 $\dfrac{\partial \pi_f}{\partial h} = 0$ 可求得 $h = \dfrac{2p}{3}$。由 $\dfrac{\partial \pi_g}{\partial e_g} = 0$ 可求得 $e_g = \dfrac{p}{2k_g}$。此时，

$$\max_p \ \pi_g = A\left(\frac{2p}{3}\right) - p \cdot \left[\left(\frac{2p}{3}\right)^2 + \bar{l} - \frac{p}{2k_g}\right] - k_g\left(\frac{p}{2k_g}\right)^2$$

由 $\dfrac{\partial \pi_g}{\partial p} = 0$，可得 $-8k_g p^2 + 3p + 2k_g(2A - 3\bar{l}) = 0$，解得

$$p^{\text{II}} = \frac{3 + \sqrt{9 + 64k_g^{\,2}(2A - 3\bar{l})}}{16k_g}$$

易得

$$h^{\text{II}} = \frac{3 + \sqrt{9 + 64k_g^{\,2}(2A - 3\bar{l})}}{24k_g}, \quad e_g^{\text{II}} = \frac{3 + \sqrt{9 + 64k_g^{\,2}(2A - 3\bar{l})}}{32k_g^{\,2}}$$

（2）当 $e_g^{\text{II}} = \dfrac{3 + \sqrt{9 + 64k_g^{\,2}(2A - 3\bar{l})}}{32k_g^{\,2}} < \bar{l}$ 时，即 $k_g > \sqrt{\dfrac{A}{8}}\big/\bar{l}$ 时，易得 $h^{\text{II}} < h^{\text{B}}$，

$p^{\text{II}} < p^{\text{B}}$。

若 $k_g \leqslant \sqrt{\dfrac{A}{8}}\big/\bar{l}$，则 $e_g^{\text{II}} = \bar{l}$。此时，

$$\max_h \ \pi_f^{\text{II}} = ph^2 - h^3, \quad \max_{p,e_g} \ \pi_g^{\text{II}} = Ah - ph^2 - k_g\bar{l}^2$$

解得

$$p^{\text{II}} = \sqrt{\frac{A}{2}}, \quad h^{\text{II}} = \frac{\sqrt{2A}}{3}, \quad e_g^{\text{II}} = \bar{l}$$

附录 1.2　命题 7.3 证明过程

政府决策为

$$\max_{p,p_e,e_g} \pi_g = A(h_1 + h_2) - p(h_1^2 + h_2^2 + \overline{l} - e_g) - p_e h_1^2 - k_g e_g^2$$

企业决策为

$$\max_{h_1,h_2} \pi_f = p(h_1^2 + h_2^2 + \overline{l} - e_g) + p_e h_1^2 - h_1^3 - h_2^3$$

由 $\dfrac{\partial \pi_g}{\partial e_g} = 0 \to e_g = \dfrac{p}{2k_g}$ ， $\dfrac{\partial \pi_f}{\partial h_1} = 0 \to h_1 = \dfrac{2}{3}(p + p_e)$ ， $\dfrac{\partial \pi_f}{\partial h_2} = 0 \to h_2 = \dfrac{2}{3}p$ ，

此时，

$$\pi_g = A\left(\frac{4p + 2p_e}{3}\right) - \frac{4(p + p_e)^3}{9} - \frac{4p^3}{9} - p\overline{l} + \frac{p^2}{4k_g}$$

$$\frac{\partial \pi_g}{\partial p} = \frac{4A}{3} - \frac{4(p + p_e)^2}{3} - \overline{l} - \frac{4p^2}{3} + \frac{p}{2k_g}$$

$$\frac{\partial \pi_g}{\partial p_e} = \frac{2A}{3} - \frac{4(p + p_e)^2}{3}$$

由于 $\dfrac{\partial \pi_g}{\partial p} > \dfrac{\partial \pi_g}{\partial p_e}$ 恒成立，且 $p_e \geqslant 0$ ，必然演化到 $p_e = 0$ 。

由 $\dfrac{\partial \pi_g}{\partial p} = 0$ 解得

$$p^{\mathrm{III}} = \frac{3 + \sqrt{9 + 64k_g^2(2A - 3\overline{l})}}{16k_g}$$

$k_g > \sqrt{\dfrac{A}{8}} / \overline{l}$ 时，

$$p^{\mathrm{III}} = \frac{3 + \sqrt{9 + 64k_g^2(2A - 3\overline{l})}}{16k_g} ， \quad p_e^{\mathrm{III}} = \frac{\sqrt{2A}}{2} - \frac{3 + \sqrt{9 + 64k_g^2(2A - 3\overline{l})}}{16k_g}$$

$$h_1^{\mathrm{III}} = \frac{\sqrt{2A}}{3}, h_2^{\mathrm{III}} = \frac{1 + \sqrt{1 + 64k_g^2(2A - 3\overline{l})/9}}{8k_g}, e_g^{\mathrm{III}} = \frac{3 + \sqrt{9 + 64k_g^2(2A - 3\overline{l})}}{32k_g^2}$$

$k_g \leqslant \sqrt{\dfrac{A}{8}} / \overline{l}$ 时，

$$e_g^{\mathrm{III}} = \overline{l}, \quad p_e^{\mathrm{III}} = 0, \, p^{\mathrm{III}} = \frac{\sqrt{2A}}{2}, \quad h_1^{\mathrm{III}} = h_2^{\mathrm{III}} = \frac{\sqrt{2A}}{3}$$

附录 2 仿真参数及中间过程

附表2.1 LINGO程序所用参数——人口中心数据

人口	X	Y	人口中心编码
159436	110	200	1
288984	150	330	2
212186	200	140	3
243030	250	210	4
181012	260	310	5
147447	330	180	6
266853	270	260	7
133031	220	180	8
169437	400	250	9
148454	440	260	10
106485	600	300	11
139883	650	310	12
132653	850	50	13
203483	90	240	14
2532374			

注：（X，Y）指人口中心在编辑地图上的坐标

附表2.2 LINGO程序所用参数——候选地址数据

x	y	候选地址编码
140	340	1
175	155	2
255	55	3
375	100	4
425	260	5
560	175	6
590	280	7

x	y	候选地址编码
610	120	8
750	295	9
230	435	10
435	435	11
155	660	12
880	210	13

注：(x, y) 指候选地址在编辑地图上的坐标

附表2.3　MATLAB程序所用参数——人口中心数据

人口数为 8 万以上的中心		X	Y
中心名	人口数/人	X	Y
棍田街道	83902	350	50
沙汰街道	95231	370	100
西丽街道	83256	330	130
新安街道	159436	110	200
西乡街道	288984	150	330
棍永街道	212186	200	140
沙井街道	243030	250	210
松岗街道	181012	260	310
石岩街道	147447	330	180
观湖街道	266853	270	260
大浪街道	133031	220	180
龙华街道	169437	400	250
民治街道	148454	440	260
平湖街道	92965	450	170
南湾街道	81169	550	180
坂田街道	106485	600	300
布吉街道	139883	650	310
龙城街道	91610	720	290
龙岗街道	94369	760	160
横岗街道	132653	850	50
公明办事	203483	90	240
坪山街道	95297	640	250
总人口	3250173		

附表2.4　MATLAB程序所用参数——设施候选地址数据

转运站 x	转运站 y	编号
110	280	1
120	240	2
140	340	3
160	320	4
175	155	5
210	260	6
225	200	7
235	75	8
255	55	9
275	175	10
290	240	11
310	220	12
340	190	13
360	170	14
375	100	15
380	260	16
425	260	17
440	240	18
460	110	19
475	200	20
520	125	21
530	190	22
560	175	23
570	85	24
575	125	25
590	280	26
610	120	27
630	250	28
710	220	29
750	295	30
775	155	31
820	125	32
830	75	33

附表2.5 MATLAB程序所用参数——每个人口中心的居民讨厌污染影响程度数据

人口中心	厌恶程度较高（5）	厌恶程度一般（3）	厌恶程度较低（1）	权重污染影响值
1	2	2	6	0.22
2	5	3	2	0.36
3	1	1	8	0.16
4	4	0	6	0.26
5	6	2	2	0.38
6	4	2	4	0.3
7	6	3	1	0.4
8	1	1	8	0.16
9	3	0	7	0.22
10	6	1	3	0.36
11	4	0	6	0.26
12	6	0	4	0.34
13	5	3	2	0.36
14	3	2	5	0.26
15	0	0	10	0.1
16	5	2	3	0.34
17	5	3	2	0.36
18	4	3	3	0.32
19	5	2	3	0.34
20	4	0	6	0.26
21	3	0	7	0.22
22	4	0	6	0.26

附表 2.6 固定设施费用敏感性分析结果

	转运站/万元	填埋场/万元	成本权重	污染影响权重	运输成本/万元	总成本/万元	总污染影响	总目标值	变动
−10%	90000	270000	0.1	0.9	5.11E+11	6.7378E+11	8.07E+10	1.39971E+11	2.00041E−06
−5%	95000	285000	0.1	0.9	5.11E+11	6.7378E+11	8.07E+10	1.39972E+11	2.00041E−06
原值	100000	300000	0.1	0.9	5.11E+11	6.74E+11	8.07E+10	1.39972E+11	0
5%	105000	315000	0.1	0.9	5.11E+11	6.7378E+11	8.07E+10	1.39972E+11	2.00041E−06
10%	110000	330000	0.1	0.9	5.11E+11	6.7378E+11	8.07E+10	1.39972E+11	2.00041E−06
−10%	90000	270000	0.5	0.5	5.11E+11	6.7378E+11	8.07E+10	3.77218E+11	3.71138E−06
−5%	95000	285000	0.5	0.5	5.11E+11	6.7378E+11	8.07E+10	3.77218E+11	3.71138E−06
原值	100000	300000	0.5	0.5	5.11E+11	6.74E+11	8.07E+10	3.77218E+11	0

	转运站/万元	填埋场/万元	成本权重	污染影响权重	运输成本/万元	总成本/万元	总污染影响	总目标值	变动
5%	105000	315000	0.5	0.5	5.11E+11	6.7378E+11	8.07E+10	3.77218E+11	3.71138E-06
10%	110000	330000	0.5	0.5	5.11E+11	6.7378E+11	8.07E+10	3.77218E+11	3.71138E-06
-10%	90000	270000	0.9	0.1	5.11E+11	6.7378E+11	8.07E+10	6.14465E+11	4.10113E-06
-5%	95000	285000	0.9	0.1	5.11E+11	6.7378E+11	8.07E+10	6.14465E+11	4.10113E-06
原值	100000	300000	0.9	0.1	5.11E+11	6.74E+11	8.07E+10	6.14465E+11	0
5%	105000	315000	0.9	0.1	5.11E+11	6.7378E+11	8.07E+10	6.14465E+11	4.10113E-06
10%	110000	330000	0.9	0.1	5.11E+11	6.7378E+11	8.07E+10	6.14465E+11	4.10113E-06

附表2.7　单位运输费用敏感性分析结果

	转运站	填埋场	成本权重	污染权重	运输成本/万元	总成本/万元	总污染影响	总目标值	变动
-10%	0.45	0.18	0.1	0.9	4.6014E+11	6.2265E+11	8.07E+10	1.35E+11	3.65E-01
-5%	0.475	0.19	0.1	0.9	4.8570E+11	6.4821E+11	8.07E+10	1.37E+11	3.65E-01
原值	0.5	0.2	0.1	0.9	5.11E+11	6.74E+11	8.07E+10	1.40E+11	0
5%	0.525	0.21	0.1	0.9	5.3683E+11	6.9934E+11	8.07E+10	1.43E+11	3.65E-01
10%	0.55	0.22	0.1	0.9	5.6239E+11	7.2490E+11	8.07E+10	1.45E+11	3.65E-01
-10%	0.45	0.18	0.5	0.5	4.6014E+11	6.2265E+11	8.07E+10	3.52E+11	6.78E-01
-5%	0.475	0.19	0.5	0.5	4.8570E+11	6.4821E+11	8.07E+10	3.64E+11	6.78E-01
原值	0.5	0.2	0.5	0.5	5.11E+11	6.74E+11	8.07E+10	3.77E+11	0
5%	0.525	0.21	0.5	0.5	5.3683E+11	6.9934E+11	8.07E+10	3.90E+11	6.78E-01
10%	0.55	0.22	0.5	0.5	5.6239E+11	7.2490E+11	8.07E+10	4.03E+11	6.78E-01
-10%	0.45	0.18	0.9	0.1	4.6014E+11	6.2265E+11	8.07E+10	5.6846E+11	7.49E-01
-5%	0.475	0.19	0.9	0.1	4.8570E+11	6.4821E+11	8.07E+10	5.9146E+11	7.49E-01
原值	0.5	0.2	0.9	0.1	5.11E+11	6.74E+11	8.07E+10	6.1467E+11	0
5%	0.525	0.21	0.9	0.1	5.3683E+11	6.9934E+11	8.07E+10	6.3748E+11	7.49E-01
10%	0.55	0.22	0.9	0.1	5.6239E+11	7.2490E+11	8.07E+10	6.6048E+11	7.49E-01

附表2.8　厌恶程度分值敏感性分析结果

	非常	一般	轻度	成本权重	污染权重	运输成本/万元	总成本/万元	总污染影响	总目标值	变动
-10%	4.5	2.7	0.9	0.1	0.9	5.11E+11	6.74E+11	7.26E+10	1.32712E+11	5.19E-01
-5%	4.75	2.85	0.95	0.1	0.9	5.11E+11	6.74E+11	7.66E+10	1.36342E+11	5.19E-01
原值	5	3	1	0.1	0.9	5.11E+11	6.74E+11	8.07E+10	1.39972E+11	0
5%	5.25	3.15	1.05	0.1	0.9	5.11E+11	6.74E+11	8.47E+10	1.43601E+11	5.19E-01
10%	5.5	3.3	1.1	0.1	0.9	5.11E+11	6.74E+11	8.87E+10	1.47231E+11	5.19E-01
-10%	4.5	2.7	0.9	0.5	0.5	5.11E+11	6.74E+11	7.26E+10	3.73185E+11	1.07E-01

续表

	非常	一般	轻度	成本权重	污染权重	运输成本/万元	总成本/万元	总污染影响	总目标值	变动
−5%	4.75	2.85	0.95	0.5	0.5	5.11E+11	6.74E+11	7.66E+10	3.75202E+11	1.07E−01
原值	5	3	1	0.5	0.5	5.11E+11	6.74E+11	8.07E+10	3.77218E+11	0
5%	5.25	3.15	1.05	0.5	0.5	5.11E+11	6.74E+11	8.47E+10	3.79235E+11	1.07E−01
10%	5.5	3.3	1.1	0.5	0.5	5.11E+11	6.74E+11	8.87E+10	3.81251E+11	1.07E−01
−10%	4.5	2.7	0.9	0.9	0.1	5.11E+11	6.74E+11	7.26E+10	6.14E+11	1.31E−02
−5%	4.75	2.85	0.95	0.9	0.1	5.11E+11	6.74E+11	7.66E+10	6.14E+11	1.31E−02
原值	5	3	1	0.9	0.1	5.11E+11	6.74E+11	8.07E+10	6.14E+11	0
5%	5.25	3.15	1.05	0.9	0.1	5.11E+11	6.74E+11	8.47E+10	6.15E+11	1.31E−02
10%	5.5	3.3	1.1	0.9	0.1	5.11E+11	6.74E+11	8.87E+10	6.15E+11	1.31E−02

附表2.9 人均垃圾量敏感性分析结果

	人均垃圾量	成本权重	污染权重	运输成本	总成本/万元	总污染影响	总目标值	变动
−10%	0.45	0.1	0.9	4.60138E+11	6.2265E+11	7.26E+10	1.28E+11	8.84E−01
−5%	0.475	0.1	0.9	4.85702E+11	6.4821E+11	7.66E+10	1.34E+11	8.84E−01
原值	0.5	0.1	0.9	5.11E+11	6.74E+11	8.07E+10	1.40E+11	0
5%	0.525	0.1	0.9	5.36828E+11	6.9934E+11	8.47E+10	1.46E+11	8.84E−01
10%	0.55	0.1	0.9	5.62391E+11	7.249E+11	8.87E+10	1.52E+11	8.84E−01
−10%	0.45	0.5	0.5	4.60138E+11	6.2265E+11	7.26E+10	3.48E+11	7.85E−01
−5%	0.475	0.5	0.5	4.85702E+11	6.4821E+11	7.66E+10	3.62E+11	7.85E−01
原值	0.5	0.5	0.5	5.11E+11	6.74E+11	8.07E+10	1.40E+11	0
5%	0.525	0.5	0.5	5.36828E+11	6.9934E+11	8.47E+10	3.92E+11	7.85E−01
10%	0.55	0.5	0.5	5.62391E+11	7.249E+11	8.87E+10	4.07E+11	7.85E−01
−10%	0.45	0.9	0.1	4.60138E+11	6.2265E+11	7.26E+10	5.68E+11	7.62E−01
−5%	0.475	0.9	0.1	4.85702E+11	6.4821E+11	7.66E+10	5.91E+11	7.62E−01
原值	0.5	0.9	0.1	5.11E+11	6.74E+11	8.07E+10	1.40E+11	0
5%	0.525	0.9	0.1	5.36828E+11	6.9934E+11	8.47E+10	6.38E+11	7.62E−01
10%	0.55	0.9	0.1	5.62391E+11	7.249E+11	8.87E+10	6.61E+11	7.62E−01

附表2.10 仿真方案具体数据

方案1														
m	1	3	4	7	11	13	14	20	21	23	27	28	30	32
j	1	3	5	8										
Z_{im}	0	0	0	0	0	1	0	0	0	0	0	0	0	0
X_{mj}	0	0	1	0										

续表

方案1														
q_m	4.25E+05	3.88E+05	3.64E+05	8.02E+05	5.53E+05	6.62E+05	5.55E+05	7.86E+05	7.94E+05	6.75E+05	3.95E+05	7.52E+05	2.94E+05	4.16E+05
Q_{jk}	4.56E+05	7.05E+05	7.68E+05	5.75E+05	8.77E+05	4.43E+05	7.32E+05	5.83E+05	7.52E+05					
Z_c	8.09E+10	1.365E+11												
Z_p	6.36E+11													
方案2														
m	2	5	6	7	13	15	16	17	21	22	25	26	30	31
j	1	2	3	7										
Z_{im}	0	0	0	0	0	0	1	0	0	0	0	0	0	0
X_{mj}	0	1	0	0										
q_m	3.90E+05	3.92E+05	4.55E+05	2.73E+05	3.96E+05	3.94E+05	8.10E+05	2.85E+05	6.79E+05	6.53E+05	7.94E+05	7.43E+05	4.03E+05	4.85E+05
Q_{jk}	7.94E+05	9.25E+05	4.86E+05	4.10E+05	9.10E+05	7.98E+05	4.61E+05	4.32E+05	8.71E+05					
Z_c	8.43E+10	1.41E+11												
Z_p	6.47E+11													
方案3														
m	5	8	10	12	16	21	22	24	25	26	28	31	32	33
j	2	5	7	8										
Z_{im}	0	0	0	0	0	1	0	0	0	0	0	0	0	0
X_{mj}	1	0	0	0										
q_m	6.32E+05	5.64E+05	3.39E+05	4.21E+05	5.55E+05	5.38E+05	2.73E+05	6.81E+05	4.67E+05	5.59E+05	8.04E+05	7.02E+05	6.89E+05	7.88E+05
Q_{jk}	6.29E+05	3.72E+05	6.80E+05	5.75E+05	9.77E+05	8.74E+05	6.37E+05	4.52E+05	4.30E+05					
Z_c	7.93E+10	1.397E+11												
Z_p	6.83E+11													
方案4														
m	1	3	4	6	10	11	14	15	16	20	22	25	28	31
j	1	4	6	8										
Z_{im}	0	0	0	0	1	0	0	0	0	0	0	0	0	0
X_{mj}	0	0	1	0										

续表

方案 4													
q_m	5.44E+05	3.13E+05	7.79E+05	3.32E+05	3.03E+05	5.16E+05	4.59E+05	6.08E+05	7.97E+05	6.17E+05	3.91E+05	5.00E+05	4.42E+05	6.30E+05
Q_{jk}	4.11E+05	7.35E+05	6.03E+05	8.76E+05	6.94E+05	6.08E+05	8.59E+05	7.43E+05	9.21E+05					
Z_c	7.94E+10	1.356E+11												
Z_p	6.42E+11													
方案 5														
m	2	3	4	6	12	14	19	20	24	25	27	28	31	32
j	2	4	7	9										
Z_{im}	0	0	0	0	0	0	0	0	0	0	1	0	0	0
X_{mj}	1	0	0	0										
q_m	3.39E+05	5.39E+05	4.17E+05	5.66E+05	7.13E+05	7.32E+05	4.05E+05	4.11E+05	4.21E+05	5.03E+05	5.99E+05	6.59E+05	3.20E+05	6.44E+05
Q_{jk}	5.76E+05	6.76E+05	9.31E+05	3.67E+05	8.08E+05	4.34E+05	7.86E+05	4.77E+05	6.96E+05					
Z_c	8.43E+10	1.383E+11												
Z_p	6.32E+11													
方案 6														
m	1	3	5	10	12	14	15	19	22	23	24	27	28	31
j	1	3	5	8										
Z_{im}	0	0	0	1	0	0	0	0	0	0	0	0	0	0
X_{mj}	1	0	0	0										
q_m	3.98E+05	5.72E+05	2.96E+05	3.26E+05	4.23E+05	6.19E+05	8.08E+05	4.90E+05	7.81E+05	4.46E+05	4.69E+05	7.82E+05	5.52E+05	4.72E+05
Q_{jk}	6.98E+05	7.25E+05	6.39E+05	9.16E+05	8.71E+05	5.48E+05	5.01E+05	3.33E+05	8.24E+05					
Z_c	8.12E+10	1.389E+11												
Z_p	6.59E+11													
方案 7														
m	2	3	8	9	12	14	16	18	22	23	25	29	31	32
j	1	4	8	9										
Z_{im}	0	0	0	1	0	0	0	0	0	0	0	0	0	0
X_{mj}	1	0	0	0										

续表

方案7													
q_m	7.59E+05	7.39E+05	7.59E+05	5.86E+05	6.80E+05	7.04E+05	5.86E+05	3.24E+05	7.88E+05	7.40E+05	6.67E+05	3.04E+05	7.53E+05	4.88E+05
Q_{jk}	5.30E+05	7.62E+05	4.38E+05	6.41E+05	7.43E+05	3.94E+05	3.79E+05	5.41E+05	9.28E+05					
Z_c	7.76E+10	1.391E+11												
Z_p	6.92E+11													
方案8														
m	3	4	5	6	7	9	12	13	15	17	21	22	28	30
j	1	5	6	7										
Z_{im}	0	0	0	0	0	0	0	0	0	0	0	1	0	0
X_{mj}	1	0	0	0										
q_m	4.32E+05	6.53E+05	5.90E+05	4.05E+05	5.20E+05	7.71E+05	5.40E+05	2.75E+05	5.71E+05	7.51E+05	7.80E+05	4.13E+05	4.52E+05	6.27E+05
Q_{jk}	7.78E+05	6.56E+05	5.28E+05	3.30E+05	7.58E+05	7.30E+05	3.68E+05	5.49E+05	7.56E+05					
Z_c	8.60E+10	1.358E+11												
Z_p	5.84E+11													
方案9														
m	2	4	5	7	8	12	20	24	25	27	29	30	31	33
j	1	5	7	9										
Z_{im}	0	0	0	0	0	1	0	0	0	0	0	0	0	0
X_{mj}	1	0	0	0										
q_m	7.89E+05	5.07E+05	7.17E+05	4.47E+05	7.03E+05	2.97E+05	7.22E+05	3.93E+05	7.01E+05	5.78E+05	6.37E+05	6.99E+05	4.37E+05	6.89E+05
Q_{jk}	7.80E+05	8.46E+05	9.69E+05	4.09E+05	8.29E+05	4.80E+05	7.32E+05	9.71E+05	7.11E+05					
Z_c	8.66E+10	1.465E+11												
Z_p	6.86E+11													
方案10														
m	1	5	6	8	10	14	18	20	21	23	24	25	27	28
j	3	7	8	9										
Z_{im}	0	0	0	0	0	0	0	1	0	0	0	0	0	0
X_{mj}	1	0	0	0										

续表

方案10														
q_m	4.71E+05	5.50E+05	5.32E+05	4.82E+05	3.17E+05	7.18E+05	3.27E+05	4.67E+05	3.98E+05	6.63E+05	3.88E+05	5.04E+05	6.26E+05	4.42E+05
Q_{jk}	5.11E+05	4.76E+05	9.72E+05	8.60E+05	5.51E+05	4.04E+05	9.89E+05	8.75E+05	6.47E+05					
Z_c	7.97E+10	1.398E+11												
Z_p	6.77E+11													

附录3　计算的中间过程

附表3.1　基础网络结构MATLAB输入矩阵

区块对角网络

0	0	0	0	0	0	0	0	0	0	0	0
1	0	0	0	0	0	0	0	0	0	0	0
0	1	0	0	0	0	0	0	0	0	0	0
0	1	1	0	0	0	0	0	0	0	0	0
1	0	0	0	0	0	0	0	0	0	0	0
0	0	0	0	1	0	0	0	0	0	0	0
0	0	0	0	1	1	0	0	0	0	0	0
1	0	0	0	0	0	0	0	0	0	0	0
0	0	0	0	0	0	0	1	0	0	0	0
0	0	0	0	0	0	1	1	0	0	0	0
0	0	0	0	0	0	0	1	1	1	0	0
0	0	0	1	0	0	1	0	0	0	1	0

无标度网络

0	0	0	0	0	0	0	0	0	0	0	0
1	0	0	0	0	0	0	0	0	0	0	0
1	0	0	0	0	0	0	0	0	0	0	0
1	1	0	0	0	0	0	0	0	0	0	0
0	1	0	0	0	0	0	0	0	0	0	0
0	0	1	1	0	0	0	0	0	0	0	0
1	1	0	0	1	0	0	0	0	0	0	0
1	1	0	0	1	0	1	0	0	0	0	0
1	1	0	0	1	0	0	0	0	0	0	0
0	1	0	0	0	0	0	1	0	0	0	0
0	1	0	0	0	0	0	0	1	0	0	0
0	1	0	0	0	0	0	1	1	1	1	0

集中式网络

0	0	0	0	0	0	0	0	0	0	0	0
1	0	0	0	0	0	0	0	0	0	0	0
1	0	0	0	0	0	0	0	0	0	0	0
1	0	0	0	0	0	0	0	0	0	0	0
1	0	0	0	0	0	0	0	0	0	0	0
1	0	0	0	0	0	0	0	0	0	0	0
1	0	0	0	0	0	0	0	0	0	0	0
1	0	0	0	0	0	0	0	0	0	0	0
1	0	0	0	0	0	0	0	0	0	0	0
0	1	1	1	1	1	1	1	1	0	0	0
0	1	1	1	1	1	1	1	1	1	0	0
0	0	0	0	0	0	0	0	0	1	1	0

附表3.2　MATLAB输入参数

	区块对角网络	无标度网络	集中式网络
传统型	0	0.54	0.58
静态型	0	0	0.25
动态型	0	0	0.19
节点数	12	12	12
关联数	18	25	29
平均度	0.14	0.19	0.22
平均路径长度	1.5	2.08	2.42
中介中心度	6.5	6.89	5.54
中心化	1.33	1.67	0.75

附表3.3　MATLAB仿真实验的中间结果

追溯方案	区块对角网络	无标度网络	集中式网络
传统	0	0.5735	0.5030
静态	0	0	0.2055
四点动态	0	0	0.1600
六点动态	0	0	0.1575
八点动态	0	0	0.1325

附录4 深圳市生活垃圾清运处理监管月度报告（2020年1月）

一、生活垃圾清运处理量

1月全市垃圾清运总量为491462.20吨，其中原生垃圾产生量为486557.63吨，清理大空港筛分垃圾量为4904.57吨。按照深圳市城市管理和综合执法局对各区垃圾处理的调配安排，全市清运垃圾得到妥善处理，1月焚烧处理485571.88吨，填埋处理5890.32吨。

1月全市各区生活垃圾清运总量为463681.02吨，日均14957.45吨。各区生活垃圾清运量见附图4.1。

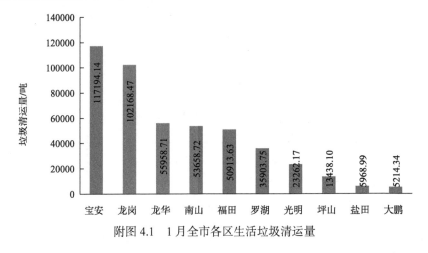

附图4.1　1月全市各区生活垃圾清运量

宝安区117194.14吨（宝安能源生态园焚烧117187.67吨，宝安老虎坑环境园填埋6.47吨），日均3780.46吨。

龙岗区102168.47吨（龙岗能源生态园焚烧处理），日均3295.76吨。

龙华区 55958.71 吨（宝安能源生态园焚烧处理），日均 1805.12 吨。

南山区 53658.72 吨（南山能源生态园焚烧处理），日均 1730.93 吨。

福田区 50913.63 吨（南山能源生态园焚烧 17998.86 吨，龙岗能源生态园焚烧 32914.77 吨），日均 1642.38 吨。

罗湖区 35903.75 吨（盐田能源生态园焚烧 6387.57 吨，龙岗能源生态园焚烧 29516.18 吨），日均 1158.19 吨。

光明区 23262.17 吨（宝安能源生态园焚烧处理），日均 750.39 吨。

坪山 13438.10 吨（下坪环境园填埋 127.56 吨，龙岗能源生态园焚烧 13310.54 吨），日均 433.49 吨。

盐田区 5968.99 吨（盐田能源生态园焚烧处理），日均 192.55 吨。

大鹏新区 5214.34 吨（龙岗能源生态园焚烧处理），日均 168.20 吨。

二、餐厨垃圾收运处理量

1 月全市餐厨垃圾收运总量为 42961.27 吨（日均 1385.85 吨），其中餐厨垃圾固形物 37182.21 吨（日均 1199.43 吨），果蔬垃圾 3558.61 吨（日均 114.79 吨），废弃油脂 2220.45 吨（日均 71.63 吨）。

如附图 4.2 所示，全市餐厨垃圾收运量，龙岗区 7839.92 吨（日均 252.90 吨），其中餐厨垃圾固形物 4953.61 吨（日均 159.79 吨），果蔬垃圾 2584.41 吨（日均 83.37 吨），废弃油脂 301.90 吨（日均 9.74 吨）；餐厨垃圾固形物和废弃油脂运至朗坤餐厨处理设施处理，果蔬垃圾 1.9 吨由朗坤餐厨处理设施处理，2582.51 吨运至龙岗能源生态园焚烧处理。

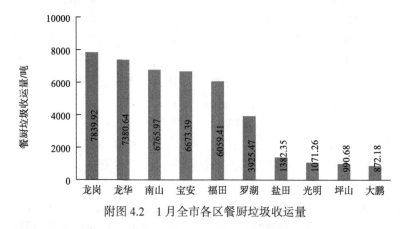

附图 4.2　1 月全市各区餐厨垃圾收运量

龙华区 7380.64 吨（日均 238.09 吨），其中餐厨垃圾固形物 6558.25 吨（日均 211.56 吨），果蔬垃圾 662.04 吨（日均 21.36 吨），废弃油脂 160.35 吨（日均 5.17 吨）；餐厨垃圾固形物、废弃油脂和果蔬垃圾均由利赛餐厨处理设施处理。

南山区 6765.97 吨（日均 218.26 吨），其中餐厨垃圾固形物 6074.23 吨（日均 195.94 吨），果蔬垃圾 0 吨，废弃油脂 691.74 吨（日均 22.31 吨）；餐厨垃圾固形物和废弃油脂均由腾浪餐厨处理设施处理。

宝安区 6673.39 吨（日均 215.27 吨），其中餐厨垃圾固形物 6423.06 吨（日均 207.20 吨），果蔬垃圾 0 吨，废弃油脂 250.33 吨（日均 8.08 吨）；餐厨垃圾固形物 6412.75 吨由宝安能源生态园焚烧处理，9.66 吨由宝安老虎坑填埋场填埋处理，废弃油脂由朗坤餐厨处理设施处理。

福田区 6059.41 吨（日均 195.46 吨），其中餐厨垃圾固形物 5657.08 吨（日均 182.49 吨），果蔬垃圾 0 吨，废弃油脂 402.33 吨（日均 2.98 吨）；餐厨垃圾固形物 2650.78 吨由利赛餐厨处理设施处理，23.42 吨由中兴恒熙小型餐厨处理设施处理，2982.87 吨南山能源生态园焚烧处理，废弃油脂由朗坤餐厨处理设施处理。

罗湖区 3925.47 吨（日均 126.63 吨），其中餐厨垃圾固形物 3611.36 吨（日均 116.50 吨），果蔬垃圾 0 吨，废弃油脂 314.11 吨（日均 10.13 吨）；餐厨垃圾固形物 2731.24 吨由东江餐厨处理设施处理，880.12 吨由南山能源生态园焚烧处理，废弃油脂由东江餐厨处理设施处理。

盐田区 1382.35 吨（日均 44.59 吨），其中餐厨垃圾固形物 1244.31 吨（日均 40.14 吨），果蔬垃圾 138.04 吨（日均 4.45 吨），废弃油脂 0 吨；餐厨垃圾固形物和果蔬垃圾均运至盐田能源生态园焚烧处理。

光明区 1071.26 吨（日均 34.56 吨），其中餐厨垃圾固形物 1028.74 吨（日均 33.19 吨），果蔬垃圾 0 吨，废弃油脂 42.52 吨（日均 1.37 吨）；餐厨垃圾固形物 73.32 吨由光明小型餐厨垃圾处理设施处理，832.61 吨由南山能源生态园焚烧处理，剩余 122.81 吨暂存转运站，废弃油脂由腾浪餐厨处理设施处理。

坪山区 990.68 吨（日均 31.96 吨），其中餐厨垃圾固形物 950.12 吨（日均 30.65 吨），果蔬垃圾 0 吨，废弃油脂 40.56 吨（日均 1.31 吨）；餐厨垃圾固形物 926.03 吨由瑞赛尔养虫基地处理，10.47 吨运至南山能源生态园焚烧处理，剩余部分暂存锦绣基地，废弃油脂由朗坤餐厨处理设施处理。

大鹏新区 872.18 吨（日均 28.13 吨），其中餐厨垃圾固形物 681.45 吨（日均 21.98 吨），果蔬垃圾 174.12 吨（日均 5.62 吨），废弃油脂 16.61 吨（日均 0.54 吨）；餐厨垃圾固形物由瑞赛尔养虫基地处理，果蔬垃圾由博林环保处理，废弃油脂由朗坤餐厨处理设施处理。

餐厨垃圾处理量中餐厨垃圾处理设施处理 27724.76 吨（日均 894.35 吨），占全市餐厨垃圾总收运量的 64.53%。15093.99 吨的餐厨垃圾固形物和果蔬垃圾运至南山能源生态园、盐田能源生态园、龙岗能源生态园、宝安环境园焚烧填埋处理。

102.23 吨餐厨垃圾固形物由小型餐厨垃圾处理设备处理，剩下部分暂存转运站。

三、生活垃圾处理设施"三废"处理

（一）渗滤液产生和处理量

1 月全市生活垃圾处理设施共产生渗滤液 150442.27 吨（日均 4852.98 吨），各处理设施配套渗滤液处理设施自处理 118508.79 吨（日均 3822.86 吨），外运至深圳市各污水处理厂处理 31201.74 吨（日均 1006.51 吨）。

如附图 4.3 所示，全市生活垃圾处理设施渗滤液产生量如下。

下坪环境园（下坪）43432.01 吨（日均 1401.03 吨），自处理 23071 吨（日均 744.23 吨），外运处理 18017.98 吨（日均 581.23 吨）。

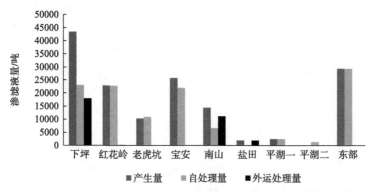

附图 4.3　1 月全市生活垃圾处理设施渗滤液产生和处理量

龙岗能源生态园（东部）29382 吨（日均 947.81 吨），全量自处理。

宝安能源生态园（宝安）25720.66 吨（日均 829.70 吨），全量自处理。

红花岭环境园（红花岭）22896.04 吨（日均 738.58 吨），自处理 22789.03 吨（日均 735.13 吨），外运处理 130.69 吨（日均 4.22 吨）。

南山能源生态园（南山）14420 吨（日均 465.16 吨），自处理 6579.98 吨（日均 212.26 吨），外运处理 11169.53 吨（日均 360.31 吨）。

老虎坑环境园（老虎坑）10289.05 吨（日均 331.90 吨），全量自处理。

龙岗平湖生态园一期（平湖一）2418.97 吨（日均 78.03 吨），全量自处理。

盐田能源生态园（盐田）1883.54 吨（日均 60.76 吨），全量外运处理。

龙岗平湖生态园二期正处于升级改造中，无渗滤液产生，1 月共自处理 1385.70 吨（日均 44.70 吨），为原调节池储存量。

（二）炉渣产生和处理量

1月全市生活垃圾焚烧处理设施共产生炉渣98380.49吨，其中各处理设施炉渣产生及处理情况如下。

南山能源生态园一期产生量为3483.08吨，二期产生量为8283.35吨（未燃尽返厂476.40吨），均由广东亨益环保科技投资有限公司负责，由东莞市合益货运服务有限公司运输，运至广东中翔环保建材有限公司（东莞市常平镇白石岗村池田东路），通过综合利用的方式制作建筑材料（制砖等）。

盐田能源生态园产生量为3509.66吨（未燃尽返厂219.33吨），运输处置由深圳市海鹏水泥制品有限公司负责，运至惠州市秋长镇白石村三角塘，通过综合利用方式制作建筑材料（制砖等）。

龙岗能源生态园产生量为34953.28吨（未燃尽返厂562.84吨），运输处置由深圳市西江环保资源开发利用有限公司负责，在生态园内转运至炉渣综合处理厂的渣池堆放，进行调试生产。

宝安能源生态园一期产生量为4746.99吨、二期产生量为14585.86吨、三期产生量为28818.27吨，运输处置由深圳益源顺环保有限公司负责，运至宝安老虎坑填埋场填埋处理4298.88吨，剩余部分运至宝安湾和益源顺砖厂处理。

（三）飞灰产生和处理量

1月全市生活垃圾焚烧处理设施共产生飞灰14199.22吨、飞灰螯合物21196.24吨，其中各处理设施飞灰产生及处理情况如下。

南山能源生态园一期飞灰产生量为543.02吨、飞灰螯合物为603.40吨，二期飞灰产生量为1067吨、飞灰螯合物为1577.08吨；飞灰在厂内螯合稳定后，由惠州瑞丰物流有限公司负责运输，运至龙岗能源生态园飞灰填埋库区填埋处理。

盐田能源生态园飞灰产生量为185.45吨、飞灰螯合物为240.92吨；飞灰在厂内螯合稳定后，由深圳市瑞风公司负责运输，运至龙岗能源生态园飞灰填埋库区填埋处理。

龙岗能源生态园飞灰产生量为5166.24吨、飞灰螯合物为6962.96吨；飞灰在厂内螯合稳定后，由龙岗能源生态园自行处理，运至园内飞灰填埋处理区一库区填埋处理。

宝安能源生态园一期飞灰产生量为781.95吨、飞灰螯合物为1138.60吨，二期飞灰产生量为2453.64吨、飞灰螯合物为3746.32吨，三期飞灰产生量为4001.92吨、飞灰螯合物为6962.96吨；飞灰在厂内螯合稳定后，由东江工业废物处理公司负责运输，运至老虎坑填埋场填埋处理。

四、垃圾清运处理监管巡查及安全环保情况

按照垃圾清运处理监管巡查工作要求，每月深圳市城市管理和综合执法局对生活垃圾焚烧处理设施、生活垃圾填埋处理设施、餐厨垃圾处理设施、卫生处理厂和粪渣无害化处理厂各开展 2 次巡查工作，并会同安全专家对各处理设施进行每月 1 次安全检查，存在的问题及安全隐患如下。

（一）生活垃圾焚烧处理设施

1）龙岗能源生态园

深圳市城市管理和综合执法局组织监管人员分别于 1 月 9 日和 1 月 19 日对生态园开展巡查工作，共发现 4 处问题，存在的问题主要如下：一是地磅计量系统一些计量数据还未补录，一小部分数据与监管平台不一致；二是地磅旁飞灰螯合固化物暂时养护地点附近仍有少许螯合物的异味；三是渗滤液处理设施旁存在建筑材料乱堆放的情况；四是炉渣综合利用厂的制砖设施还未建好，处理后的尾渣直接堆放在末端的空地。

安全检查发现存在炉渣处理厂配电箱无巡查记录、无消防器材、作业车间未设置危险告知卡等 12 处安全隐患。

对于上述发现问题及安全隐患，深圳市城市管理和综合执法局已要求电厂运营单位深能环保公司限期进行整改，并要求龙岗区监管单位监督整改落实。

龙岗能源生态园#1、#2、#3、#4、#5、#6 焚烧炉运行时，相应线 SNCR 系统、半干法脱酸系统、干法脱酸系统、活性炭系统、布袋除尘器系统、湿法脱酸系统、SCR 系统投入使用，烟气排出情况良好。本月，运营方委托华测检测认证有限公司对厂界环境、空气、噪声、地下水、无组织废气、土壤、飞灰螯合物等进行检测；委托华南环境科学研究所对#1、#2 炉烟气二噁英、厂界及灰渣厂土壤二噁英进行检测；委托深圳市深港联检测有限公司对#1~#6 炉进行炉渣检测。

2）南山能源生态园

深圳市城市管理和综合执法局组织监管人员分别于 1 月 2 日和 1 月 15 日对生态园一、二期开展巡查工作，共发现 3 处问题。存在的问题主要如下：一是一期因接收福田区、罗湖区等地区的餐厨垃圾，餐厨垃圾含水率过高导致一期垃圾池渗滤液过多，并使得渗滤液沟道间堵塞，垃圾池渗滤液无法外排，厂区臭气明显；二是二期还处于施工调试阶段，存在部分区域指示牌不齐、现场杂物未清理和防

火设施不完善的问题；三是二期垃圾池未保持负压状态，臭气外溢明显。

安全检查发现物料传输管道未标明物料名称及流向、消防器材枪头缺失等 9 处安全隐患。

对于上述发现问题及安全隐患，深圳市城市管理和综合执法局已要求电厂运营单位深能环保公司限期进行整改，并要求南山区监管单位监督整改落实。

南山能源生态园烟气在线监测系统定期进行例行维护保养，一期运行期间烟气含尘量平均为 1.89 毫克/米^3，HCl 含量平均为 4.06 毫克/米^3，SO$_x$ 含量平均为 3.87 毫克/米^3，NO$_x$ 含量平均为 39.43 毫克/米^3，CO 含量平均为 3.19 毫克/米^3；二期烟气含尘量平均为 4.44 毫克/米^3，HCl 含量平均为 1.45 毫克/米^3，SO$_x$ 含量平均为 3.82 毫克/米^3，NO$_x$ 含量平均为 35.03 毫克/米^3，CO 含量平均为 4.75 毫克/米^3。

3）盐田能源生态园

深圳市城市管理和综合执法局组织监管人员分别于 1 月 10 日和 1 月 17 日对生态园开展巡查工作，共发现 3 处问题。存在的问题主要如下：一是三废外运处置联单存在不规范现象，有部分联单上未填写车辆 IC 卡卡号，炉渣外运处置联单上填写 2~3 辆车辆信息，未做到联单一车一卡一联单；二是因厂方地磅过小，炉渣外运车辆无法正常过磅，采用场外第三方公平秤过磅，存在过磅计量监管不到位情况；三是运输处置合同缺少运输车辆信息、GPS 和行驶路线等有关信息。

安全检查发现压力表合格证过期、配电室线槽未封堵、锅炉疏水管道无流向标识等 6 处安全隐患。

对于上述发现问题及安全隐患，深圳市城市管理和综合执法局已要求电厂运营单位深能环保公司限期进行整改，并要求盐田区监管单位监督整改落实。截至 2020 年 1 月，问题一、三和安全隐患已做整改。

2020 年 1 月，盐田能源生态园运营方委托华测检测认证有限公司对烟气常规/重金属、生活废水、渗滤液原液/外运液等进行检测。

4）宝安能源生态园

深圳市城市管理和综合执法局组织监管人员分别于 1 月 8 日和 1 月 16 日对生态园开展巡查工作，共发现 5 处问题。存在的问题主要如下：一是飞灰螯合物每批次 5 项检测报告不规范，仅有检测情况统计表格，未出具正规检测报告书；二是飞灰螯合物未建立专门存储车间，直接堆放在卸料大厅；三是存在外运污泥入厂焚烧处理，但相关台账资料不全；四是三期垃圾池垃圾过满，垃圾运输车不能及时卸料；五是存在部分垃圾清运车辆（特别是后装式压缩车）破旧、车体不洁等情况。

安全检查发现渗滤液处理车间缺少便携式报警仪、炉渣间缺少安全标识及限重标识、气瓶未做防倾倒措施等 7 处安全隐患。

对于上述发现问题及安全隐患，深圳市城市管理和综合执法局已要求电厂运营单位深能环保公司限期进行整改，并要求宝安区监管单位监督整改落实。目前问题四、五已做整改。

5）龙岗平湖生态园一期

深圳市城市管理和综合执法局组织监管人员分别于 1 月 9 日和 1 月 19 日对生态园一期开展巡查工作，共发现 3 处问题，存在的问题主要如下：一是存在大部分监管检查资料仍未建档的情况；二是垃圾池仍存有 9000 吨左右的垃圾，2 号线计划近期启炉，同步投入烟气处理设备，经了解，区环保部门已口头同意，但未见书面批复；三是上月存在的安全隐患和检查问题大部分未整改，厂方人员表示烧完垃圾以后将会拆除重建；巡查人员重点检查了 2 号线的安全环保现状，要求厂方和区驻厂监管人员重视目前存在的安全隐患，尽快落实整改。

安全检查发现存在灭火器无检查记录，高低压配电室动力箱开关失灵、无检查记录，配电箱柜内有杂物等 5 处安全隐患。

对于上述发现问题及安全隐患，深圳市城市管理和综合执法局已要求电厂运营单位广业环保公司限期进行整改，并要求龙岗区监管单位监督整改落实。

6）龙岗平湖生态园二期

深圳市城市管理和综合执法局组织监管人员分别于 1 月 9 日和 1 月 19 日对生态园二期开展巡查工作，共发现 1 处问题，存在问题主要如下：电厂处于升级改造中，厂内设备均已拆除，外壳建筑还未拆除，现场缺少施工警示牌以及禁止进入施工现场等标识。

对于上述发现问题，深圳市城市管理和综合执法局已要求电厂运营单位天楹环保公司限期进行整改，并要求龙岗区监管单位监督整改落实。

（二）生活垃圾填埋处理设施

1）下坪环境园

深圳市城市管理和综合执法局组织监管人员分别于 1 月 10 日和 1 月 17 日对环境园开展巡查工作，共发现 1 处问题，存在问题主要如下：安全责任书到期未更换，安全培训记录不全、人员不足，动火作业审批具体时间不明确。

安全检查发现填埋场渗滤液处理厂纳滤车间内储气罐过期、安全阀压力表未见检验记录、应急灯失效、配电室墙面有漏水痕迹等 7 处安全隐患。

对于上述发现问题及安全隐患，深圳市城市管理和综合执法局已要求下坪环境园限期进行整改，目前存在问题已整改完成。

2）宝安老虎坑环境园一期

深圳市城市管理和综合执法局组织监管人员分别于 1 月 8 日和 1 月 16 日对环

境园开展巡查工作，共发现 5 处问题，存在问题主要如下：一是现场无管理办公室，无日常管理人员，只有物业单位负责日常除草及清理等工作；二是未出具相关维护记录以及日常检查情况记录，排水设施有少量杂草；三是现场未见到有效灭火设施；四是渗滤液在线监测设备还处在打井安装阶段，未投入使用；五是《镇级填埋场整治评分细则》自测评分还未完成。

对于上述发现问题，深圳市城市管理和综合执法局已要求填埋场运营单位限期进行整改，并要求宝安区监管单位监督整改落实。

3）宝安老虎坑环境园二期

深圳市城市管理和综合执法局组织监管人员分别于 1 月 8 日和 1 月 16 日对环境园开展巡查工作，共发现 3 处问题，存在问题主要如下：一是现场管理情况混乱，现场多数资料台账未见，填埋气收集处理资料由东江环保公司负责，现场未见相关资料，渗滤液水位监测、进出水检测情况现场未见相关资料；二是现场有除臭设备，但无除臭灭蝇记录；三是未见消杀药品及进出库记录，无场区道路清扫记录。

安全检查发现填埋场水泵房配电柜下无绝缘垫、气瓶未防倾倒、油罐车无警示标志和消防设备失效等 5 处安全隐患。

对于上述发现问题及安全隐患，深圳市城市管理和综合执法局已要求填埋场运营单位限期进行整改，并要求宝安区监管单位监督整改落实。

（三）餐厨垃圾处理设施

1）罗湖东江餐厨处理设施

深圳市城市管理和综合执法局组织监管人员分别于 1 月 9 日和 1 月 17 日对处理设施开展巡查工作，共发现 3 处问题，存在问题主要如下：一是 1 号厌氧罐搅拌机密封圈脱落，导致物料严重泄漏，厂区臭气严重，需年后才能修复，渣坑盖板处沼渣未及时清理，油脂处理车间输料泵堵塞，污水泄漏严重；二是新购的 5 台餐厨收运车已投入使用，但未安装 GPS；三是氨水罐旁的洗眼器不能正常使用。

安全检查发现存在配电箱电线零乱、未接地等 4 处安全隐患。

对于上述发现问题及安全隐患，深圳市城市管理和综合执法局已要求运营单位东江环保公司限期进行整改，并要求罗湖区监管单位监督整改落实。

2）南山腾浪餐厨处理设施

深圳市城市管理和综合执法局组织监管人员分别于 1 月 2 日和 1 月 15 日对处理设施开展巡查工作，共发现 4 处问题，存在问题主要如下：一是厂内污水站未安装进水流量计，未见污水原水检测报告，污水有外运处理，但未见外运台账；二是污水站污泥混入餐厨垃圾烘干后的产出物中，作为肥料运至农场处理，未称重，未建立污泥处理台账；三是部分餐厨垃圾收运车辆有脏污、脱漆现象，未及时清理、翻新维护；四是安全资料保管较分散，在安全部门未看到三级教育配套资料及特种人员操作合格证，厂方安全专工反馈这部分资料暂时放置在公司人事部。

安全检查发现存在乙炔瓶缺回火阀、失效灭火器未及时更换等 8 处安全隐患。

对于上述发现问题及安全隐患，深圳市城市管理和综合执法局已要求运营单位腾浪再生资源公司限期进行整改，并要求南山区监管单位监督整改落实。

3）龙岗朗坤餐厨处理设施

深圳市城市管理和综合执法局组织监管人员分别于 1 月 8 日和 1 月 15 日对处理设施开展巡查工作，共发现 4 处问题，存在问题主要如下：一是餐厨周报数据中果蔬垃圾焚烧处理的数据与龙岗能源生态园提供数据存在差异，未及时和焚烧厂进行数据核对，应加强数据核实；二是污水站正在调试运行中，部分污水外运处理，有外运台账，但未见污水站进水及处理量台账，检查 2019 年月度监管报告，发现在污水站停产期间仍有污水进污水站的数据，并且没有外运台账；三是存在餐厨垃圾预处理后外运处理情况，且未建立相关台账资料；四是"三废"外运处理台账资料不完善。

安全检查发现存在消防器材未定期检查、脱硫剂未避光放置等 5 处安全隐患。

对于上述发现问题及安全隐患，深圳市城市管理和综合执法局已要求运营单位朗坤环境公司限期进行整改，并要求龙岗区监管单位监督整改落实。

4）龙华利赛餐厨处理设施

深圳市城市管理和综合执法局组织监管人员分别于 1 月 8 日和 1 月 16 日对处理设施开展巡查工作，共发现 2 处问题，存在问题主要如下：一是污水外运合同已到期，未更新；二是多次检查发现现场高空作业无防护措施，环卫人员安全培训未到位，缺乏安全意识，安全管理人员未认真履行管理职责。

安全检查发现存在动火现场无灭火器、高空作业无防护措施等 10 处安全隐患。

对于上述发现问题及安全隐患，深圳市城市管理和综合执法局已要求运营单位利赛环保公司限期进行整改，并要求龙华区监管单位监督整改落实。

5）盐田餐厨处理设施

深圳市城市管理和综合执法局组织监管人员分别于 1 月 10 日和 1 月 17 日对处理设施开展巡查工作，存在问题主要如下：1 月 10 日，瑞赛尔环保公司接到盐田区城市管理和综合执法局的终止合同通知，今后盐田区餐厨垃圾收运将由深能环保公司负责，目前收运的餐厨垃圾，未经预处理直接进入盐田能源生态园处理，并且现阶段深能环保公司暂租用阳光三环公司清运车辆进行运输，后续预处理设施建设仍在商讨中。

安全检查发现预处理车间使用泡沫彩钢板隔断、配电柜前无绝缘垫等 4 处安全隐患。

对于上述发现的安全隐患，深圳市城市管理和综合执法局已要求运营单位深能环保公司限期进行整改，并要求盐田区监管单位监督整改落实。

（四）卫生处理厂

深圳市城市管理和综合执法局组织监管人员分别于 1 月 8 日和 1 月 16 日对处理设施开展巡查工作，共发现 1 处问题，存在问题主要如下：污水通过管道运输至处理厂旁污水处理站处理，但未装流量计，出水量未知，污水处理台账不完善。

安全检查发现存在锅炉房缺少高温警示牌、管道无流向标识等 7 处安全隐患。

对于上述发现的问题及安全隐患，深圳市城市管理和综合执法局已要求卫生处理厂限期进行整改。

（五）粪渣无害化处理厂

深圳市城市管理和综合执法局组织监管人员分别于 1 月 8 日和 1 月 16 日对处理设施开展巡查工作，共发现 1 处问题，存在问题主要如下：厂内臭气明显，需加装除臭设备，加强臭气治理。

安全检查发现存在维修车间配电箱未接地、除臭系统区域无危险告知卡等 7 处安全隐患。

对于上述发现的问题及安全隐患，深圳市城市管理和综合执法局已要求粪渣无害化处理厂限期进行整改。

五、垃圾处理设施进厂车辆管理情况

（一）进厂车辆 IC 卡办理情况

根据《深圳市垃圾运输车辆进入垃圾焚烧厂（填埋场）管理办法（试行）》（以下简称办法）文件内容要求，深圳市城市管理和综合执法局对生活垃圾车、绿化垃圾车、餐厨垃圾车进行审核发卡，对不符合要求的申请给予退回，暂不办理相关业务。

1 月南山能源生态园、盐田能源生态园、龙岗能源生态园共办理业务 57 车次，其中申领业务 43 车次，年检业务 10 车次，补卡业务 4 车次。

（二）进厂车辆检查情况

为加强对生活垃圾处理设施进厂车辆管理，深圳市城市管理和综合执法局要求全市生活垃圾处理设施监管单位每日安排工作人员于设施地磅处对进厂垃圾运输车辆车容车况、"跑冒滴漏"等情况进行检查。1 月全市生活垃圾处理设施共安排 360 人次参与检查，共检查车辆 8353 车次，其中南山能源生态园 1384 车次，盐田能源生态园 167 车次，龙岗能源生态园 697 车次，宝安环境园 6105 车次。共发现问题车辆 31 车次，其中南山能源生态园发现 24 车次，12 车次因车体不洁、密闭不严、垃圾含水率过高等原因予以警告处罚，12 车次因滴漏、垃圾裸露、车体不洁、垃圾含水率过高等原因予以停卡三天或七天处罚；盐田能源生态园发现 1 车次，因车辆箱体滴漏予以停卡三天处罚；龙岗能源生态园发现 1 车次，因车辆污水滴漏予以停卡三天处罚；宝安环境园发现 5 车次，因车辆污水滴漏、车体不洁、保险杆老化严重等问题予以停卡整改处罚。

检查发现的 31 辆问题车辆中，所属福田区的深圳市能源环保城市环境服务有限公司的生活垃圾运输车辆（进南山能源生态园 6 辆、龙岗能源生态园 1 辆）被处罚次数最多，共 7 辆车辆因车体不洁、无 GPS 装置、污水滴漏、临时车牌与 IC 卡不对应等原因被予以警告（3 辆）和停卡三天（4 辆）处罚；其次为所属罗湖区的东江环保股份有限公司的餐厨垃圾运输车辆（进南山能源生态园），共 6 辆车辆因垃圾含水率过高，被予以警告（1 辆）和停卡三天或七天（5 辆）处罚。